電子情報通信レクチャーシリーズ **D-25**

福祉工学の基礎

電子情報通信学会●編

伊福部 達 著

コロナ社

▶電子情報通信学会 教科書委員会 企画委員会◀

- **委員長** 　　　　　　　　原島　　博（東京大学名誉教授）
- **幹事**（五十音順）　　　石塚　　満（東京大学名誉教授）
　　　　　　　　　　　　　大石　進一（早稲田大学教授）
　　　　　　　　　　　　　中川　正雄（慶應義塾大学名誉教授）
　　　　　　　　　　　　　古屋　一仁（東京工業大学名誉教授）

▶電子情報通信学会 教科書委員会◀

- **委員長** 　　　　　　　　辻井　重男（東京工業大学名誉教授）
- **副委員長** 　　　　　　　神谷　武志（東京大学名誉教授）
　　　　　　　　　　　　　宮原　秀夫（大阪大学名誉教授）
- **幹事長兼企画委員長** 　　原島　　博（東京大学名誉教授）
- **幹事**（五十音順）　　　石塚　　満（東京大学名誉教授）
　　　　　　　　　　　　　大石　進一（早稲田大学教授）
　　　　　　　　　　　　　中川　正雄（慶應義塾大学名誉教授）
　　　　　　　　　　　　　古屋　一仁（東京工業大学名誉教授）
- **委員** 　　　　　　　　　122名

（2016年1月現在）

刊行のことば

　新世紀の開幕を控えた1990年代，本学会が対象とする学問と技術の広がりと奥行きは飛躍的に拡大し，電子情報通信技術とほぼ同義語としての"IT"が連日，新聞紙面を賑わすようになった．

　いわゆるIT革命に対する感度は人により様々であるとしても，ITが経済，行政，教育，文化，医療，福祉，環境など社会全般のインフラストラクチャとなり，グローバルなスケールで文明の構造と人々の心のありさまを変えつつあることは間違いない．

　また，政府がITと並ぶ科学技術政策の重点として掲げるナノテクノロジーやバイオテクノロジーも本学会が直接，あるいは間接に対象とするフロンティアである．例えば工学にとって，これまで教養的色彩の強かった量子力学は，今やナノテクノロジーや量子コンピュータの研究開発に不可欠な実学的手法となった．

　こうした技術と人間・社会とのかかわりの深まりや学術の広がりを踏まえて，本学会は1999年，教科書委員会を発足させ，約2年間をかけて新しい教科書シリーズの構想を練り，高専，大学学部学生，及び大学院学生を主な対象として，共通，基礎，基盤，展開の諸段階からなる60余冊の教科書を刊行することとした．

　分野の広がりに加えて，ビジュアルな説明に重点をおいて理解を深めるよう配慮したのも本シリーズの特長である．しかし，受身的な読み方だけでは，書かれた内容を活用することはできない．"分かる"とは，自分なりの論理で対象を再構築することである．研究開発の将来を担う学生諸君には是非そのような積極的な読み方をしていただきたい．

　さて，IT社会が目指す人類の普遍的価値は何かと改めて問われれば，それは，安定性とのバランスが保たれる中での自由の拡大ではないだろうか．

　哲学者ヘーゲルは，"世界史とは，人間の自由の意識の進歩のことであり，… その進歩の必然性を我々は認識しなければならない"と歴史哲学講義で述べている．"自由"には利便性の向上や自己決定・選択幅の拡大など多様な意味が込められよう．電子情報通信技術による自由の拡大は，様々な矛盾や相克あるいは摩擦を引き起こすことも事実であるが，それらのマイナス面を最小化しつつ，我々はヘーゲルの時代的，地域的制約を超えて，人々の幸福感を高めるような自由の拡大を目指したいものである．

　学生諸君が，そのような夢と気概をもって勉学し，将来，各自の才能を十分に発揮して活躍していただくための知的資産として本教科書シリーズが役立つことを執筆者らと共に願っ

ている．

　なお，昭和 55 年以来発刊してきた電子情報通信学会大学シリーズも，現代的価値を持ち続けているので，本シリーズとあわせ，利用していただければ幸いである．

　終わりに本シリーズの発刊にご協力いただいた多くの方々に深い感謝の意を表しておきたい．

　2002 年 3 月

電子情報通信学会 教科書委員会

委員長　辻　井　重　男

まえがき

　筆者は，福祉工学という分野を歩き続けて40数年になるが，この間に日本人の価値観は大きく変わり，また多様化していることをつくづく感じる．ひと昔前は，「金持ちになる」，「偉くなる」，「長生きする」を目標としていた人が多かったのに対して，最近は，それに加えて「いかに楽しいか」，「生きがいがあるか」，そして「快適な生活を送れるか」に価値観を置く人たちが明らかに増えている．その中でも，快適な生活を支援するためのテクノロジーの一つとして，福祉工学に期待が寄せられていることを痛感している．

　筆者は，1970年に電子工学科の卒業論文を書くために，北海道大学にあったメディカル・エレクトロニクス（ME）部門と呼ばれる医療工学の研究室に入った．北海道大学に限らず，当時のME分野の研究テーマは，呼吸器系や循環器系が機能しなくなった人たちを人工心肺や人工心臓などでどのように助けるかという，「生命維持」を目指したものが多くを占めていた．当時の大学院に進んだ学生たちは，生理学や解剖学の知識を得るために，同時に医学部でも講義を受けた．医学部の講義では，人間の身体の仕組みはわかっていないことが多いが，人の命を救うために最後まで研究や臨床を諦めてはいけないといつもたたき込まれた．一方，電子工学科では，難解な物理や数学の科目に進んでいくと同時に，これからは，製造業に携わる者が日本の経済を引っ張っていく時代になるのだと鼓舞され，技術立国を担うことが当然の使命として我々の胸に刻み込まれていった．

　我々の頭の中には「人の命は金に換えられない」という医学的価値観と，「金にならなければ作っても意味がない」という工学的価値観が混在するとともに，それらを「融合」させた新しい価値観の必要性について考えさせられた．この融合にこだわりながら研究を進めているうちに，筆者が行ってきた研究分野は「福祉工学」と呼ばれるようになった．「福祉」と「工学」を結びつけること自体に違和感を覚えながらも，いつの間にかそれを受け入れるようになった．昔から，工学とりわけ電子・情報通信・機械学系の教育を受けた人が医療・福祉工学分野に進むことに躊躇してしまうことが多いが，その理由は，上記の価値観の違いや違和感に加えて，この分野を続けた先が見通しにくいという点があろう．

　一方，最近，情報技術（IT）やロボットに代表される情報技術の急速な進歩と超高齢社会とが同時に到来している．それらを連携させて新しい分野を切り開くことが強く求められてきており，超高齢化に伴うマイナス面をプラスに生かす方法論を構築することが急務とされている．そのため，技術革新に支えられた経済発展に加えて，人間の命や幸福に役立つ技術

を開発することが強く求められるようになった．しかし，いままでの歴史を見ていると，経済発展のための技術と人間中心の社会は価値観の違いでしばしば相容れないことがあった．筆者らが取り組んできた福祉工学は新しい社会が求める価値観に応える意味でも意義があると考えている．更に，「技術・システムの開発」と「未知の生体メカニズムの解明」とがループを描くような魅力ある分野になりつつあることを，本書では私見を交えて述べた．このような筆者の経験に基づく方法論や主張については，1章で「目的と方法」としてまとめた．

　2章以降は，神経や受容器の科学，感覚・運動・脳の科学，バーチャルリアリティやロボットの技術，更に高齢社会における支援システムというように，ミクロからマクロなレベルへと広がるような構成としている．また，別の見方をすれば，本書の前半（2～4章）では完成度の高い基礎科学（神経科学，感覚の科学，音声科学）をベースとして，それを身体機能の補助代行へ生かすという視点で述べ，後半（5～7章）では，最近の先端技術（バーチャルリアリティ，ロボティクスなど）を介護・リハビリテーションや高齢社会に生かすという視点で述べている．前半の基礎科学に馴染みがない読者は後半から読んでもよいであろう．

　なお，本書で紹介した福祉技術やその基礎となる実験結果は，その黎明期の国内外のものと，筆者が直接あるいは間接的に指導した学位論文や発表論文から引用したものが多くを占めている．また，本書の内容のいくつかは拙著『音の福祉工学』（コロナ社，1997年），『福祉工学の挑戦』（中公新書，2004年），『福祉工学への招待』（ミネルヴァ書房，2014年）から引用している．多くの優れた研究者の成果や開発されたいろいろな機器を列挙するよりは，筆者が考えてきた福祉工学の一つの方法論を知ってもらうことを優先した．本書が読者にとって福祉工学の基礎となり，これを土台にしてこの分野を更に発展させていただければ幸いである．

　最後に，一緒に研究に取り組んでいただいた当事者を初めとする教え子たち，引用を快諾してくださった研究者の方々，更に校閲を手伝っていただいた東京大学・高齢社会総合研究機構の藪謙一郎特任研究員を初めとして，著作のための時間を快く与えてくださった本機構の皆さんに対して厚くお礼を述べたい．また，筆者らの研究を支援してくださった特殊教育やリハビリテーションの現場の方々，機器の開発に協力してくださった企業や行政の方々には深く感謝の意を表する．そして，本書を発行するにあたり長いあいだ励ましてくださった，コロナ社の皆さんには心からお礼申し上げる．

　2016年3月

伊福部　　達

目　次

1. 目 的 と 方 法

1.1　医療工学と福祉工学 …………………………………………… 2
1.2　福祉工学とサイバネティクス …………………………………… 3
　　1.2.1　サイバネティクスの捉え方 ……………………………… 3
　　1.2.2　派生した二つの分野 ……………………………………… 4
談話室　ヒトの脳とコンピュータの進化 ………………………………… 5
1.3　福祉工学の対象と捉え方 ………………………………………… 7
　　1.3.1　情報循環する生体システム ……………………………… 7
　　1.3.2　生体システムにおける可塑性 …………………………… 7
　　1.3.3　運動，感覚，脳における支援方法の違い ……………… 8
　　1.3.4　先天性と後天性 …………………………………………… 8
談話室　福島智とヘレン・ケラー ……………………………………… 8
1.4　超高齢社会と福祉工学 …………………………………………… 10
　　1.4.1　超高齢社会の課題 ………………………………………… 10
　　1.4.2　若年者と高齢者 …………………………………………… 11
1.5　福祉工学のアプローチ …………………………………………… 12
　　1.5.1　基礎科学の曖昧さと産業化の難しさ …………………… 13
　　1.5.2　循環する謎解きとモノづくり …………………………… 14
1.6　安全・安心と経済貢献の両立 …………………………………… 14
　　1.6.1　生体機能の支援と生活機能の補完 ……………………… 15
　　1.6.2　公益性と市場性 …………………………………………… 15
　　1.6.3　少品種大量型と多品種少量型 …………………………… 16
本章のまとめ ……………………………………………………………… 16

2. 神経電気刺激による機能回復

- 2.1 神経系の諸特性と電気刺激 …………………………………… 18
  - 2.1.1 神経細胞の発火と電気刺激 …………………………… 18
  - 2.1.2 神経線維における情報伝搬とシナプスの役割 ………… 22
- 2.2 神経電気刺激による聴覚補綴 …………………………………… 26
  - 2.2.1 聴覚系における情報処理 ……………………………… 27
  - 2.2.2 人工内耳の歴史 ………………………………………… 30
  - 2.2.3 聴性脳幹インプラント ………………………………… 36
  - 2.2.4 聴覚電気刺激によるほかの効果 ……………………… 37
- 2.3 神経電気刺激による視覚補綴 …………………………………… 38
  - 2.3.1 視覚の進化と目の疾患 ………………………………… 39
  - 2.3.2 人工視覚の歴史 ………………………………………… 43
  - 2.3.3 人工網膜 ………………………………………………… 44
- 2.4 四肢麻痺の機能再建のためのFES（機能的電気刺激法）…… 46
  - 2.4.1 FESのための基礎知識 ………………………………… 46
  - 2.4.2 FESの設計と効果 ……………………………………… 51
- 本章のまとめ ……………………………………………………………… 52

3. 生体機能の補助代行――皮膚感覚の利用――

- 3.1 皮膚感覚の生体工学的な表現 …………………………………… 54
  - 3.1.1 皮膚内の機械的受容器とその特性 …………………… 55
  - 3.1.2 皮膚の機械インピーダンス …………………………… 58
  - 3.1.3 機械的受容器を介して伝達される情報量 …………… 59
- 3.2 皮膚感覚による視覚代行 ………………………………………… 64
  - 3.2.1 さまざまな皮膚刺激とその受容特性 ………………… 64
  - 3.2.2 視覚代行機器の三つの例 ……………………………… 65
- 3.3 皮膚感覚による聴覚代行 ………………………………………… 71
  - 3.3.1 聴覚と触覚の類似性 …………………………………… 71
  - 3.3.2 タクタイルエイドの歴史 ……………………………… 73
  - 3.3.3 触知ボコーダの原理と効果 …………………………… 74
- 談話室　緊急地震速報チャイムができるまで …………………………… 75
- 3.4 触覚によるフィードバック ……………………………………… 78

3.4.1　発声フィードバックの支援……………………………78
　　　3.4.2　盲聾者と歌支援……………………………………………80
　　　3.4.3　環境音の認識とウェアラブル機器……………………81
　　　3.4.4　皮膚機械刺激を用いたバランス訓練…………………84
　本章のまとめ………………………………………………………………86

4. 言語コミュニケーションの支援——音声技術の活用——

　4.1　発話支援のための音声生成方式…………………………………88
　　　4.1.1　喉頭の起源…………………………………………………88
　　　4.1.2　声道における音の共振…………………………………90
　　　4.1.3　声道断面積と音声波形…………………………………92
　　　4.1.4　線形予測法と音声パラメータ…………………………93
　　　4.1.5　子音の物理的な特徴……………………………………95
　4.2　喉頭摘出者支援のための機器……………………………………96
　　　4.2.1　種々の代用発声法…………………………………………96
　　　4.2.2　抑揚や揺らぎの出せる人工喉頭…………………………97
　　　4.2.3　構音障害・発話失行者用の音声生成器………………101
　4.3　聴覚障害支援のための音声技術…………………………………104
　　　4.3.1　音声情報の視覚提示……………………………………104
　　　4.3.2　音声認識技術の利用……………………………………106
　談話室　HMMのアルゴリズム……………………………………107
　　　4.3.3　音声字幕システム………………………………………109
　　　4.3.4　高齢化に伴う難聴とその補聴技術……………………113
　4.4　視覚障害支援…………………………………………………………116
　　　4.4.1　スクリーンリーダとGUI………………………………116
　　　4.4.2　触覚と聴覚を併用するスクリーンリーダ……………119
　本章のまとめ………………………………………………………………122

5. 環境インタラクションの支援——バーチャルリアリティの活用——

- 5.1 バーチャルリアリティ（VR）とは……………………………124
  - 5.1.1 VR の概念と定義……………………………124
  - 5.1.2 VR 刺激の認知機構とその影響評価……………………………126
  - 5.1.3 VR 刺激の人体への影響と 3 要素……………………………127
  - 5.1.4 VR による視運動刺激の影響……………………………133
- 5.2 映像 VR を利用した機器の例とその評価……………………………135
  - 5.2.1 自動車の MR システムにおける動揺病とその軽減……………………………135
  - 5.2.2 半側空間無視のリハビリテーション支援……………………………136
  - 5.2.3 その他の医療・リハビリテーション応用……………………………137
- 5.3 音響 VR とその応用……………………………138
  - 5.3.1 複数音源による 2 次元パターンの認識……………………………138
  - 5.3.2 歩行補助方式……………………………140
  - 5.3.3 障害物知覚と音響 VR……………………………144
  - 5.3.4 音響 VR による歩行訓練システム……………………………148
  - 5.3.5 音響 VR と平衡機能リハビリテーション……………………………150
- 本章のまとめ……………………………154

6. 介護・リハビリテーションの支援——ロボットの活用——

- 6.1 支援ロボットの分類——ヒトとの接触の仕方——……………………………156
  - 6.1.1 人間に接触せずに働く生活支援ロボット……………………………157
  - 6.1.2 人間に接触して支援する介助支援ロボット……………………………158
  - 6.1.3 介助ロボットの研究開発における諸問題……………………………164
- 6.2 移乗介助機器の課題と開発例……………………………166
  - 6.2.1 重要性と課題……………………………166
  - 6.2.2 移乗介助機器のためのアクチュエータ……………………………168
  - 6.2.3 関節リハビリテーション機器……………………………175
- 6.3 軽労化技術——ロボットスーツ——……………………………178
  - 6.3.1 ロボットスーツの現状……………………………178
  - 6.3.2 筋・関節の負担を軽くする「軽労化技術」……………………………179
  - 6.3.3 BMI の活用……………………………181
- 6.4 情報を介して接触する生活支援ロボット……………………………182

| 本章のまとめ ………………………………………………… 184

7. 高齢社会と福祉技術

- 7.1 高齢化に伴う認知・行動機能の変化 ………………………… 186
  - 7.1.1 高齢化と認知・行動の障害 ………………………… 186
  - 7.1.2 脳機能障害及びその支援システム ………………… 188
  - 7.1.3 近年の高齢者の心身機能 …………………………… 191
- 7.2 「高齢社会を豊かにする科学・技術・システムの創成」プロジェクト‥ 193
  - 7.2.1 高齢社会における支援技術の捉え方 ……………… 193
  - 7.2.2 情報通信技術で何を支援するのか——ICTとIRTの活用—— ‥ 194
- 7.3 情報通信技術を生かす三つの研究課題 ………………………… 196
  - 7.3.1 生活支援ロボットシステム ………………………… 196
  - 7.3.2 自律運転知能システム ……………………………… 199
  - 7.3.3 高齢者クラウド ……………………………………… 201
  - 7.3.4 プロジェクトの社会実装 …………………………… 204
- 7.4 コミュニティと福祉技術 ………………………………………… 205
  - 7.4.1 高齢社会のためのコミュニティ形成 ……………… 205
  - 7.4.2 社会実験の場所——柏市豊四季台地域—— ……… 206
  - 7.4.3 柏市豊四季台のコミュニティモデル ……………… 206
| 本章のまとめ ………………………………………………… 208

引用・参考文献 ………………………………………………………… 209
あとがき ………………………………………………………………… 218
索　引 …………………………………………………………………… 219

1 目的と方法

　本章では，この数十年間における価値観の変容について述べ，福祉工学の役割や目的を概観する．そのうえで，生体システムと工学システムの違いに触れながら，基礎科学と機器開発とが循環する福祉工学の方法論について私見を交えて述べる．また，若年者と高齢者における支援方法の違い，公益性と市場性の両立を目指すアプローチを考察し，日本が直面している超高齢社会に福祉工学を生かす道を示す．

1.1 医療工学と福祉工学[1),2)]†

福祉工学は，図 1.1 に示すように，「生命維持」のための医療工学と異なり，障害が生じても快適な生活が送ることができるようにする「身体補完」，「生活補完」，「社会参加」を支援する工学ということができる．ただし，医療工学と福祉工学とは切り離して考えることはできず，人工の感覚や手足などは両者が混在したものとなる．

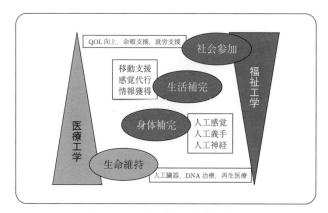

図 1.1　医療工学から福祉工学へ

近年は，医療技術の進歩や食生活の改善により長生きする人たちが急増しており，一方では，最新医療でも治癒できないことから，障害を持ったまま生活しなければならない高齢者も増えている．また，同時に，「長生きしたい」に加えて，障害があっても，いかに「快適な生活」を送り，「生きがい」を持って過ごすかを希望する人が増えており，福祉工学はその価値観に応える役割を果たす．

医療と工学の分野での価値観に大きな違いがあるのと同様に，医療工学と福祉工学にも価値観と研究対象に違いがある．**医療工学**では，人工臓器を体内に埋め込んだり，薬で患部を修復したりするというように，人間そのものを「改造」する立場を取る（図 1.2）．それに対して**福祉工学**では，人間の「非改造」を旨とし，次の二つの立場で人間を支援する．

一つは，生活する住宅や環境を変えて住みやすくするという**生活機能の支援**という立場であり，生活のバリアフリー化といえる．もう一つは，眼鏡，補聴器，車椅子などのように，装

---

† 肩付き数字は，巻末の引用・参考文献の番号を表す．

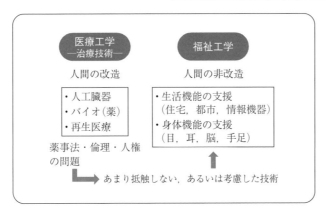

図 1.2　医療工学と福祉工学の違い

置を身につけて心身機能を支援するという**身体機能の支援**という立場である．この二つの立場は，いずれも薬事法，生命倫理などにはあまり抵触しないという面がある．その意味で電子・情報・通信に関連する製造業でも参入しやすい分野といえる．本書では，このなかでも身体機能の支援を中心とした福祉工学について述べる．

1.2 福祉工学とサイバネティクス

福祉工学の考え方の原点は，アメリカの数学者で生物学者，哲学者でもあったノバート・ウィナー（Norbert Wiener, 1894–1964）[3]が提唱した**サイバネティクス**（cybernetics，ギリシャ語で「舵取り」の意味）による一種の人間機械論にさかのぼる．ただし，人間の機能を機械で置き換えて説明しようとする考え方はもっと古くから見られる．それは，1600年代にイギリスの医師のウィリアム・ハーヴェー（William Harvey, 1578–1657）[4]がヒトの血液は体内で循環していることを見いだし，その循環の仕方は流体力学で説明できるとした『動物における心臓と血液の運動に関する解剖学的研究』（1628年，『血液循環論』として知られる）に端を発している．

1.2.1　サイバネティクスの捉え方

ウィナーの『サイバネティクス』は，著書の副題で「動物と機械における制御と通信」と示しているように，制御と通信における情報の役割を明確にし，情報が体内で循環することにより

機能の恒常性，すなわち**ホメオスタシス**（homeostasis）を保っているとしている．このアナロジーを根拠にして動物の感覚や手足の制御機構を説明しようとしている点こそが，古典的な人間機械論とは根本的に異なる．ウィナーが情報の重要性を指摘し，情報を扱うコンピュータの大きな可能性を予言できたのも，サイバネティクスの概念に確信を持っていたからである．

『サイバネティクス』の生まれた 1948 年は，第二次世界大戦が終わって間もない時期で，大戦中のアメリカの軍事研究から生まれた「情報」に関する研究の成果が次々と開花していた．シャノン（Claude Elwood Shannon, 1916–2001）により「情報量」が定義され，それを計算理論に採り入れたフォン・ノイマン（John Ludwig von Neumann, 1903–1957）によるプログラム内蔵方式のコンピュータの登場というように，現在の情報化時代を築くうえでの基本的な技術が確立された．

実は，失われた感覚や手足を，類似する機械の機能で置き換えるという福祉工学の発想も，その頃に生まれている．ただし，福祉工学への道は決してコンピュータの発展のように順調なものではなく，むしろ，その問題の根の深さがやっと見える形になって現れてきたといえる．ウィナーは，ヒトなどの動物と自動機械に共通する「計測（感覚）」－「情報処理（脳）」－「制御（運動）」の三つの要素からなるシステムを船の「舵取り」になぞらえている（図 **1.3**(a)）．更に，動物と機械を共に 3 要素からなるシステムとして捉えると，そのアナロジーに基づいた二つの研究分野が派生することを見通している（図(b)）．

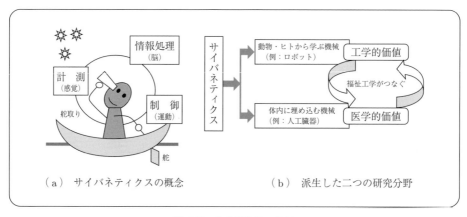

図 **1.3** サイバネティクス

1.2.2 派生した二つの分野

一つは，失われた人体の一部を同じような機能を持つ機械で置き換えようとする，工学を医療へ応用する方向である．これは人工臓器などの医療工学や義手・義足などリハビリテー

ション工学の道を拓き，いまなお発展し続けている．

　もう一つは，動物やヒトの優れた機能をヒントに新しいメカニズムを人工的に作り出すという，生理学を工学に生かす方向である．ここからヒトの感覚・神経系をモデルとするパターン認識や人工知能，ヒトの手足の動きをまねたヒューマノイド型ロボットなどが生まれ，現在に至っている．しかし，身体機能の治癒を目的とする医療と，経済効果を重視する工学とではその価値観が異なる面があり，それらを両立させることは難しい課題である．

　ところで，優れた人工の感覚，脳，手足ができれば，それらを人間の機能の再建に生かすことができるので，その価値観は医療と同じになる．逆に，優れた人工の感覚，脳，手足はロボットで使われるセンサ，コンピュータ，アクチュエータなど自動機械にも生かされる．このように，福祉工学は医療工学とロボット工学を結ぶ双方向性がある．ただし，人間とロボットの機能が似ているといっても，その進化の過程は大きく異なる．本書の底流の主張でもあるが，福祉工学ではその差異を意識して設計や開発に取り組むことが不可欠である．次の談話室で，ヒトの脳とコンピュータの進化の過程からその違いの一端を想像して欲しい．

　また，世界保健機関（WHO）の2001年における提唱に基づけば，身体機能の障害を補助するという観点だけでなく，生活に必要な**情報獲得**–**コミュニケーション**–**移動**の三つを支援する医療・福祉技術の開発も優先されるべきである．この三つの課題はそれぞれ**感覚**–**脳**–**運動**に対応させて考えることができる．福祉工学は，身体機能の3要素を支援すると同時に，コミュニティ内で生活するうえで必要な3要素を支援する工学であると位置付けられる（**図1.4**）．

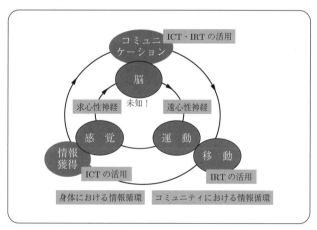

図1.4　福祉工学が支援する3要素

談話室

ヒトの脳とコンピュータの進化　　生物が多細胞になることでそれぞれの細胞に役割分担ができ，細胞どうしの情報を授受できるようにするために神経細胞ができた．初め

は，ホルモンという形で情報を伝達していたのが，それに神経線維が加わり神経インパルスが情報の媒介となって，情報が速く伝わるようになった．更に，生命維持に不可欠な「脳幹」や運動をつかさどる「小脳」ができ，本能，感情，記憶に関わる「大脳辺縁系」ができ，意欲，抑制，思考に関わる「大脳皮質」などの層ができて，脳は膨大な細胞群からなる巨大で複雑な神経回路に進化していった（図 1.5 (a)）．この進化は環境に適応するために行われ，環境が変わるたびにいままでの機能に新機能が加えられてきた．つまり，ヒトの脳は，過去の産物の上に新しい産物を積み重ねながらできてきたのであり，その大目標はいうまでもなく種の保存である．

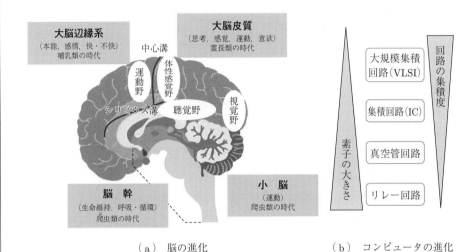

（a）脳の進化　　　　　　（b）コンピュータの進化

図 1.5　脳とコンピュータの進化の違い

　人工知能は大脳の機能から多くを学んでいるが，構造という面からは両者は大きく異なる（図 (b)）．最新のコンピュータを開くと LSI の層があり，それをめくると IC の層が現れ，その奥にはトランジスタ回路が並んでおり，更に奥に行くと真空管が見えてくる，ということであれば構造的にはコンピュータを脳になぞらえることができる．しかし，実際にはコンピュータのハードウェアは世代が変わるたびに過去の産物を一掃してきたといえる．したがって，内分泌系，自律神経系，大脳辺縁系など深部にある脳・神経機能をコンピュータで置き換え，ヒトと同じような「知」，「情」，「意」を備えたシステムを作ることは，現時点では難しい．ましては，芸術を好み宗教を信じる脳となると，その解明はまだまだ先になるであろう[5]．いずれにしても，コンピュータを障害者・高齢者の支援に生かす場合，両者の違いを前提にしておく必要がある．

1.3 福祉工学の対象と捉え方

1.3.1 情報循環する生体システム

支援すべき三つの機能はいずれも独立に働いているものではなく，感覚–脳–運動という生体システム内で「フィードバック」という情報ループでつながって初めて有効に機能する．例えば，電子義手を自分の意志で指先まで自由に動かせるようにするためには，まず，義手でつかんだ物体の重さや形などの感覚情報を脳へ送ることが不可欠であり，この情報があると目をつむっていても義手をどのように動かせばよいかが分かる．この情報ループがつながっていなければ，電子義手は自己の身体の一部として馴染みにくい．支援しようとしている部位が情報ループのどこにあるかを明確にすることと，そのループの途切れたのをつなぐという視点が重要になる．

1.3.2 生体システムにおける可塑性

もう一つ福祉工学研究において考慮すべきは，生体，特に脳には**可塑性**（plasticity）があり，その可塑性により，失われた機能を代償する能力が育つという視点である．この代償機能の例は枚挙にいとまがないが，聴くことに障害があると視覚でそれを代償しようとし，見ることに障害があるとそれを聴覚で代償する能力が高まる．この代償機能は進化の過程で使われなくなった機能が可塑性によってよみがえったものである場合が多い．ヒトが胎内から出てくるまでに経る「個体発生」は，ヒトになるまでに経てきた進化の過程すなわち「系統発生」を繰り返すことを考えると，進化の過程で獲得した機能が潜在的にヒトにも存在するといえる．本書では，潜在的に持っているヒトの能力を引き出し，それを生かすという視点を常に意識している．

以上のように，ヒトの感覚–脳–運動という生体システムは，身体や環境の変化によって機能が変わるダイナミックなものであると捉える必要がある．ただし，このような「可塑性」は，若年者と高齢者では変わってくるので，そのことを踏まえて研究・開発に取り組まなければならない．

1.3.3 運動，感覚，脳における支援方法の違い

手足などの運動機能の多くは，変位，加速度などの物理量で計測できるので，その障害を支援する技術や機器は客観的に評価しやすい．それに対して，感覚情報は「求心性神経」によって中枢に伝達されるので，刺激の行き先は未知の部分の多い脳となる．そのため刺激の物理量は定量化できても，感覚・認知機能を物理量で定量化することは容易ではないので，支援機器の設計や評価は運動系よりも難しくなる．更に，認知症や失語症など大脳の疾患に起因する障害の多くには「脳機能」そのものが関わってくる．脳機能計測技術が進歩したからといっても，それで支援機器を設計・評価することは運動系や感覚系よりも更に難解になる．このように支援する部位によって問題の難しさは異なる（図 1.4）．

なお，脳活動を推測する fMRI, PET, NIRS 及び筋電（EMG）や各種脳波（EEG, ABR）などは，仮説の裏付けや機器の評価などの有力な手段になっているが，それらを解説した多くの良書があるので，本書では説明を省いた．

1.3.4 先天性と後天性

一方では，当事者の障害がいつ生じたかによって，特に，「先天的」であるか，「後天的」であるかによっても支援の仕方は大きく異なる．両者の違いについては，中途で盲聾者（deaf–blind）になった福島智（1962–，現：東京大学教授）と，生まれつき三重苦のヘレン・ケラー（Helen Adams Keller, 1880–1968）とではコミュニケーション機能を獲得していく過程の違いから想像できる．以下の談話室で述べた福島智から聞いた話を通じてその違いを想像して欲しい．

☕ 談 話 室 ☕

福島智とヘレン・ケラー　福島智は，9歳のときに失明し，18歳で聴力を失ったそうであるが，コミュニケーションでは彼が盲聾者になってから母親と一緒に考案した「指点字」を使っている．指点字は，通訳者が左右 3 本ずつの 6 本の指を使って盲聾者の同じ指に重ね，その指の背を軽くたたいて情報を伝える優れた触覚コミュニケーションの方法として，この分野では世界中に知れ渡っている（図 1.6 (a)）．

盲聾者と一口にいっても，幼児のときに三重苦になったヘレン・ケラーと，中途で盲聾者になった福島智とでは，言語獲得の仕方は大きく異なる．実際，福島智は「確かに目と耳の両方に障害があるという点ではヘレン・ケラーと同じである．しかし，そのことを除けばヘレン・ケラーとの共通点はきわめて少ない」といっている．ヘレン・ケラー

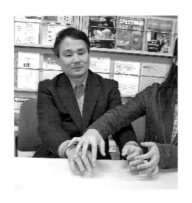 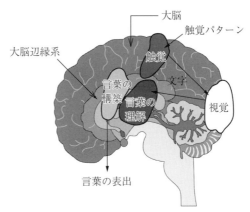

（a）指点字と福島智　　　　　　（b）指点字情報の脳内における流れ

図 1.6　指点字と脳内情報

の場合には，通訳者のサリバン（Anne Sullivan, 1866–1936）の唇，喉，鼻などを手で触って口の動きから得る情報を手掛かりに，言語や抽象的な概念をゼロから獲得し，脳の中に蓄積していった．サリバンを介したコミュニケーション方法を指導したのは電話を発明したグラハム・ベル（Alexander Graham Bell, 1847–1922）である（**図 1.7**）．

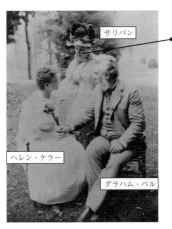 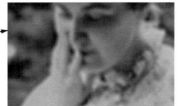

3 本の指を唇，喉，鼻などに当てて，口の動きから言葉を読み取る．

図 1.7　左から，三重苦のヘレン・ケラー，通訳者のサリバン，聴覚障害教育が専門のグラハム・ベル

　一方，福島智の場合，子供のころは見聴きできたので言語や概念は既に脳の中に保存されていた．しかし，文字も音声も徐々に受け取ることができなくなったことから折角獲得した記憶や概念を利用できなくなった．彼は「テレビを楽しんで見ていたら突然画像が消えてしまい，仕方がないからテレビから出る声や音楽などの音を聴いて楽しんでいたら，それも消えてしまったという感じでしょうか」といっている．情報量の変化で

考えると，ヘレン・ケラーはゼロの状態から出発し徐々にプラスにしていったのに対し，福島智は情報量がプラスだったのがゼロに近くなり，その後，指点字を介し再びプラスにしていったということができる．このように何歳のときに視覚や聴覚の機能を失ったかによって，脳の発達の仕方も変わってくる．

　彼と議論していると，私の質問に対しては 2, 3 秒以内で声による適切な答えが返ってくる．このように短時間で情報処理ができるということは，福島智の脳の中で何らかの変化が起き，指点字の情報がいち早く言語中枢に流れるようになったからといえる．最近の大脳生理学により，その新しい情報の流れ方の一端が明らかにされつつあるが，これも「脳の可塑性」の賜物である．

　ところで，何かの機会に「夢を見ているときはどんな感じですか」と聞いたところ福島智は「指がモゾモゾする」と答え，そういえばいつの間にこうなったのだろうと考え込んでいた．まだまだ未知のことがありそうであるが，脳科学の進歩によりこのような謎も少しずつ解明されてくるのであろう．

1.4 超高齢社会と福祉工学

1.4.1 超高齢社会の課題

　日本は世界に先駆けて超高齢社会に急速に向かっている．そのため，障害を持ったまま生活を続けなければならない高齢者の割合も増えており，その支援は急がなければならない．高齢者支援の課題は社会保障費の増加や労働者人口の減少という観点からも重要になってきており，その一部を解決する福祉工学への期待も大きくなっている．

　白書（平成 24 年厚生労働省）によると，現在の平均寿命は男性で約 80 歳，女性で約 86 歳であり，2060 年には更に 5 年ほど延びることが予想されている．2014 年 4 月の推計では 65 歳以上の高齢者の人口比は約 25% であるが，今後も上がり続け 2060 年には約 40% になると予測されている（図 1.8）．更に緊急を要するのは，75 歳以上の高齢者の人口比が著しく高くなることであり，障害が重くなるのを覚悟しながら老後を過ごさなければならないことである．高齢化というのは，障害者への漸進的な移行にほかならないことから避けて通れない問題である．福祉工学は，この要求にも応えていく必要がある．

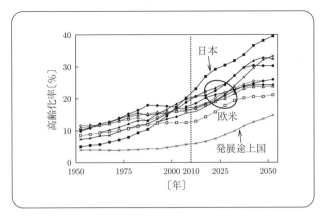

図 1.8 高齢者の人口比率予測（出典：平成 20 年版高齢社会白書）

　一方では，秋山による最近の膨大な人数の高齢者を対象とした心身機能の調査結果から，日本の高齢者の年齢は十年前と比べると 11 歳ほど若くなっているといわれている[6]．65 歳で定年を迎えたといっても多くの人は昔に比べるとまだまだ心身ともに若く，実際，健康な高齢者の 70％以上がまだ働きたいと希望している．老後の長い生活を快適に，生きがいを持って，就労も促すような社会を実現するうえでどのような科学・技術・システムが必要となるかを探っていかなければならない．詳しくは 7 章で述べるが，ここでは高齢者支援で考慮すべき要点だけを示す．

1.4.2　若年者と高齢者[7]

　まず，高齢障害者と若年障害者とでは支援の対象や方法は少なからず異なることである（図 1.9）．若いときの障害者を支援する福祉工学は，バリアフリーデザインとも呼ばれている．若年者の多くはある機能が弱ったり失ったりしても，それを補うための可塑性や適応能

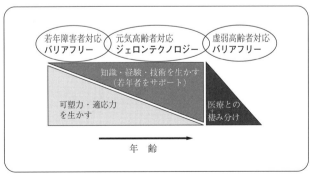

図 1.9　若年障害者と高齢障害者の支援方法の違い

力が十分に期待でき，それによる代償機能が働く．若年障害者を支援する場合，その機能をいかに生かすかが重要になる．

それに対して高齢化に伴う障害者を支援するのを**ジェロンテクノロジー**（geron-technology）という．高齢者の場合はそれまでに獲得した知識，経験，技能にうまく適合し，社会参加を促すような支援機器を開発することが重要になる．ジェロンテクノロジーとバリアフリーデザインを総合して両方を包含する概念を**ユニバーサルデザイン**という．

一般に，ジェロンテクノロジーの場合には，文字のサイズを大きくしたり，音を大きくしたりするとか，あるいは複雑な操作が単純化するという方法をとる．その結果，高齢ユーザが増え，マーケットの拡大も図れる．

それに対してバリアフリーデザインの場合は，見聴きできない，動けないという人たちを支援する研究開発から出発する．未知の技術を生み出さなければならないという難しさはあるが，そこからいままでにない技術やマーケットが生まれる可能性がある．このようにマーケットの観点からも，ジェロンテクノロジーとバリアフリーデザインは異なる（図 **1.10**）．

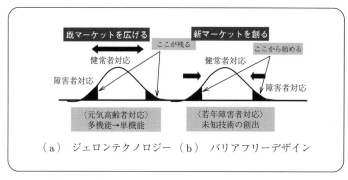

図 **1.10** ジェロンテクノロジーとバリアフリーデザイン

なお，高齢者の社会参加・生きがい・QOLの向上を支援する取組みも始まっているが，その例については，7章で詳しく述べる．

1.5 福祉工学のアプローチ

福祉工学の重要性は認知されつつあるが，福祉工学そのものには依然として二つの大きな壁がある（図 **1.11**）．本節では，この二つの壁について述べ，それを乗り越えるような一つの方法論を示す．

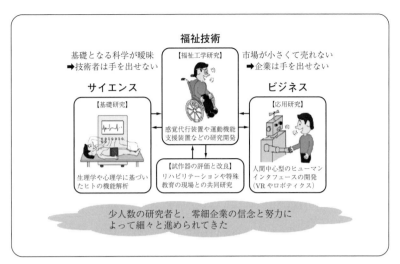

図1.11　福祉工学における二つの壁

1.5.1　基礎科学の曖昧さと産業化の難しさ

　例えば，耳の聴こえが悪くなると，音を増幅して耳に伝える補聴器が一般に使われるが，実際には耳が遠くなったことに加えて，言葉を理解する脳の機能も変わってくる場合がある．いままでは，脳の機能がどのように変化するのかが分からないまま，聴覚・言語支援のための機器を開発してきた面がある．このことは聴覚に限らず，感覚・コミュニケーション機能や運動器の制御など生体機能の支援全般にいえることであり，これらの支援機器の開発にあたっては脳などの生理学を避けて通ることはできなくなる．しかし，感覚刺激そのものが無数にあるので，刺激と脳や運動との関連付けの研究も無数になり，生体システムの全貌を把握するための研究は限りなく広がる．物理学なら未知の現象でも理詰めで仮説を立てることができ，その仮説が実験により厳密に実証されるというように発展し，最終的にはいくつかの物理方程式に集約される．

　更に，生体システム自体，機能が身体や環境の変化でダイナミックに変わるが，それがどのように変わるかという法則がよく分かっていない．このように根拠となる科学が曖昧なことが，福祉工学が育たなかった大きな理由である．

　もう一つの理由は，たとえ首尾よく福祉技術で障害を支援するのに有用なものが開発されたとしても，それを使う人たちの数，すなわちマーケットがあまりにも小さいので，企業は手を出しにくいという点である．工学は，基礎となる科学と，出口としてのマーケットがあって初めて成り立つのであるが，この両方がない状態がいまだに続いている．いままでは，少人数の研究者と零細企業の信念と努力により細々と進められてきた分野といえよう．

　しかし，福祉機器の開発に携わっている者は，ある機能に障害を負ってしまった人たちに

「感覚や脳のメカニズムが解明されるまで機器の設計を待って欲しい」とか，「解明されていないので設計できない」などということはできない．ここに次に述べる方法論を導入するのが，福祉工学の一つの生き方であろう．

1.5.2 循環する謎解きとモノづくり

本書で示す福祉工学では，まず，感覚−脳−運動における障害部位とその情報処理メカニズムの仮説を立てて，それを基に機器の設計と開発に進み，当事者に使ってもらう．その結果，あまり役に立たなければ，なぜ役に立たなかったかを調べる基礎研究へ戻り，仮説を修正し，その仮説を基に再び機器の改良を進める．「仮説の修正」と「機器の改良」を繰り返す過程から支援機器が役に立つものになっていき，一方では未知の感覚−脳−運動の機能が少しずつ見えてきて，それが新発見につながることも夢でなくなる．これは福祉工学の螺旋的な発展のさせ方といえる（図 1.12）．

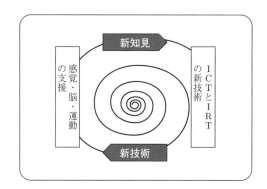

図 1.12　福祉工学の螺旋的な方法論

1.6 安全・安心と経済貢献の両立

現在の日本で多くの研究に求められているのは，①安全・安心な国民生活の実現に寄与することと，②我が国の経済的繁栄に寄与することの2点である．福祉工学においても，「安全・安心と経済的繁栄の両立」という視点を常に意識しながら，研究開発とビジネス化を進めていくべきである．

1.6.1 生体機能の支援と生活機能の補完

　健常者は，いまは健常であっても誰もが明日には障害者となる可能性がある．そのような状態になっても，身体機能や生活機能を補助する技術が開発されていれば，将来への安心感は間違いなく増す．また，高齢化に伴って，健常者から障害者への移行が起こっても生活機能が著しく低下しないことは，国民全員に基礎的な安心感を与える．

　人口構成が急速に変化するなかで，従来型の研究開発だけでは達成できない課題が山積している．従来，障害者支援は「特殊な境遇の人のための特殊な技術」であるという印象が先行しており，重度障害者の生体機能を補助する機器の開発に偏りがちであった．そのため，障害者の生活機能に着目し，障害者が社会活動を営むのを支援するための技術開発には力点が置かれていなかった．WHOの視点では，障害者支援を「特殊な境遇の人のための特殊な領域」と見るのではなく，高齢者・病人・幼児などの身体的弱者を支援する社会システムの一つとして，また，健常者を含めた全国民の保健・医療・福祉サービスの一環としている．

　したがって，①身体障害は健常者の誰にも起こりうることであり，特に超高齢社会では，障害者支援は多くの国民の支援にほかならないとの観点から，②障害者自身の声を聴いてそのニーズを直接に把握することが重要になる．そのうえで，③生体機能の障害を補助するという観点だけでなく，④就労や社会参加など生活機能を充足させるための技術を開発するというスタンスに立って研究開発を進めるべきである．

1.6.2 公益性と市場性

　福祉工学研究では「障害者にとって真に有益かどうか」と「市場を通じた産業応用が可能か」の2点を評価軸として進められる．ただし，その2点は，市場メカニズムを利用した通常の産学連携タイプと，公益的・福祉的見地から行われる非市場的な技術移転タイプという一見相反するものである．従来，支援技術は社会的弱者の福祉に関わるものであり，もっぱら「公益」の観点から開発すべきものであるから，市場原理を基本とする産学連携手法によって社会に移転することにはなじまないと考えられてきた．社会福祉や「公益」を目的として開発された技術を，ただ単に市場原理に委ねて社会に普及させるのが難しいことは事実である．公益的な福祉技術が一般市場へ波及するという将来像を見越して技術移転を行うことは，世界的にも端緒についたばかりの状況である．「障害者のみを志向した，公益的な技術移転」と「膨大な高齢社会マーケットを志向した，市場型の技術移転」の双方を実現する必要がある．

1.6.3 少品種大量型と多品種少量型

多様な障害を支援する産業は，我が国の大手企業が得意とする少品種大量生産型にはなじまない．たとえ大手企業が取り組んでも，その目的が単なる宣伝であったり，また，社内の信念のある少人数の努力に頼っていたりしたため，いったんは実用化しても採算が取れないということで製造中止になることが多い．したがって，この分野には多品種少量型の中小企業の参入が必要になるが，支援産業の創出と育成はあまりにも難しいことから，小規模の企業で事業化することは困難である．そのため，産学連携による多品種少量生産型の福祉技術を育成することが，重要な意味を持つ．この分野の生き残りを決定する課題となり，数多くの小規模企業群が生まれることによって，福祉産業がはじめて我が国の基幹産業の一つになるであろう．

また，西欧諸国では福祉サービスを効率化することにより，世界に先駆けたビジネスモデルを構築しようとしてきた．しかし，このモデルでは租税に頼る比率があまりにも高いことから，資源とエネルギー源が乏しく経済を製造業に大きく頼っている我が国では適用しにくい．したがって，我が国の得意とする競争原理による技術革新を福祉技術分野にもたらすことにより，福祉産業を発展させるモデルを構築し，輸出産業も加えて，我が国の経済的繁栄に寄与させることが不可欠になる．その結果として，技術の大幅なコストダウンを図るとともに，障害のあるユーザにも広く普及させるというアプローチが効率的であろう．

本章のまとめ

我が国では，情報技術（IT）やロボットに代表される電子情報通信技術の急速な進歩と超高齢社会とが同時に到来している．それらを連携させて新しい分野を切り開くことが強く求められてきており，現在，超高齢化に伴うマイナス面をプラスに生かす方法論を構築することが急務とされている．そのため，技術革新に支えられた経済発展に加えて，「生きがいのある人間中心の社会」に資する技術を開発することが我が国の大きな目標になってきている．しかし，いままでの歴史を見てみると，経済発展のための技術と人間中心の社会は価値観の違いでしばしば相容れないことがあった．筆者らが取り組んできた障害者支援を目指す福祉工学は，医療と工学の価値観を両立させるうえで少しでも役に立つのではないかと考えている．

本章では，このことを強く意識して，福祉工学の目的とそれに到達するための方法について，私見と経験を交えて述べた．次章以降では，その目的と方法をどのように捉え実現すべきかを具体例を述べていきたい．

2 神経電気刺激による機能回復

　生物が単細胞から複雑な多細胞に進化していくとともに，細胞は「特殊な刺激を受容する細胞」，「情報を処理する細胞」，「動く細胞」に分化し，それらは「感覚」，「脳」，「運動」の各器官に発達していった．この三つの器官への発達は胎内で行われ，同時にそれらの器官を結ぶ神経系も形成されていく．したがって，感覚機能が失われても感覚から中枢に向かう「求心性神経（afferent nerves）」を刺激することにより，感覚情報を脳に送ることができるはずである．また，中枢から運動系に向かう「遠心性神経（efferent nerves）」が機能しなくなっても，残存する筋や神経を刺激することで運動機能を回復できるはずである．

　本章では機能的電気刺激（FES：Functional Electrical Stimulation）の基礎となる神経細胞の発火，インパルス（impulse）の伝搬及びシナプス（synapse）における情報伝達のメカニズムを工学的な視点で述べ，そのうえで，FESの歴史，現状，課題について触れる．

2.1 神経系の諸特性と電気刺激

FES は，求心性神経や遠心性神経を刺激することで感覚や運動の機能を再建させる方法であり，**生体補綴**（prosthesis）**工学**と呼ばれ，医療工学と福祉工学を結ぶうえでも重要な位置にある（図 2.1）．神経の電気刺激でどのように生体補綴をすべきかを知るためには，まず，神経細胞の発火のメカニズムを学ばなければならない．

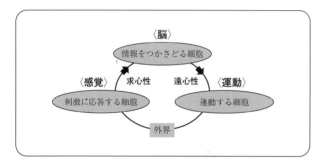

図 2.1 3 種類の細胞とそれらを結ぶ神経（求心性と遠心性）

2.1.1 神経細胞の発火と電気刺激

〔1〕**神経細胞の性質**　細胞はどういう過程で生まれたかは種々の説があるが，とにかく海水の中で生まれたことは確かである．海水中には Na^+，K^+，Cl^- などのイオンが存在し，特に Na^+ が多い．Na^+ が一定の容積内に 142 個あるとすると，K^+ は 5 個，Cl^- は 103 個の比率になる．しかし，細胞の内部では，逆に Na^+ が 10 個で，K^+ は 140 個，Cl^- は 7 個くらいになる（図 2.2(a)）．

このようにイオンの構成が細胞の内外で逆になっていることから，各イオンには濃度差に依存した濃度差圧が生じる．濃度差圧によって，Na^+，Cl^- は細胞の中に入ろうとし，逆に K^+ は出ていこうとするので，いつかは細胞内の Na^+，Cl^- の成分比は海水と同じになり，細胞は崩壊する．崩壊しないように Na^+，K^+，Cl^- の出入りする細胞膜の扉，すなわち**イオンチャネル**をコントロールしているのである．

図 (b) に示すように，いつもは Na^+ を細胞内に入れるイオンチャネルの多くは閉じたままである．Cl^- のチャネルについても Na^+ と同様にそのチャネルは閉じている．一方，細胞

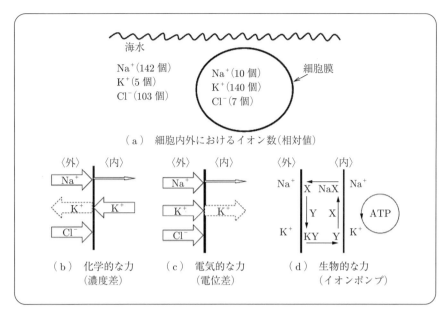

図 2.2 細胞内外における K イオンの力（濃度差圧と電気力）の
バランスで作られる細胞膜の平衡電位

内に多く存在する K^+ に対するチャネルはいつも開いているため，K^+ は細胞の外へ出ていこうとする力すなわち濃度差圧が働く．電気的に見ると，K^+ というプラスイオンが細胞内から出ていくことから，細胞内はマイナス側になる．しかし，プラスイオンである K^+ はマイナス側になった細胞内に入ろうとする電気的な力が働く（図 (c)）．

このことから K^+ に働く濃度差による力と電気力がどこかで平衡し，その平衡によって K^+ の出入りは停止する．このときの細胞外に対する細胞内の電位差を**静止膜電位**といい，細胞内外の K^+（$[K^+]_{in}$ と $[K^+]_{out}$）の濃度差で決定される．静止膜電位（E）は，K^+ の濃度差と電気力の平衡状態を表す**ネルンスト**（Walther Hermann Nerunst, 1864–1941）の式(2.1)で求めることができる．

$$E = \left(\frac{RT}{zF}\right) \times \ln\left(\frac{[K^+]_{out}}{[K^+]_{in}}\right) \tag{2.1}$$

ここに，R：気体定数，T：温度〔K〕，z：イオンの電荷，F：ファラデー定数，$[K^+]_{out}$，$[K^+]_{in}$ はそれぞれ K^+ の細胞の内と外の濃度

K^+ の細胞内外の濃度比をネルンストの式に代入して，静止膜電位を計算すると，約 $-90\,\text{mV}$ になる．実際にはわずかではあるが Na^+ も Cl^- も細胞内に入ってくるので，これらを考慮すると静止膜電位は約 $-70\,\text{mV}$ になる．

少しずつ流れ込んだ Na^+ は外に出し，K^+ は内部に入れなければならないが，それを行って

いるのが **Na$^+$–K$^+$ イオンポンプ** と呼ばれるものである．図 (d) に示すように，膜外の Na$^+$ は膜中にある物質 X と結合（NaX）して膜外のほうへ移動し，そこで Na$^+$ を放出し X は別の物質 Y に変わり K$^+$ と結合（KY）して膜内のほうへ移動し，そこで K$^+$ を放出して Y は X に変わるというような循環ポンプとなっている．そのポンプを動かすのに一種のエネルギー源である **ATP**（Adenosine Triphos Phate）が使われる．このように静止膜電位は，化学的な力（濃度差），電気的な力（電位差），及び生物的な力（イオンポンプ）の三つの力が均衡して一定値に保たれている．

〔2〕 **神経細胞の発火**　ところが，神経細胞の場合は膜のイオンチャネルが，膜内外の電位差によって変化する特殊な機能を持っている．つまり，$-70\,\mathrm{mV}$ の電位差（図 **2.3** (a) の V）を持つ細胞膜に何らかの方法で細胞の内外の電位差を小さくすると，劇的な変化が起きる．まず，電位差が $-50\,\mathrm{mV}$ 当りのしきい値を超えると，Na$^+$ のチャネルが突然開いて Na$^+$ が一気に細胞内に流れ込む，いわゆる **脱分極** が起こり，これが神経インパルスの始まりとなる．細胞内に流れ込んだ Na$^+$ のプラスイオンにより細胞内の電位は急上昇し，図 (b) に示したように，電位差は $0\,\mathrm{V}$ を超える **オーバシュート** が生じる．ただし，このままでは細胞内が Na$^+$ で満たされてしまう．それを避けるために，次に，細胞膜は Na$^+$ のイオンチャネルを閉じながら K$^+$ のイオンチャネルが大きく開き始める．すると，プラスイオンの K$^+$ が大量に細胞外に放出されて再び膜電位は急速にマイナス側すなわち「過分極」の状態になり，いったんは静止膜電位以下になる．この部分の電位は **アンダシュート** と呼ばれ，その後，2–3\,ms で元の静止膜電位に戻る．

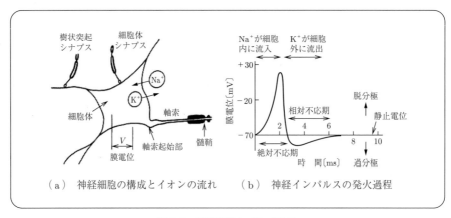

図 **2.3**　神経細胞とインパルス

このように急激に変化する電位が **活動電位** すなわち **神経インパルス** となる．インパルスの出ている 1\,ms の期間は大きな電位を与えてもインパルスは発生しないので **絶対不応期**（absolute refractory period）と呼ばれる．これに対してアンダシュートの 2–3\,ms の間は **相対不応期**

(relative refractory period）と呼ばれる．この間は，より大きく細胞内の電位を上昇させるとインパルスが発生する．ただし，1 ms の絶対不応期や 2-3 ms の相対不応期があるので，連続してインパルスを出し続けるのには限界があり，最高頻度は 500-700 Hz 程度になる．外部からの刺激で神経を発火させて情報伝達させる場合には，神経インパルスの最高頻度を考慮する必要がある．

更に，インパルスの発生によりいったん流れ込んだ Na^+ を細胞外に戻し，K^+ を細胞内に戻さなければならないが，そのときに，前述の Na^+-K^+ イオンポンプが激しく働く．したがって，インパルスを出し続けるとイオンポンプが追いつかなくなり，インパルスの発生頻度が低下し，いわゆる**順応**（adaptation）が起きる．この順応は，感覚刺激の初めは強く知覚されるが，しだいに弱くなる一種の「微分効果」や，長時間にわたり同じ刺激にさらされると感覚が鈍くなる「慣れ」の現象の基になる．

なお，細胞内外の容量を C_m，電位差を E とし，Na^+，K^+，Cl^- の平衡電位をそれぞれ E_{Na}, E_K, E_{Cl}，イオン電流の流れやすさであるコンダクタンスをそれぞれ g_{Na}, g_K, g_{Cl} とすると図 **2.4** に示すような等価回路で表される．ここで，g_{Na}, g_K は膜電位とともに変化する性質を持っており，その変化により Na^+ と K^+ のイオン電流が制御される．

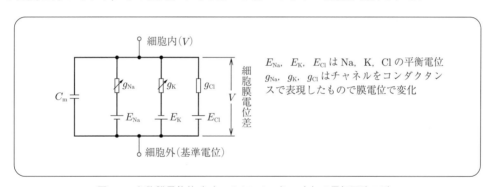

図 **2.4** 細胞膜電位差 (V), イオンチャネル (g) の電気回路モデル

ホジキン（Alan Lloyd Hodgkin）とハクスレイ（Andrew Fielding Huxley）は，ヤリイカの巨大神経の発火過程における Na^+，K^+ の流入・流出の過程を分析し，g_{Na}, g_K, g_{Cl} が膜電位によって変化するメカニズムを調べ，それに基づいた神経発火の数式モデルを構築している．これは **H-H**（ホジキン・ハクスレイ：Hodgkin-Huxley）モデルと呼ばれ，その後の神経発火モデルとして定着していく．また，このモデルを簡略化した多くの電子回路モデルや数式モデルが考案され，それらを組み合わせた神経回路網モデルが次々と生まれた．

〔3〕 **電気刺激による神経発火**　　上述の細胞膜の性質に基づけば，神経細胞の内外の電位差を上昇させることで，神経インパルスを発生させることができる．その一つとして，電気刺激で細胞内の電位を高くする方法がある．その場合，神経細胞の外にグランド電極（不

関電極）を設置し，細胞内に置いた刺激電極により電流をグランドに向かって流し，細胞内の電位を上昇させる．ただし，刺激電極からグランドまでの抵抗は不均一であり，抵抗の大きさによって電流の流れる量が変わることから，神経細胞に流れる電気量は「電流密度」で考えるべきである．また，後述するように，無髄神経線維の部位あるいは有髄神経線維のくびれ（ランビエの絞輪：nodes of Ranvier）の部位で電流が流れやすいので，それらの近くに刺激電極やグランドを設置するのが効果的である．後述する「人工聴覚」，「人工視覚」，「四肢のFES」においても，電極の配置の部位や配置の仕方で刺激電流の方向や電流密度大きく変わるので，このことを十分に留意する必要がある．

次に，刺激によって発火した神経インパルスは，どのように神経線維を伝わり，どのような処理を受けるかを述べる．

2.1.2　神経線維における情報伝搬とシナプスの役割

〔1〕 神経線維の情報伝搬　　神経細胞の膜電位が，あるしきい値を超えるとインパルスが発生するが，このインパルスにより神経細胞から延びている神経線維も発火する．しかし，神経線維は細長いので，それを一斉に発火させることはできない．そのため局所的にイオン電流の出入りが生じて神経膜電位が変化し，その部分だけにインパルスが発生する．すなわち，図 2.5 (a) に示すように，A の部分で Na^+ イオンが流入し，電流が内向きに流れ，B では K^+ イオンが流出し，外向きの電流が流れることになる．しかし，インパルスが左から右に伝搬している場合，C の部分は相対不応期に入り静止膜電位よりも過分極（マイナス側）の状態であるので，C には電流が流れず，A 方向にだけ外向きの電流が流れる．そのため，次の発火は A 方向のみ，すなわち一方向になる．その局所電流によって神経線維の次の局所で膜電位が変化し，その部分でインパルスが発生する．ちょうどドミノ倒しのように，次々と

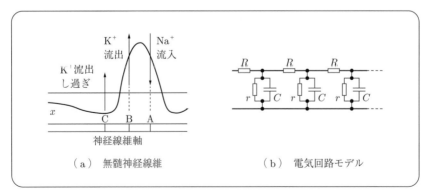

（a）無髄神経線維　　　　（b）電気回路モデル

図 2.5　神経線維の発火時における電流の流れ

局所的な膜電位の上昇とそれによるインパルスの発生が続いて，その結果，神経線維上をインパルスが移動していくことになる．なお，以上のことから分かるように，神経線維に沿ってグランドと刺激電極を少し離して設置し，その間に外向きの電流を流すことでも神経インパルスを発生させることができる．

さて，時間を止めて神経線維上の電位分布つまり空間的な電位変化をみると，インパルス発生時の電位変化と同じようなパターンになる．時間的にも空間的にも同じ電圧の上昇/下降パターンを示していることから，インパルスの伝搬の仕方は式 (2.2) の**波動方程式**

$$\frac{\partial^2 y}{\partial t^2} = \theta^2 \frac{\partial^2 y}{\partial x^2} \tag{2.2}$$

ここに，y：振幅（膜電位），t：時間，x：距離，θ：伝搬速度

に従っていることになる．神経線維の電気的特性を電気回路で表現すると，それは線維軸方向の抵抗と膜内外でできるコンデンサが次々に連なった回路網になる（図 (b)）．この抵抗とコンデンサの値を実測値から求めて波動方程式を解くと，そのときのインパルスの移動速度すなわち**神経伝搬速度**（θ）が求められる．伝搬速度 θ は神経線維の直径 D の平方根に比例することが分かっている．神経線維の直径 D が $10\,\mu\text{m}$ の場合，θ は約 $6\,\text{m/s}$ となる．

以上は**無髄神経**(unmyelinated nerves) の場合である．一方，**有髄神経** (myelinated nerves) は図 **2.6** に示すように，神経の周りに髄鞘 (myelin) という抵抗体が鞘のように 2–3 mm おきに取り巻いている．髄鞘のところではイオンチャネルの開閉が起こらなくなり，細胞体で発火したインパルスは単に髄鞘という抵抗体を電流が流れる格好で高速に伝搬する．抵抗体を伝搬していくとインパルスによる膜電圧は下がっていくが，膜電位がしきい値以下になる手前で髄鞘は途切れ（ランビエの絞輪），神経の一部が露出しているので，そこで局所的にイオンチャネルの開閉が起こりインパルスの電位は元の大きさに戻る．これが繰り返されてインパルスが伝搬するので，有髄神経は無髄神経に比べると伝搬速度は桁違いに速くなる．無髄神経と同様に等価回路モデルを作り，それに波動方程式を適用して伝搬速度を求めた結果から，伝搬速度は神経の直径に比例することが分かっている．直径が $10\,\mu\text{m}$ の有髄神経の場合は，約 $20\,\text{m/s}$ の速度で移動することになる．

なお，生後から 2, 3 歳までは無髄神経が多くを占めていたのが，20 歳くらいまでに髄鞘

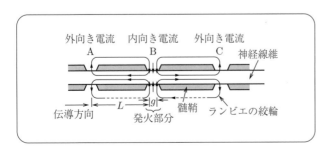

図 **2.6** 有髄神経線維の構造と電流の流れ

化が進み，感覚神経や運動神経のほとんどは有髄神経となる．ただし，痛覚のように無髄神経のままのものもある．無髄にしても有髄にしても神経線維の太さによって伝搬速度が変わり，それが感覚系における知覚時間や運動系における動作時間に関わってくる．このことは電気刺激による生体補綴機器を設計する際には常に念頭に置いておく必要がある．

〔2〕 **シナプスにおける情報伝搬** 神経インパルスが神経線維を通じて移動し，次の神経細胞に近接する「シナプス」に到達すると，そこで**神経伝達物質**が放出される．シナプスと次の細胞間には $200\text{–}300 \times 10^{-10}$ m の間隙があり，その間隙内で伝達物質の入っているシナプス小胞が移動して細胞膜に接触し，その小胞から伝達物質が放出される（図 **2.7** (a))．伝達物質は大きく 2 種類に分けられる．一つは，次の細胞の膜電位を上昇させる「興奮性」のものであり，もう一つは膜電位を減少させる「抑制性」のものである．伝達物質はイオンチャネルという扉を開ける「鍵」の役割をしている．興奮性の場合，伝達物質（例えば，アセチルコリン：ACh：acetylcholine）によりまず Na^+ チャネルが開けられ，少し遅れて K^+ チャネルが開けられる．したがって，インパルスが発生する過程と同じように，Na^+ の流入により膜電位はいったん上昇し K^+ の流出により元に戻る．その結果，図 (b) に示すような **EPSP**（Excitatory Post–Synaptic Potential）と呼ばれる，静止膜電位より約 $2\text{–}3$ mV のプラス電圧が数 ms 間発生する．一方，抑制性の場合は，伝達物質（例えば，NA（noradrenaline），ノルアドレナリン）によりまず Cl^- チャネルが開けられ，少し遅れて Na^+ チャネルが開けられる．その結果，図 (c) に示すような **IPSP**（Inhibitory Post–Synaptic Potential，**シナプス後電位**）と呼ばれる，静止膜電位より約 $2\text{–}3$ mV のマイナス電圧が数 ms 間発生する．この抑制性の伝達物質を出す神経を**抑制性神経**，興奮性の伝達物質を出す神経を**興奮性神経**といい，ヒトを含む動物の神経系は基本的にはこの二つの神経細胞の組合せからできている．

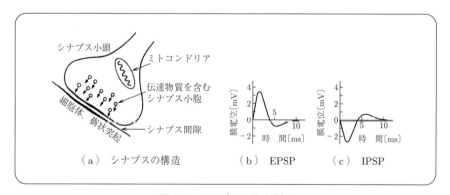

図 **2.7** シナプスと局所電位

一つの細胞体には樹状突起を介して多くのシナプスが接続されているので EPSP もあれば IPSP もあり，細胞体ではそれらの総和つまり空間的な加算によって膜電位が決まり，それが

しきい値を超えると細胞体はインパルスを発生する．一方では，ある興奮性神経からインパルスが短時間に次々にくるとEPSPが時間的に加算されていき，その結果，膜電位がしきい値を超えてインパルスが発生する．細胞体はほかの神経細胞によって生じたEPSPとIPSPが空間的かつ時間的な加算の総和によってインパルスを発生することになる．

なお，シナプスにおける化学反応や加算に要する時間は数 ms の遅れ時間となるので，神経伝送路においてシナプス数が多いほど，知覚時間や反応時間も長くなる．触覚や聴覚の知覚時間は 100 ms 台と推定されているが，視覚はそれらよりも約 30 ms ほど遅れることが分かっている．視覚のように時間遅れが大きい感覚ほど時間分解能も低いことから，電気刺激で情報を伝達する際には十分に考慮すべきである．特に，音声の子音部のように数十 ms で変化する情報を，聴覚以外の感覚を介して認識させたり，フィードバックさせたりする場合，知覚時間の遅れや時間分解能は無視できなくなる．

〔3〕 **受容器の進化と多様化**　次節で述べる電気刺激による「感覚補綴」あるいは「人工感覚」は，失われたり弱ったりした受容器の代わりに，それに接続する残存神経を電気刺激して音や光の情報を中枢に送る手段である．ただし，受容器といっても，その機構や機能は受容器の種類によって極めて多様である．共通するのは，受容器に接続する神経を発火しやすいようにするために，一種の**インピーダンス整合**の機能を持っていることである．人工感覚を設計するうえで，まず，このインピーダンス整合の機能をモデル化し，人工感覚の前処理として組み込むことが不可欠である．

受容器の最も初期のレベルでは，神経線維の先端の膜電位が化学物質，温度，機械的な刺激などによって変化し，そこでインパルスが発生する，というように神経細胞の一部が受容器となる．これは**第 1 次受容器**（図 2.8 (a), (b)）と呼ばれ，味覚，嗅覚，及び触覚などの体性感覚の一部が含まれる．例えば，舌にある味覚器では，**味蕾**が受容器になっており，ある化学物質が味蕾に接触すると，その膜のイオンチャネルが開かれ，膜電位（**受容器電位：receptor potential**）が上昇する．鼻腔にある嗅覚器は，**嗅繊毛**で検出された匂い物質により，嗅細胞膜のイオンチャネルが開かれ，受容器電位が上昇する．いずれも，受容器に接続する神経の膜電位を上昇させることになり，神経がインパルスを発生する．このように第 1 次受容器では神経細胞の持つ機能をそのまま利用するという形になっている．

一方，音や光の刺激を受容するにはエネルギーがあまりにも小さいので，そのままでは受容器電位を上昇させたり神経インパルスを発火させたりすることはできない．したがって，図 (c), (d) に示すように，音や光で神経を発火させるためには，刺激強度を増強したりインピーダンス整合をしたりする前処理が必要になる．このインピーダンス整合器や増幅器を備えているのを**第 2 次受容器**と呼ぶ．ただし，3 章で述べるように，機械的刺激を受容する触覚は，第 1 次受容器と，整合器がある第 2 次受容器とが混在している．

26 2. 神経電気刺激による機能回復

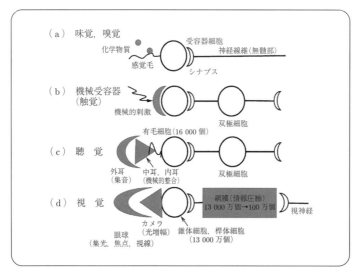

図 2.8 受容器の分類とインピーダンス整合

　音刺激の場合は触覚が受容できる機械的振動よりも更にエネルギーが小さいので，聴神経を発火させるためには，軽い気体分子（空気）の振動を内耳に満たされている重たい液体分子（リンパ液）の振動に変換する必要がある．そのため機械的インピーダンス整合器が不可欠になるが，その役割をしているのが「中耳」である（図 (c)）．中耳のインピーダンス整合については後述する．

　一方，光刺激は音刺激よりもエネルギーが更に微弱になるので，視神経を発火させるためには，整合器に加えて増幅器の働きが重要になる．レンズの役割の水晶体が光子を集め，視覚受容器内にある一種の「光電子増倍管」で光子の数を増やし，受容器膜電位を上昇させている．更に，視覚受容器で捉えた情報量はあまりにも多いので，重要な部分を残しながら圧縮するために「網膜」ができたといえる．網膜に接続する視神経で初めて神経発火が起こるので，網膜もインピーダンス整合を行う付属品と考えることができる（図 (d)）．

2.2　神経電気刺激による聴覚補綴

　難聴の原因は，鼓膜から入った音を内耳に伝えるまでの機械的な部位に障害のある**伝音性難聴**（conductive hearing loss）と，聴神経系や受容器に障害のある**感音性難聴**（sensorineural hearing loss）に大別される．感音性難聴はどの部位にいつ疾患が生じた

かで極めて多様な特性を示すが，その多くは聴覚受容器である**有毛細胞**（hair cells）に主たる疾患がある．

高齢化によって有毛細胞の機能が劣ってくるし，抗生物質などにより有毛細胞は機能しなくなることもある．それに生まれつき有毛細胞の一部が働かない人たちもいる．しかし，有毛細胞につながる神経が中枢まで正常に残っている人には，残存する聴神経に電気刺激を与えることによって，音の情報を中枢の聴覚領野に伝達することができる．したがって，聴覚中枢や言語中枢にすでに形成されている音の特徴抽出や音声の認識機能を活用できる可能性がでてくる．このように内耳の中の残された聴神経を刺激するものを**人工内耳**（cochlear implants）と呼ぶ．また，人工内耳も適用できない感音性難聴者に対して，中枢側へ向かう脳幹神経に電極アレイを置いて刺激する**聴性脳幹インプラント**（**ABI**：Auditory Brainstem Implants）が開発され，臨床試験もなされている．将来は大脳皮質の聴覚野に電極マトリックスを取り付け，ダイレクトに聴覚野の神経を刺激して音の情報を伝えるという方法も臨床研究の対象になるであろう．これらの聴神経の電気刺激法を総称してここでは**人工聴覚**（artificial hearing）と呼ぶ．

2.2.1 聴覚系における情報処理

〔1〕 音の周波数分析機構——ベケシーの聴覚理論—— 聴覚研究の歴史のなかで，電気通信分野の技師であったベケシー（Georg von Bekesy, 1899–1972）の貢献は大きく，その業績は彼が著した**感覚抑制**（sensory inhibition）[1]にやさしくまとめられている．1930年代の初頭，ベケシーは電話の研究をしているうちに音声を聴き分けるヒトの聴覚に興味を抱いた．図 2.9 に示すように，外耳道を通って鼓膜に到達した音は，中耳にある三つの**耳小骨**

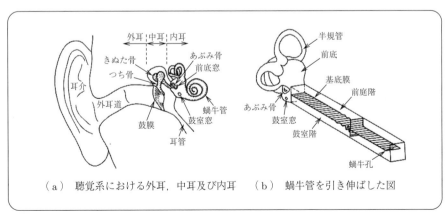

(a) 聴覚系における外耳，中耳及び内耳　　(b) 蝸牛管を引き伸ばした図

図 2.9　聴覚のメカニズム

を経て，内耳の蝸牛管（カタツムリ管：cochlea）に伝えられる．そして蝸牛管に入った音によりその中にある基底膜（basilar menbrane）と呼ばれる薄くて細長い膜（35 mm）が振動し，その振動を基底膜の上にある有毛細胞が検知する．ベケシーは聴覚メカニズムを調べていくうちに，その当時受け入れられていたヘルムホルツ（Hermann Ludwig Ferdinand von Helmholtz, 1821–1894）の聴覚理論のピアノ説に疑問を持つようになった．ピアノ説は，音の高さに応じて基底膜の一部だけが局所的に振動し，その部分のセンサだけが振動を検知するという仮説である．ちょうど，音の高さに相当する鍵盤だけが動く自動演奏ピアノに似ていることから，ピアノ説と呼ばれていた．

ベケシーの疑問は，基底膜の力学的特性から考えると，その一部だけが局所的に振動するのは不自然だということであった．それを実証するため，ゾウの死体からヒトよりはるかに大きい内耳の蝸牛を取り出し，基底膜の振動分布を計測した．その結果をシミュレーションで示すと図 **2.10** になる．図から，音が振動となって蝸牛に入ると，音の高さにより最も大きく振動する場所が変わり，高い音がくると膜の手前のほうが，低い音がくると奥のほうが，大きく振動すること，同時に，基底膜は非常に広い範囲で振動することが分かる．

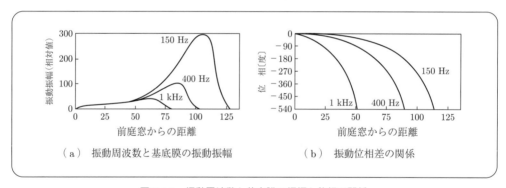

図 **2.10** 振動周波数と基底膜の振幅と位相の関係
（シミュレーションによる）

壁の一端に長い紐を結んで他端を手で振ると，紐は波打って壁の方に向かって消えていくが，この波を**進行波**（traveling wave）と呼ぶ．基底膜の振動様式は進行波と同様であることから，ベケシーの説は**進行波説**と呼ばれる．この仮説は，その後，生きているヒトの蝸牛に弱い音（30 dB 以下）を与えた場合には成り立たないことが示されるのであるが，ベケシーの基本的な考え方はいまだに生き続けている．

〔2〕 **有毛細胞の起源とそのメカニズム**　聴覚センサの起源は魚の横腹の表面に付いている**側線器**（lateral organs）であるといわれている．側線器には毛の生えた細胞，すなわち「有毛細胞」が多数配列されている．有毛細胞の毛がたわむと有毛細胞膜の電位が上昇し，細胞膜から放出された伝達物質により，有毛細胞につながる神経でインパルスが発生する．

魚が餌を広く求めて陸上で生活するように進化したときには，有毛細胞を基底膜という薄い膜の上に配列し，蝸牛管の中を海水と同じ成分であるリンパ液で満たし，海を後にしたと考えられる．また，中耳は，三つの**耳小骨**（つち，きぬた，あぶみ）からなり，きぬた骨を支点とする一種のテコの原理が働き，振幅の大きい空気振動を，振幅は小さいが力のある振動に変換して蝸牛内のリンパ液に伝えている．同時に，広い面積を持つ鼓膜の振動をつち骨で捉え，それを面積は狭いが力のある振動として蝸牛の入り口のあぶみ骨に伝えている．この二つの機械的インピーダンスマッチングにより，効率よく空気振動でリンパ液を動かし，基底膜を振動させることができるようになった．やっと音として知覚されるときの音のエネルギーで基底膜がどのくらい振動するのかを換算すると，その振幅は水素原子核の直径ほどの大きさになる．この微弱な振動を有毛細胞が検知していることから，恐らく生物が極限まで達して獲得した最も感度の良い**振動センサ**といえる．

なお，ヒトの蝸牛には約16 000個の有毛細胞があるが，それらは**外有毛細胞**（**OHC**：Outer Hair Cells）と約3 500個の**内有毛細胞**（**IHC**：Inner Hair Cells）に2分される．蝸牛管を輪切りにしてみると，管を2等分するような位置に基底膜があり，その上に有毛細胞を固定する**コルチ器**（Corti organs）がある（**図2.11**(a)）．コルチ器の外側に3列に配列しているのがOHCであり，内側に1列に配列しているのがIHCである．OHCの毛はコルチ器を支えている蓋に接触するが，IHCの毛はどこにも接触しない．

音が蝸牛に入り基底膜が振動すると，蓋に接触するOHCが自ら振動し，それによりIHC

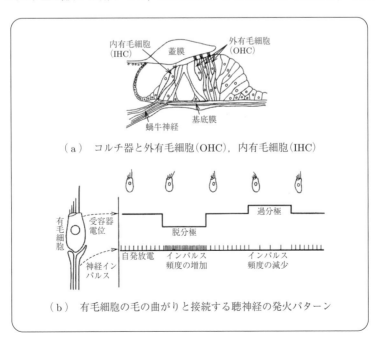

図2.11 有毛細胞の配置と聴神経の発火パターン

も振動し始めてIHCの膜電位が上昇し，それにつながる神経が発火する（図(b)）．そのインパルスはいろいろな中継所を経て中枢に伝達される．有毛細胞のメカニズムは，このように一見複雑にみえるが，弱い音（30 dB以下）に対しては聴覚受容器の感度と周波数分解能が著しく高められ，ダイナミックレンジ（dynamic range）を広げるのにも役立っている．ここではヘルムホルツが提唱した「ピアノ説」が息づいていると考えることもできる．

人工聴覚では，以上のような前処理を省略して，直接聴神経（蝸牛神経）を刺激するので，正常な聴覚とは異なった情報が中枢に伝達されることになる．それにも関わらず，後述するように，学習によって人工聴覚の情報により言語獲得をすることから，脳における可塑性の大きさがうかがわれる．

2.2.2　人工内耳の歴史[2]

〔1〕はじめに　聴覚に電気刺激を与えて何かを感じることに気がついた最初の人は，電池を発明したイタリアのボルタ（Alessandro Volta, 1745–1827）であるといわれている．それからしばらく経て，1966年に米国スタンフォード大学のシモンズ（Francis Blair Simmons, 1930–1998）が患者の内耳につながる第8神経に6個の電極を挿入して電気刺激を与え，それを患者がどのように知覚したかを詳細に報告している．それ以来，人工内耳の本格的な研究は，1966年のシモンズの研究からであるとされている[3]．

約16 000個もある有毛細胞につながる聴神経をたかだか10数個ほどの電極で刺激するのであるから，伝達される情報量は著しく制約される．それでも，1970年代後半の頃から，人工内耳をしばらく使用していると患者によっては電気刺激が音声として聴こえてくるという報告が次々と現れた．聴覚障害者が唇の微妙な動きや，手に伝わってくるわずかな振動などを頼りにして言葉をある程度理解することから，人工内耳から与えられる少ない情報でも聴覚はそれを言葉の理解に利用するようになるのであろう．

〔2〕刺激パルスにより知覚される感覚強度とピッチ[4]　1980年代の初め頃は，刺激電極の構造と音の知覚の関係について多くの報告がなされた．まず，1個の電極による刺激電流の強度と刺激パルス頻度の違いで知覚される感覚強度と主観的な高さ（ピッチ：pitch）がどのように変化するかが整理された（図2.12）．図に示すように，まず，刺激強度と感覚強度の関係を調べると，1個の電極で伝えられるダイナミックレンジは最高でも40 dB程度であり，刺激パルス頻度だけによるピッチは，最高で約500 Hzである．これらは，神経インパルスの発火特性が大きく反映されたものであり，1個の電極からなる**シングルチャネル方式**には明らかに限界がある．人工内耳の多くは，ベケシーの進行波説に基づいて，音信号を周波数分析したのち，電極を複数並べたアレイを介して聴神経を刺激するという**マルチチャ**

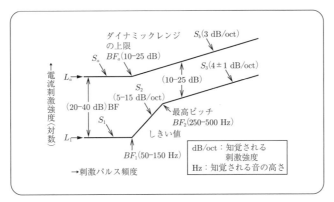

図 2.12　単 1 電極による刺激パルスの強度と頻度（周波数）に
より知覚される感覚強度とピッチ（主観的な音の高さ）

ネル方式をとっている．

〔3〕 **人工内耳の電極構造**　ただし，マルチチャネルといっても，当初は，図 2.13 に示すように，複数の刺激電極を蝸牛内に設置し 1 個のグランドを蝸牛外に設置する**単極法**（mono–polar method）（図 (a)）が採用された．その後，電極を対にして一方の電極から刺激電流を流し，他方の電極でその電流を引くという**双極法**（bipolar method）（図 (b)）に発展していった．蝸牛管内のリンパ液は導電性なので刺激電流は大きく広がってしまうが，双極法はこの電流の広がりを抑えるために考案された方法である．筆者は，1984 年から 1 年間ほど米国スタンフォード大学のシモンズ教授のグループ研究に参画したことがある．そのときに開発した 8 チャネル単極型人工内耳の臨床経験を述べながら，マルチチャネル人工内耳が実用化されていく経緯を示したい．

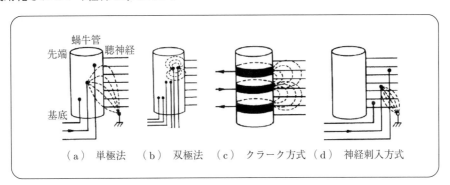

図 2.13　マルチチャネル人工内耳における電極構造の例

〔4〕 **蝸牛管内における刺激電流の広がり**　マルチチャネル人工内耳の設計で，まず，問題になることは，蝸牛内で刺激電流が広範囲に広がるため，複数の刺激電流が重なってしまい，電極の数を増やしても情報量が増えないことである．筆者は，ヒトの死体から切り出した蝸牛管に電極を挿入して，それを蝸牛管の中で移動させながら，電流の広がりを計測した

ことがある．図 **2.14** は，蝸牛内電流分布の計測例であり，1個の電極から流れる電流は蝸牛管内で約 6 mm の範囲で広がることが分かる[5]．

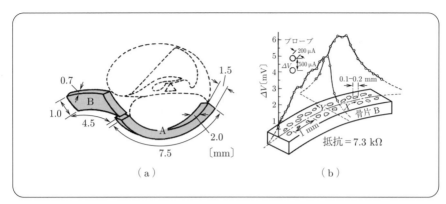

図 **2.14** 蝸牛内（図 (a) の A）における刺激電流の広がり（図 (b)）

この広がりを抑えるために，電流分布の広がりを抑え，「側抑制機能」（3章を参照）を電子回路で実現し，それを組み込んだ8チャネル人工内耳（図 **2.15**）を開発した[6]．

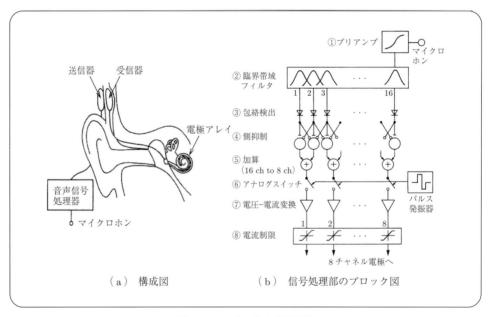

（a）構成図　　（b）信号処理部のブロック図

図 **2.15** 8チャネル人工内耳

なお，当時の電極の多くは，金属ボール（PtIr）を固定シリコンから 1/3 だけ露出するようにしたものであるので，それを蝸牛内に挿入するときに，ボールの位置が神経の位置からずれてしまうという問題があった．

67歳の中途失聴者（女性）のボランティアに8チャネル人工内耳を適用し，電気刺激がど

のように知覚されたかを調べた．最初は，「声には聴こえなく，昔聴いた金属性の雑音のよう」との答えであったが，数週間ほどこのテストを続けていると「声のように聴こえる」と答えるようになった．これは一種の脳の「可塑化」が進んだことの現れであろう．一方，1976 年頃，オーストラリア大学のクラーク（G.M. Clark）教授の研究グループが 22 チャネル電極による人工内耳を開発し[7]，それがヌクレア社（Nucleus Limited）（後のコクレア社：Cochlea Limited）というベンチャー企業で製品化され，人工内耳研究はいったん終止符が打たれた．

〔5〕 **コクレア社製の人工内耳**　クラーク教授らが提案した方式は，音の高低を 20 段階程度に分けて，蝸牛管に埋め込んだ 22 チャネルの電極アレイにより聴神経を刺激するものである[8]．22 個の電極はリング状になっているので蝸牛内での電極のずれは考えなくてもよいという決定的な利点があった（**図 2.16**）．また，消費電力を減らすため，どれか一つの刺激電極から電流が発生するように制御していた．また，電極数は 20 個程度とあまり多くないのは，蝸牛管内における刺激電流の広がりのため，電極を増やしても情報量は変わらないことによる．電極は**鼓室階**内で約 24 mm まで挿入され，正常な蝸牛の 600–8 000 Hz に対応するところに設置された．

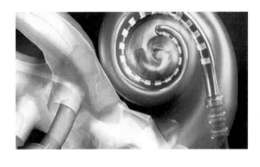

図 2.16　コクレア社の電極構造

クラーク方式であるコクレア社製の人工内耳のアルゴリズムとしては[9]，最初は，刺激パルスの頻度を音声のピッチ周波数（F_0）に，第 2 ホルマント周波数（F_2）を刺激電流が発生する電極に対応させる $\mathbf{F_0F_2}$ 方式を採っていた．その後，第 1 ホルマント周波数（F_1）も抽出し，それに対応する電極を選択して刺激パルスを発生させている（**図 2.17**）．ただし，無声音あるいは子音の無声部ではランダム状のパルス列を刺激としている．また，神経刺激によるダイナミックレンジの狭さを補うために，音声信号の増幅器には **AGC**（自動利得制御）を付けている．

その後も，モデルチェンジが数回行われ，高域に 3 個の帯域通過型フィルタ（BPF）を付加した **MULTIPEAK** 型，20 個からなるプログラム可能な BPF を用いた **SPEAK** 方式に改良されている．いずれも BPF の出力信号はスキャニングされ，ピークの出力が電流量に変換されて平均 6 個の電極を介して刺激する．

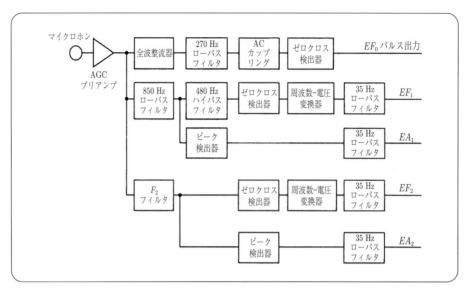

図 2.17 コクレア社製人工内耳（$F_0F_1F_2$ 方式）のブロック図

これらの方式をメルボルン大学病院で評価した結果，図 2.18 に示すように，日常会話文章も単語もその正答率は SPEAK 方式で最も高くなっている[10]．このことから，ホルマント周波数を抽出する信号処理は必ずしも必要でないこと，聴神経を一斉に発火させるという不自然な刺激でも音声の聴き取りができることなどが分かった．

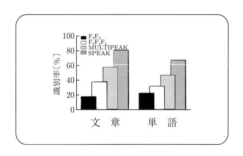

図 2.18 コクレア社製人工内耳の 4 種類の改良と，文章と単語の識別率

クラーク方式はモデルチェンジを繰り返しながらも，米国のコクレア社から販売され続け，瞬く間に世界中に広まった．日本では船坂らが，1987 年にコクレア社製の人工内耳を臨床で初めて採用し，日本語音声の聴取能を調べている[11]．その後，多くの臨床試験によりその有用性が実証され，1994 年に日本でも健康保険が適用されている．

〔6〕 **その後の人工内耳と課題** 一方，最近では蝸牛神経系における自然な発火パターンに近づけるために，BPF のアナログ出力をそのまま刺激電流に使う**同時アナログ刺激方式（SAS 方式）**とか，基底膜の振動様式を考慮して刺激パルスが次々と電極アレイをスウィープするような形で順次提示する**連続インタリーブドサンプラー方式（CIS 方式）**が，それぞれ

米国のアドバンスト・バイオニクス社とオーストリアのメドエル社から製品化されている[12].

日本では，三好らがバイオニクス社製と同様の発想により，隣り合う3個の電極の中心電極から刺激電流を発生させるとともに，両側の電極で逆方向の電流を発生させて中心の電流の広がりを抑える方法を提案していた[13]．この方法では，同時に，両側の逆方向電流のバランスを制御することにより中心の刺激電流のピークを左右に移動させることができるので，見掛け上多数の電極があるのと同じ効果が得られる．これを**3電極法**（図2.19）と呼び，シミュレーションとモルモットの内耳刺激による聴神経の応答からその有用性が実証された．

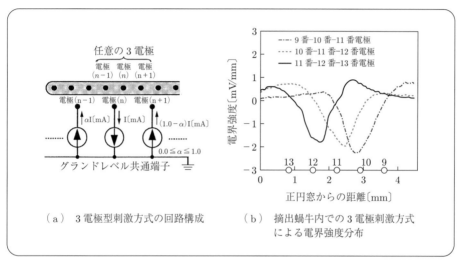

図2.19　3電極方式

更に，最近では，音の低域にある残存聴力を保存しながら，聴こえの悪い高域音に相当する部位に人工内耳を適用する**ハイブリッド型**のものが研究・開発されている[14]．現在，日本では，年間で平均500人ほどの重度難聴の人たちが人工内耳の手術を受けて日常会話に不自由しない程度の聴力を取り戻しており，成功した感覚補綴の代表例として評価されている．

一方では，人工内耳を装着した患者の脳活動を検査した結果から，音声言語の認識について多くの新知見が得られてきている．例えば，装着直後は音声刺激であまり働かないとされていた前頭前野も活性化し，1年間のリハビリテーションにより通常の聴覚言語野が活性化するようになることが分かってきた．その後，加我らの積極的な導入により人工内耳は子供にまで適用の範囲が広がっていき，高度難聴または聾であるという確実な診断がついた場合には乳幼児でも適用されるようになった[15]．

また，子供のときに人工内耳を適用した場合，音楽を聴いて楽しむばかりでなく，ピアノやバイオリンまでも弾けるようになった人たちも出てきている．このように言語獲得ばかりでなく，音楽を理解する脳の研究にも新しい視点を与え続けている．

一方では，人工内耳の恩恵を受けることができるようになった聴覚障害者とそうでない者とで差別ができるとか，聾教育で培った言語の獲得方法や手話などの第2言語という文化がなくなってしまうなど，危惧を抱く人たちもいる．

2.2.3 聴性脳幹インプラント

最近では，人工内耳も適用できない患者に対して，切除部から中枢側へ向かう残存神経に電極アレイを置いて刺激するという**聴性脳幹インプラント（ABI）**が開発され（図2.20），試験的に使用されている．蝸牛神経核は特定の周波数音に対して規則正しく並んでいるので，刺激部位と知覚されるピッチとの対応付けがしやすい．ただし，聴覚以外の神経も刺激してしまう恐れがあることから，電極数は多くても8個程度になっている．それでも聴性脳幹インプラントは1979年に初めて試みられて以来，全世界でその適用例が増えている[12]．ただし，人工内耳に比べると伝達できる情報量は限られていることから，読話の補助として利用されている．

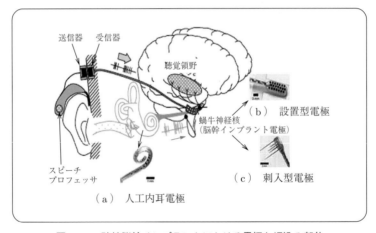

図 2.20　聴性脳幹インプラントにおける電極と埋込み部位

このような研究の延長上として，大脳皮質の聴覚野に電極マトリックスを貼り付けダイレクトに脳神経を刺激して音声情報を伝えるという研究も再び本格化するのかもしれない．そして，将来は，バイオチップで作られたコンピュータと脳神経が接続され，失われた機能の一部を代替するという一種の**BCI**（Brain Computer Interface）の研究へと広がる可能性がある．

2.2.4 聴覚電気刺激によるほかの効果

なお，日本では平田らが，母音を時系列パターンに変換してシングルチャネルで蝸牛を刺激する人工内耳を試作している（図 2.21 (a)）[16]．この方式では，母音のピッチ周期に同期して発生する刺激パルスの直後に，第 2 ホルマントの位相遅れに相当するタイミングにもう一つのパルス刺激を与えている．数名の患者についてであるが，その聴こえの評価から母音の弁別がある程度（約 60%）できたことを示している．

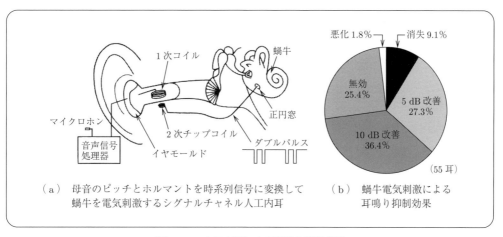

図 2.21 人工内耳による耳鳴り抑制効果

この研究過程で，蝸牛への電気刺激だけで，「耳鳴りが治った」，「頭がすっきりした」，「耳の聴こえが良くなった」などいろいろな効果が現れることを経験した．電気刺激による耳鳴りの抑制効果については古くから知られていたが，松島らは上記の人工内耳を利用してどのような耳鳴り抑制効果があるかを，延べ 1000 人を超える患者の協力を得て調べたことがある[17]．耳鳴りは難聴者の 5–6 割に発生しているといわれおり，患者は不眠やストレスに悩まされ，他人には理解できない苦痛を強いられている．

初期のデータであるが，図 (b) の円グラフに示すように，耳鳴り消失から 10 dB 改善まで含めると，55 耳中の 75% に効果が認められた．治療効果のあった約半数の症例で，数時間から数日間の耳鳴りの消失があった．そこで，手術侵襲が小さい蝸牛の外から電気刺激する耳鳴り治療器を開発し，安全性を確認したうえで，その治療方法を希望する 7 名の患者に適用したことがある．

一連の臨床試験を通じて，聴神経の電気刺激により副交感神経が優位となることが示され，それが耳鳴りの抑制になっていることが推察された．最近の耳鳴り治療では，耳鳴り音を遮蔽するようにマスク音を聴かせる「TRT 療法」が多く取られている．TRT 療法にしても，

電気刺激法にしても，基本的には副交感神経を優位にさせて，ストレスを軽減させ気分をリラックスさせることにより，耳鳴り音を気にならないようにする効果がでてくるものといえよう．

2.3 神経電気刺激による視覚補綴[18]

外界にある「モノが見える」ようにするためには，モノの像が網膜に達し，視神経でインパルスという電気信号に変換されて，それが大脳の視覚野にまで伝えられる必要がある．したがって，光を受け取る視覚受容器や網膜が働かなくても，眼球内に正常に働く視神経が残っていれば，それ以降の視神経を電気で刺激することによって視覚野にインパルスを送ることができる．

人工内耳の成功がきっかけとなって，**人工網膜**（artificial retina）と呼ばれる方式が1990年頃から世界各国で本格的に研究されるようになった．ただし，眼球内の視神経を電気刺激するのを人工網膜と呼び，大脳の視覚野を直接刺激する方式は**人工視覚**（artificial vision）と呼ばれていた（図 2.22）．

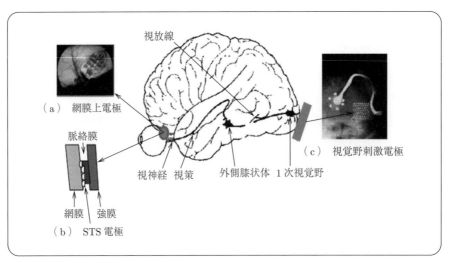

図 2.22 人工網膜と人工視覚の例

いずれもカメラを利用して，画像をマトリックス状に分割し，それに対応する電極マトリックスを介して神経を刺激する方法をとる．いずれも「可塑性」に頼って視覚領野に伝達された刺激が何を意味するのかを学習する必要がある．

次に，人工視覚器の設計で不可欠な知識である視覚受容器の進化とそれに伴うおもな目の疾患について述べる．

2.3.1 視覚の進化と目の疾患

〔1〕 **視覚の進化** 目の進化は，餌や敵を素早く的確に見つけるために，いかに広い視野と高い解像度を獲得するかという歴史といえる．まず，15億年も前の大昔に，視覚らしい受容器を持った生物が現れ，その頃の視覚受容器は体の前面の表面にあったといわれている（図 **2.23**(a)）．しかし，それでは横方向の敵や餌が見えにくいということで，いろいろな経緯を経て，頭部の前面が陥没し受容器は陥没部の表面の左右に移動した．その陥没部にできた間脳が透明な眼球に変わり，更にその一部に厚みが出てきて，それが凸レンズの役割を果たすようになった．外界に広がる映像は凸レンズと透明な眼球を通して焦点を結ぶように局所に集まり，それを視覚受容器が感知するので，結果的に広い視野を獲得できるようになった．このようにして，**水晶体**（lens）と呼ばれる「凸レンズ」と，**硝子体（ガラス体）**（vitreous body）と呼ばれる「眼球」ができ上がった（図 (c)）．

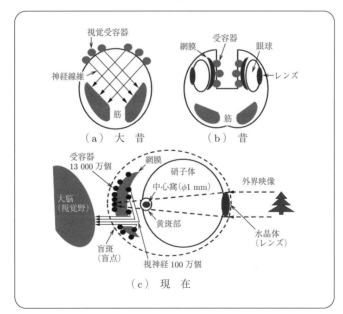

図 2.23 視覚受容器の進化．受容器の集中している中心窩や視神経が盲斑を通して急激に曲がる所が損傷しやすい．

視覚受容器は，ヒトの場合，約 13 000 万個と膨大な数になり，解像度が極めて高くなった．そのため映像の情報量はあまりにも多いので，その中から重要な情報だけを抽出して情報量を減らす必要性がでてきた．その情報の抽出と削減をするために**網膜**（retina）が作られ，そ

こではおもに明るさが空間的あるいは時間的に変化する部分が抽出されるようになった．抽出された情報は網膜表面にある約 100 万個の視神経に伝わり，神経インパルスという形で脳に送られる．

〔2〕 **おもな疾患の原因**　凸レンズのお陰で広い映像が狭い範囲に集まるようになったことから，その部分だけに視覚受容器が密集し，その周辺はまばらになるという不均質な分布になった．受容器の密集する場所は**中心窩**（central fovea）と呼ばれ，ヒトの場合，直径 1 mm ほどの狭い領域で，それを直径 2–3 mm の**黄斑部**（macular area）という血管の多い膜が囲んでいる（図 **2.24**(a)）．

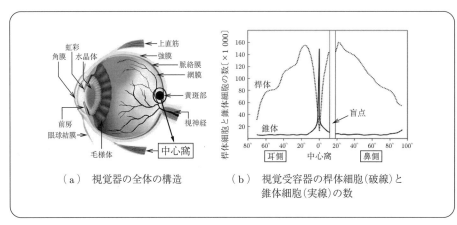

図 **2.24**　視覚器と視覚受容器の数

また，視神経の 50%はこの中心窩に由来しており，残りの 50%はそれ以外の周辺部から由来している．したがって，中心窩や黄斑部に何らかの疾患ができると，視力は著しく低下する．米国では，加齢により黄斑部に新生血管ができ，それが破れることで目の疾患となる**加齢黄斑変性**（age-related macular degeneration）が中途失明の原因の第一位になっている．また，視神経は逆戻りして網膜の一部（盲斑）を突き破って脳の方に向かうことから，その束は貫通部で急激に折れ曲がり，そこが損傷しやすくなった．特に，眼球が圧迫して折れ曲がったところに強い力（**眼圧**）が加わり，そこの神経が壊されると失明につながる**緑内障**（glaucoma）になる．緑内障は我が国では中途失明の原因の第一位である．ヒトの目はこのように試行錯誤して弱点も残しながら進化したことから，その弱点がいろいろな疾患の原因となったのである．

〔3〕 **視覚受容器と網膜**　受容器の欠如している部分，すなわち**盲点**（blind spot）を避け，視野を更に広げるために，後述するように，眼球を上下，左右に動かせるようないろいろな筋が発達し，実に多様な「眼球運動」機能が生まれた．網膜の中心には，赤色（R），緑色（G），青色（B）に選択的に感度がよい**錐体細胞**（cone cells）が大勢を占めており，そ

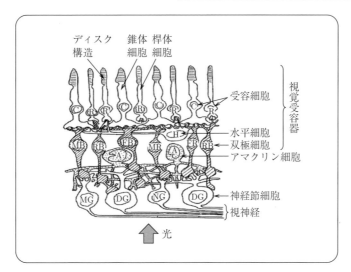

図 2.25 網膜における情報圧縮と特徴抽出

の周辺は**桿体細胞**（rod cells）と呼ばれ，明るさに応じて反応が変わる受容器が取り巻いている（図 2.25）．

錐体細胞にしても桿体細胞にしても，光感受性の高い一種の「毛」が発達した「ラメラ層」が重なる「ディスク構造」になっている．光子がディスクに当たると，ラメラ上にある**視物質**（rhodopsin，ロドプシン）の成分である**レチナール**（retinal）という色素が光子を吸収し，その色素が**オプシン**（opsin）に分離する反応で膜電位が変動し，受容器電位が生じる．ただし，桿体細胞のロドプシンは，錐体細胞のように色に対して選択性がないが感度は高く，緑青色に最も良く反応する．視色素の分解が光感覚のトリガー反応となり，光電子増倍管のようにラメラ層を次々に通過するにつれて，反応の範囲が大きくなる．

一方，図 2.25 に示すように，錐体細胞や桿体細胞などの受容器と視神経の間の網膜には，それらをつなげる**双極細胞**（bipolar cells）がある．網膜内ではアナログ的な情報圧縮や色情報処理がなされ，視神経でやっとインパルスとなって視覚情報が中枢に伝達される．まず，中心窩では視神経が受容器と「1 対 1 対応」になっているが，周辺では 1 本の視神経は複数の受容器とつながる「多対 1 対応」になっている．そのため，中心窩の錐体細胞で受け取った信号は忠実に視神経に伝達されるが，周辺では桿体細胞の信号は集められて視神経に伝えられる．

また，おもに中心窩では錐体細胞間に**水平細胞**（horizontal cells）が横方向に神経を延ばし，そこでは一種の側抑制機能が働く．抑制の及ぶ範囲は**抑制野**と呼ばれ，受容器が受け取る範囲である**受容野**を取り囲んでいる．更に，視神経と双極細胞の間に**アマクリン細胞**（amacrine cells）が神経接続している部位があるが，これはフィードバック機能などの役割を果たしており，一種の時間的な情報圧縮が行われている．

なお，ヘルムホルツにより知覚されるすべての色はR，G，Bの組合せで説明できるとする**三原色説**が提唱されていた．それに対して，ヘリング（Konstantin Hering, 1834–1918）は色対比や補色残像の成因となる（赤と緑），（青と黄），（白と黒）の反対色の対が3種類の視細胞に対応してそれぞれの色が知覚されるという**反対色説**（opponent process）を提唱した．現在は，網膜内の神経回路により3原色説から反対色説に移行しているという**段階説**が支持されている．

約1億3000万個の受容器に対して視神経は100万個程度であるので，中枢に行く過程で1/100以上の情報圧縮が行われていることになる．空間的かつ時間的な信号処理による圧縮も考慮すると，網膜の大きな役割は，脳に負担をかけないように特徴抽出をしながら情報圧縮することであろう．

人工視覚では，このように巧妙かつ複雑な網膜の情報処理を省略して視神経を直接刺激するので，その刺激で知覚される像は正常な視覚とは異なったものになる．そのため，網膜内での情報処理をコンピュータで実現し，その出力で視神経を刺激するのが理想であるが，網膜内での処理にも未知なところがあるので，問題は簡単ではない．

〔4〕 **視覚中枢における処理と眼球運動**　視神経でインパルスとなって伝達された情報は**外側膝状体**〈LGB〉という中継所を経由して，後頭部の第1次視覚領野に伝達される．ヒューベル（Hubel）とウィーゼル（Wiesel）は視覚野における特徴抽出の過程を調べ，受容野と抑制野の組合せで，線分，線幅，線の向きなどを抽出する「単純ニューロン」，「複雑ニューロン」，「超複雑ニューロン」などがあることを見いだしている．その後も多くの研究者によって詳細に調べられ，「顔ニューロン」や「手ニューロン」など特定の画像にだけ応答するニューロンが次々と発見されてきた．福島らは，視覚における特徴抽出機構を忠実にコンピュータで模擬し，**コグニトロンやネオコグニトロン**と呼ばれるパターン認識アルゴリズムに生かしている[19]．一方では，視覚中枢の一部が損傷しても，パターン認識にはそれほど影響されないことから，パターン情報は脳内に分散されて処理されるという**並列分散処理**（**PDP**：Parallel Distributed Processing）という概念が提唱されている．「ネオコグニトロン」やPDPの概念はニューラルネットワークや人工知能などに受け継がれ，大きな広がりを見せている．

一方，視野を更に広げると同時に，中心に映像が投影されるように，眼球を上下，左右に動かせるようにいろいろな筋が発達した．また，**前庭動眼反射**（**VOR**：Vestibulo Ocular-Reflex）といって，あるものを見るために頭を動かしたときに，これと反対方向に眼球を動かして網膜に映る外界の像のぶれを防ぎ，頭が動いても見えにくくならないように働く機能も生まれた．このような機能を人工の目でどのように実現するかが，人工網膜や人工視覚でも成否を決める重要な鍵を握る．

2.3.2　人工視覚の歴史

　人工視覚は人工網膜よりも古い歴史がある．米国では，おもに加齢黄斑変性の患者を対象として，後頭部にある視覚野を電極マトリックスで刺激して，文字や画像を認識させようとする試みがあった．その研究は，1968 年に米国ユタ大学のブリンドレイ（Giles Brindley）のグループによって発表された「視覚領野への電気刺激によって生じる感覚（閃光）」の報告[20]が根拠になっている．閃光とは，夜空に瞬く星のように見える感覚である．その後，ブリンドレイの研究を引き継いだドベール（W. M. Dobelle）は，1972 年に 3 人の全盲の患者（ボランティア）に電極マトリックスを数日間だけ埋め込み，1978 年に本格的に 2 人の盲人に適用している．この方法では，テレビカメラで取り込んだ画像を縦に 8 分割，横に 8 分割し，合計 64 個の画素にして，8 行 8 列からなる電極マトリックスを介して電気刺激を発生させている（図 2.26）．

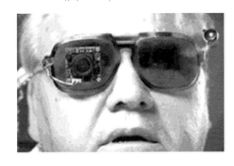

図 2.26　20 年間電極マトリックスを埋め込んだ患者
（出典：http://www.artificialvision.com/）†

　図に示すように，小型カメラをサングラスの図中の左側に装着し，右上にはレーザポインタと超音波距離センサを取り付けた．ポインタは被験者の向いている方向をモニタするために，また，超音波センサは見ている対象までの距離を測定し，カメラのピントを合わせるのに利用された．

　埋め込んだままの状態で 20 年間経過したにも関わらず，感染症などの問題はなかったと報告している[21]．2000 年 1 月にインターネットで全世界に向けて，この患者が自ら，電気刺激と閃光の関係について述べたことから，その発表はこの分野の研究者に大きな衝撃を与えた．その報告によると，まず，1 か所の電極による刺激で 1–4 個の閃光が目の前数十 cm の距離内に鉛筆の太さで点滅して現れるとし，また，60 cm 前方にある 15 cm ほどのランドルト環（視力検査用の「C」のような環）ならば，ほぼ識別できるとのことである．この人工視覚はドベール・アイと名付けられていたが，2004 年に，ドベールの死去により，研究所は閉鎖され，埋込み患者はそののち装置をはずした．実用化とか倫理面などを考えると問題点も多いが，永年の埋込みに基づくデータは貴重な資料となっている．

---

† 本書中に示した URL は原稿作成当時のものである．

2.3.3 人工網膜

〔1〕 歴史と方法　一方，最近，特に研究が進んでいるのが**人工網膜**である．これは網膜にのみ障害のある患者に適用することを目指している．網膜に障害があっても，眼球内に正常な視神経が残っているケースが多いので，そこを電気刺激することで，視覚野へ情報を伝えることができる．人工網膜の適用の対象となる患者は，黄斑変性や色素性網膜炎のために視覚受容器が集中している「黄斑部」にダメージを受けている中途失明者であり，世界で約3000万人いると推定されている．人工網膜は視覚受容器に接続している双極細胞の約78％，神経節細胞の約30％が残存していることに期待している．

米国のリユウ（Wentai Liu）は，ノースカロライナ州立大学で1994年に世界で初めて人工網膜用の電極マトリックス（4行×4列）を開発し，ジョンズ・ホプキンス大学の外科医の協力を得てボランティアの盲人にそれを埋め込んでいる（図2.27）．更に，電極を改良するとともに網膜に設置できるコンピュータ内蔵の**バイオチップ**という人工網膜を開発し，テストケースとして15名の患者に埋め込み，その効果を調べている．

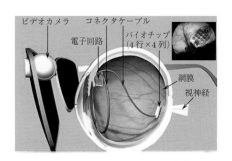

図2.27　人工網膜システムの構成図

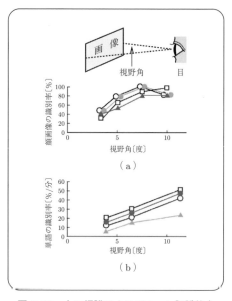

図2.28　人工網膜によるパターン認識能力

そのときの患者は，最初，電気刺激により黄色い輪の中に黒い点が見え，患者の前に提示された光や物体の有無しか分からなかったが，長期間による観測から患者によってはいくつかの画像の動きや形あるいは色まで識別できたとのことである．図**2.28**は，4人の人工網膜埋込み患者による識別検査の結果を示したもので，図(a)は5名の顔画像の識別率を，図(b)は1分当りの単語の識別率を示す．横軸は画像の解像度を視野角で表したものであり，右に

行くほど画像が鮮明であることを意味する．5人の顔画像の場合にはほぼ100%の識別率であり，単語は最高で50単語/分程度であったと報告している．ただし，新聞を読むとしたら電極マトリックスは少なくとも250行×250列は必要であろうという．このマトリックスを作ることは現在のディジタルカメラの画素数から考えると容易であるが，現実には網膜内での設置方法や配線が極端に複雑になってしまう．

我が国では，2001–2006年度にわたり，経済産業省と厚生労働省の連携国家プロジェクト「人工視覚システムの研究開発」として本格的に進められた．その開発要点は，**STS** (Supra–choroidal–Trans–retinal Stimulation) と名付けた網膜刺激方式を考案したことである．従来のように電極を網膜の上側や下側に設置するのと異なり，強膜内あるいは脈絡膜上に電極を設置することにより（図 2.22 (b)），手術中及び設置後も網膜への侵襲が少ないという利点である．試作器を完成させ，動物実験による評価を終えて，30 cm 指数弁（30 cm 離れた距離で指の数が認識できる視力）を獲得することを目標として，2010年までに実用化すると報告されていた[23]．

人工網膜の研究はリユウが火付け役であったが，それは米国の6×9チャネルの**バイオニックアイ**（Bionic Eye）やオーストラリアの**バイオニックビジョン**（Bionic Vision）（**図 2.29**）[24] につながり，新しい医療福祉技術として期待されている．ところで，人工内耳の場合，電気刺激で音声言語の一部の情報しか伝えられなくても，脳の可塑性が働いて情報が言語中枢に流れ込み，やがて言葉として聴こえるようになる．同じような機能が視覚中枢でどこまで備わっているかよく分かっていないことから，人工網膜や人工視覚が人工内耳なみに成功するかは，いまの時点では断定できない．

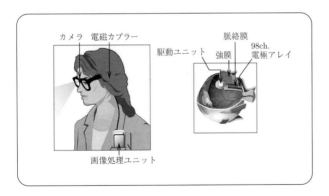

図 2.29 人工網膜：バイオニックビジョン（オーストラリア製）の構造と装着の様子（出典：http://www.wired.com/2010/04/australian-bionic-eye/）

〔2〕 **人工網膜の課題と展望**　盲といっても障害が先天性と後天性とでは，人工網膜の効果は大きく変わると考えられる．心理学者の鳥居らは「先天盲の人が大人になってから角膜移植に成功したのち，訓練により視覚をどのように獲得していくか」を長年にわたり調べ，

画用紙に書いた丸と三角の二つ図形の違いを訓練により識別できるようになるには3段階の過程を踏むことを示している．まず，指で図形をなぞって識別する段階，次に紙を手で持ってそれを目の前で動かして識別する段階，最後に紙を動かさずに眼球を動かして識別する段階である．しかし，立体的な物体の識別は最後までできなかったと報告している[25]．

このように，立体的に見えるには脳内での極めて高度で複雑な情報処理が必要になり，生まれてから立体視のための神経回路が形成されるのにも時間がかかることが分かっている．大脳の可塑性は非常に優れているものの，電気刺激することで立体像も見えるようにするには，まだまだ多くの基礎研究と技術的な改良が必要になろう．

2.4 四肢麻痺の機能再建のためのFES（機能的電気刺激法）[26]

2.4.1 FESのための基礎知識

〔1〕**FESの概念と歴史** FESは，元来，麻痺した四肢の機能回復や心臓のペースメーカの役割を目指したものであった．交通事故や転落事故あるいは脳卒中などにより中枢神経系内の運動伝達路が遮断され，大脳皮質連合野からの命令が末梢運動ニューロンに伝達されず，そのため筋運動も惹起されない患者が対象となる．重篤な場合には両手と両足が麻痺し，全日にわたる介助を必要とし，社会復帰が困難になる．このような患者に，古くから，介護ロボットなどを使って四肢機能の補助を機械に委ねるという試みがある．FESは，介護ロボットと視点が違って，患者が自分の意思で電気刺激を制御し，手足を動かすことを目標としているので，患者自身の「自立」を重視した方法といえる．

ここでは，我が国でこの分野を推進させ一連の基礎研究と臨床応用を行ってきた星宮・半田による上肢麻痺再建のためのFESの研究を紹介する[27]．ただし，上肢へのFESは頸髄の中のC5及びC6の部位に損傷が生じて麻痺した患者を対象としている（図2.30）．それより頭部側のC4に損傷のある四肢麻痺については適用が難しい．なお，上肢の感覚器で捉えた情報も中枢に伝達されなくなることから，上肢の動きはおもに目で見て確認する方法をとる．

FESを上肢の運動制御に適用した場合，図2.31に示すように，①患者の残存する機能から制御信号を得る段階，②制御信号から信号処理により電気刺激パターンを作り麻痺筋を刺激する段階，及び③上肢がどのように動いたかを患者自身に知覚させる感覚フィードバックの段階の三つに分けられる．ここで①の制御信号としては音声，呼吸，肩の動き，筋電図，

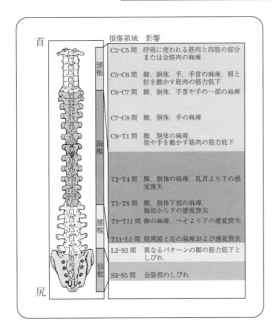

図 2.30 脊椎・脊髄の部位と影響（出典：http://www.merckmanuals.jp/home/脳、脊髄、神経の病気/脊髄障害/脊髄障害の基礎知識.html）

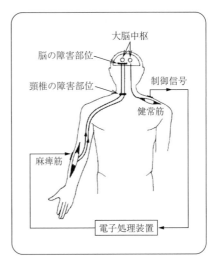

図 2.31 FES の概念図と構成

脳波など種々の方式が試みられている．ただし，③については触覚や力覚などのセンサの問題，センサで検出した情報を，どこを介して中枢に送るかという問題が残されている．本項では，まず，FES の設計で基礎となる筋の構造と運動制御のメカニズムについて述べる[26]．

〔2〕 筋の構造とそのメカニズム　　筋肉は，**横紋筋**（striated muscle）からなる**骨格筋**（skeletal muscle），**平滑筋**（smooth muscle）からなる**内臓筋**（visceral muscle），及び**心筋**（cardiac muscle）に分かれるが，手足などの運動に関わる筋は骨格筋である．

筋肉は，**図 2.32** に示すように，多数の筋束（図 (a)）から構成され，筋束は更に多数の**筋線維**（muscle fiber）すなわち筋細胞（図 (b)）からなる．骨格筋の筋線維は直径 100 μm 程度であるが，長さは数 cm から数十 cm にも及ぶ．筋線維は**アクチンフィラメント**（actin filament）と**ミオシンフィラメント**（myosin filament）からなる，直径が 1–2 μm の筋原線維の集まりで構成されている．筋の収縮は，アクチンフィラメントとミオシンフィラメントが滑走することによって発生する．

骨格筋の収縮は，これを支配している運動神経からの神経インパルスによって引き起こされる．運動神経と筋が接続している終板に神経インパルスが到着すると，終板内にあるシナプス小胞から神経伝達物質（アセチルコリン）が放出される．それが神経と筋との間隙で拡散して筋線維の膜を脱分極させ，筋線維に活動電位を発生させる．骨格筋の膜も神経と同様

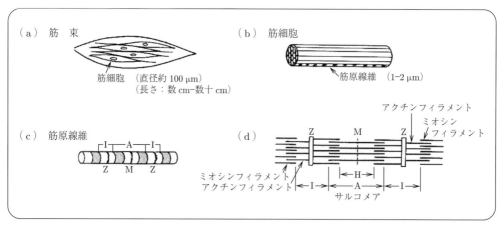

図 2.32 骨格筋の内部構造

な興奮性を有しており，発生した活動電位は筋線維を包む膜全体に伝搬する．この活動電位により筋小胞体の Ca^{++} が放出し，それによりアクチンとミオシンの反応が起き，フィラメントが滑走し収縮が生じる．ただし，活動電位が筋の広い範囲に伝搬しなければならないことから，筋の収縮が始まるまでに時間がかかり，単一の活動電位による収縮（単収縮）の起こる時間過程は 50–100 ms になる．実際には，この単収縮を重ねることにより長時間にわたり連続して収縮させている．

このことは，筋を直接電気刺激することによって筋に活動電位を発生させた場合でも同様である．収縮と発生する張力の関係は**サルコメア**（sarcomere）（図 (d)）における二つの I 帯の間隔 A）が 2 μm 程度のときに最大となる．骨格筋の膜の容量は神経に比べると大きいので，神経に比べると興奮の伝搬速度は遅くなる．実際，活動電位が発生してから筋原線維の収縮が始まるまでに 2–7 ms の時間がかかる．

なお，針電極などにより筋の活動電位を観測したものが**筋電図**（**EMG**：Electro–Myography）である．筋電図は，臨床医学において，筋系の疾患の診断，治療，予後判定に重要な情報を提供してくれる．また，後述するように，上肢の FES では，EMG を分析することによって手の運動制御がうまくいっているかを予測し，それを基に刺激電流をコントロールする場合が多い．

1 本の運動神経によって支配されている筋線維の数は，少ないもので 2–3 本，多いもので 50–60 本である．運動神経の神経線維は筋の中で枝分れしていて，どの筋線維にも複数の神経線維が接続されている．したがって，1 本の運動神経を電気刺激することによって複数の筋線維が収縮することになる．このことから，どの運動神経を電気刺激すればどこの筋線維がどのくらいの範囲で収縮するかを事前に把握することが，電極の数や配列を決定するうえで重要となる．

〔3〕 運動の多重制御　筋の収縮により運動が発現するが，そこに至るまでにはいろいろな制御系が関わっている．ヒトを含めた動物の四肢の筋は関節の両側についており，二つ以上の筋が対になって働く．筋は，それ自身は収縮しかできないことから，一方の側の筋が収縮すれば関節は屈曲し，他方の側の筋が収縮すれば関節は伸展するというように，二つ以上の筋の収縮を組み合わせて関節を曲げるようになっている．屈曲させる筋を**屈筋**（flexor），進展させる筋を**伸筋**（extensor）といい，互いに拮抗的に働く筋群を**拮抗筋**（antagonistic muscles）と呼ぶ．**図 2.33** に示すように，脊髄には上位の中枢（**錐体路**（pyramidal tract），**錐体外路**（extrapyramidal tract））からきた信号を中継する α 運動ニューロンと，γ 運動ニューロンとがある．それぞれの端末は錘外筋と錘内筋に接し，それらを収縮させる．

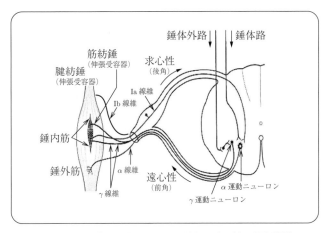

図 2.33　骨格筋の脊髄における神経回路と筋の制御機構

　一方，骨格筋を支配している運動神経はすべて興奮性であるのにも関わらず，骨格筋系がスムーズに制御されている理由は，筋の進展や収縮の状態を検出してフィードバックしている優れた受容器が存在するためである．その受容器は，筋の伸張を感知する**筋紡錘**（muscle spindle）と，筋の両端にある**腱紡錘**（tendon spindle）と呼ばれる**伸張受容器**（stretch receptor）である．

　筋紡錘は，錘内筋の筋線維に求心性神経（Ia 線維）が巻き付いている長さ数 mm から 10 mm の紡錘型のものである．筋が伸張されると興奮し，筋の収縮によってその活動は弱まる．筋紡錘からの神経インパルスは Ia 線維を介して脊髄内の遠心性神経である α 運動ニューロンに送られ，錘外筋を制御している．また，腱紡錘に巻き付いている求心性の Ib 線維からのインパルスは中枢に送られる．更に，γ 運動ニューロンは筋紡錘の錘内筋を収縮させ，筋紡錘の感度を調節する役割を果たしている．

　なお，伸張受容器は繊細な運動に関与する筋（指の筋など）では多く，簡単な運動を行う筋（体幹の筋）では少ない．このように，筋紡錘からの求心性神経は脊髄と遠心性神経を介

して筋の収縮と同時に筋紡錘の感度をコントロールするという形でフィードバック機構が働いている．この運動制御は抹消における**フィードバック制御系**といえる．

一方では，運動系は小脳を介して制御されている．小脳は筋紡錘などの受容器や触覚などの感覚器から受け取った情報に基づいて運動系に信号を送っている．小脳内では，図 **2.34** に示すように，感覚情報はランダム結合した**顆粒細胞**（granule cells）に送られ，そこからの神経を介して小脳の表面に並ぶ複数のパラレル神経に送られる．パラレル神経の信号を**プルキンエ細胞**（Purkinje cells）が受け取り，それによりプルキンエ細胞の膜電位があるしきい値を超えるとそこから運動系に信号が送られる．その結果，運動が発現するが，それが意図していた運動と異なると大脳からの信号が**登上神経**（climbing nerves）を介して，プルキンエ細胞に伝えられ，プルキンエ細胞のしきい値が上昇し，神経インパルスが発生しにくくなる．逆に，意図した運動であればプルキンエ細胞のしきい値が減少し，神経インパルスが発生しやすくなる．

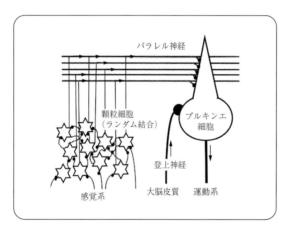

図 **2.34** 単純化した小脳における神経回路（**Marr** の小脳モデル）

このように，大脳からの指令により小脳の機能は制御され，感覚情報で運動の状態が認識され，それが意図した運動と矛盾しないようになるまで，大脳からの指令が続く．これは運動の「学習」であり，この学習は大脳を経由した**マクロなフィードバック制御**といえる．運動器系は末梢における制御と中枢における制御が複雑に働いているのであって，単に筋を刺激してそれを収縮させれば，運動機能が回復するという単純なものではない．したがって，FES では，このような巧みな制御機能や学習機能を生かすという視点に立って設計すべきである．

なお，この小脳のメカニズムを参考にして，ローゼンブラット（Rosenblatt, Frank）が**パーセプトロン**（perceptron）と呼ぶ学習機能を持ったアルゴリズムを開発し，**バックプロパゲーション**（backpropagation）に代表されるさまざまなニューラルネットワークに発展し，最新の人工知能やロボットにも生かされている．

2.4.2　FESの設計と効果

〔1〕**電極構造**　人工内耳や人工網膜と同様に電極の材料，構造及び配列が，その成否を大きく左右する．筋細胞を収縮させるための電極は，①表面電極，②埋込み電極，③経皮的埋込み電極に分けることができる．①の表面電極は，巧緻さが要求されるFESではあまり用いられないが，取扱いが簡便で侵襲を伴わないことから，筋力の増強をはかる治療（**TES**：Therapeutic Electrical Stimulation）や筋のリハビリテーションなどでは多用されている．②の埋込み電極は神経束に直接巻き付ける「カフ型」が多い．海外では麻痺下肢のFESとして病院での長年にわたり使われたことがある．③の経皮的埋込み電極は自由度が大きく個々の神経を刺激することができることから，巧緻さが要求される上肢の運動制御のために利用されている．

星宮らが開発した電極は，硬質のステンレス線を19本よったロープをヘリカル巻にしたもので，これを注射針で刺入し目的の筋に留置し，振幅変調（AM）パルス電流により筋の収縮量を制御している．

〔2〕**FESによる上肢の制御**　運動麻痺は，中枢の1次運動ニューロンと頚髄や脊髄でシナプス接続している末梢の2次運動ニューロンのどちらが損傷しても生じる．ただし，FESでは，基本的に1次ニューロンに損傷があるが，2次運動ニューロンが生きていて，それに支配される筋の委縮もない四肢麻痺（頚髄C1–C8のC4以下，図2.30参照）が治療の対象となる．また，起立制御ができなくなる下肢麻痺の場合には脊髄C8以下の損傷が対象となる．

上肢FESシステムは日常動作である「コップ握り（cylindrical grasp）」や「鍵握り（key grip）」などのいくつかの運動パターンを再建させることが目的であり，そのために上肢筋群への標準刺激パターンをいかに作成するかが重要になる．ただし，上肢関節の自由度は非常に大きく（約27），その関節運動に関与する筋肉も多数（50以上）あることから，任意の上肢運動を作り出すには無数の刺激パターンが必要になる．そのため，刺激パターンは，例えば，健常者の手の握りに関与する主要な筋に針電極を刺入して多チャネル筋電図（EMG）を検出し，その信号の強度パターンを参考にして作り，それを用いて手の握りに関わる筋を刺激する．図**2.35**(a)は，その刺激パターンの一例であり，図(b)は手を開いてストローで缶のお茶を飲むまでの一連の動作を本人の意思で実現させている様子である．

ただし，ここで忘れてはならない点は，脊髄損傷を受けると遠心性の運動ニューロンだけでなく求心性の感覚ニューロンにも信号が伝わらなくなり，前述の運動系のフィードバック経路を利用できなくなることである．そのため多くは残存する肩の動きなどを制御信号としており，下肢が動いたことはおもに視覚で確認するという方法をとっている．それに対して，

52　　2. 神経電気刺激による機能回復

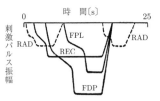
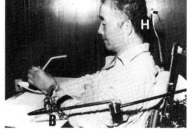

（a）「コップ握り」をさせるための四つの筋への刺激パターン

（b）上肢 FES により、手を開いて、ストローで缶のお茶を飲むまでの一連の動作を実現している様子

図 2.35　上肢 FES の刺激パターンの例と FES を使用している様子

泉らは、上肢 FES における手の「動き」を皮膚感覚で知覚できるようにするシステムを提案している．刺激印加電極を三つ用意して肩に貼り、手の動きをファントムセンセーション像（3章を参照）の動きに変換してフィードバックさせている[28]．速い変化に対する追随性が悪いことなどの問題点は解決されていないが、手足の動きのフィードバック法として今後も発展させる意義はある．

また、筋内にある筋紡錘などからの情報を神経インパルスとして検出することができれば、それ自身をフィードバック情報として利用できる．将来は、脳などからの「随意的な信号」を検出して、それらを大脳の体性感覚野やそれにつながる求心性神経に伝える方法が実現されるかもしれない．

本章のまとめ

　以上のように実に多くの難題を抱えているが、その基礎研究を通じて大脳、感覚、運動の生理に関する新しい発見がなされるであろうし、将来はその発見に基づいてより優れた人工感覚や人工の手足が開発されるであろう．

　一方では、この過程で明らかにされたヒトの情報・制御機構が新しいヒューマンインタフェースやロボットに生かされるという応用の道も拓かれる．将来は、脳、感覚、運動に関する新知見が介護ロボットなどの先端技術に生かされ、その先端技術がより優れた人工感覚や人工の手足の開発にフィードバックされる、というループが形作られていくものと期待している．

3 生体機能の補助代行
──皮膚感覚の利用──

　聴覚にしても視覚にしても，元来，皮膚感覚の一部が進化したものといえるので，それらには多くの共通点がある．その共通点に着目して，文字や音声などの視・聴覚情報を皮膚感覚で知覚できるような情報に変換することで，変換された情報を触覚中枢で認識させる可能性がある．

　本章では，この感覚における共通点と大脳における可塑性に着目して，皮膚感覚で視覚や聴覚を補助代行したり，手足の動きのフィードバックに利用したりする例を示す．そして皮膚刺激のいろいろな方式がバーチャルリアリティやロボットなどの先端インタフェース技術に結び付いていることを述べる．

3.1 皮膚感覚の生体工学的な表現[1]

視覚や聴覚を皮膚感覚で代行させるといっても，受け取れる情報の量や質は感覚によって大きく異なるので，次の3点について調べておく必要がある．

まず，①どこの部位の皮膚感覚がどの程度の情報量を伝達できるか，すなわち**伝達情報量**を定量的に把握し，どのくらいの情報圧縮が必要かを推定する．

次に，②聴覚や視覚と皮膚感覚の**特徴抽出**の違いを調べて，どのような刺激に情報変換すれば音声，文字，環境などの情報が認識しやすくなるかを追求する．

更に，③訓練によって皮膚を介して伝達された情報が視覚や聴覚の中枢に流れ込むのか，すなわち可塑性による**感覚連合**が成立するのかを推察する．その場合，障害の程度や生じた時期，特に先天性か後天性かによって大きく異なるので，それらのことを考慮しながら研究開発を進めるべきである．

なお，感覚連合については，1990年代の終わり頃，大脳生理学の観点から，触覚と視・聴覚の結び付きについていくつかの興味深い結果が示されている．例えば，後天性

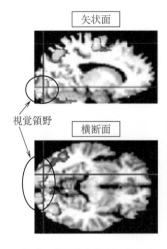
（a）後天性全盲者に点字パターンを提示したときの後頭部視覚領野の活性化（PETによる）

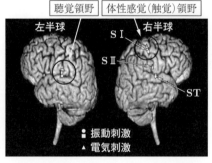
（b）後天性聾者の指先に音声を振動刺激にして提示したときの左半球聴覚野の活性化

図 3.1 手指への触覚刺激によって活性化する脳の部位

全盲者の手掌に点字パターンを提示して大脳皮質の活動を **PET**（Positoron Emmision Tomography）で調べた結果，明らかに大脳後頭部の視覚領野（visual cortex）が活性化したという報告（図 3.1 (a)）がある[1]．また，後天性聾者の指先に音声を振動刺激に変換して提示しながら大脳の **fMRI**（functional MRI）を計測したところ，左半球の言語野に結びつく聴覚野（auditory cortex）が活性化したという報告（図 (b)）もある[2]．

本節では，まず，手掌部や手指の皮膚内にある**機械的受容器**（mechanoreceptors）の生理学的な特性と知覚特性について触れ，次に，適切な機械的刺激が受容器に伝わるようにするための「皮膚機械インピーダンス」の求め方を示し，皮膚感覚が受け取り得る「最大伝達情報量」について考察する．

3.1.1　皮膚内の機械的受容器とその特性

皮膚は，**表皮**（epidermis），**真皮**（dermis），**皮下組織**（subcutaneous tissue）の3層からなり，手指などの無毛部では，表皮は約1mm，真皮は1–3mmの厚さの密な結合組織の層である（図 3.2 (a)）．これらの層には4種類の機械的受容器が分布しており，それぞれ機械的特性が異なる刺激を受け取るとされている．以下に，古典的な説明ではあるが，機械的受容器の特性について述べる．

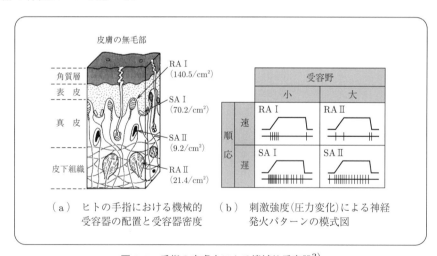

(a) ヒトの手指における機械的受容器の配置と受容器密度　　(b) 刺激強度(圧力変化)による神経発火パターンの模式図

図 3.2　手指の皮膚内にある機械的受容器[3]

ヒトの手掌面に機械的変形を与えながらこれらの受容器を支配する神経から活動電位を記録すると，受容器に応じて異なった特性が得られる．図 (b) は，皮膚に時間的に台形状に変化する圧力を加えたときの各受容器の神経発火パターンを模式的に示したものである．約半分が皮膚変形の変化時にのみ応答しており，残りの半分は皮膚変形の持続時にのみ応答し

ている．皮膚変形の変化時にのみ応答するのを「順応の速い受容器」として **RA**（Rapidly Adapting）型と呼び，皮膚変形が持続しているときに応答するのを「順応が遅い受容器」として **SA**（Slowly Adapting）型と呼ぶ．

また，いずれの受容器も皮膚上の限られた範囲に与えられた刺激にしか応答しないが，この皮膚面の範囲を**受容野**（receptive field）と呼ぶ．受容野の広さも受容器により二つに大別され，受容野が狭いのはI型，広いのはII型と呼ばれる．順応が速さ（RAかSAか）と受容野の広さ（I型かII型か）によって，機械的受容器はRA I，RA II，SA I，SA IIの4種類に分けられている．

図(a)に示したように，指先の皮膚内では，RA IIは**パチニ小体**（PC：Pacinian Corpuscle）に，RA Iは**マイスネル小体**（RA：Meissner corpuscle）に，SA Iは**メルケル細胞**（Merkel cells）に，SA IIは**ルフィニ終末**（Ruffini endings）に対応する．図(a)のカッコ内に示すように，単位面積当りの受容器の数，すなわち「受容器密度」は受容器によって大きく異なる．受容器密度は2点しきい値（two-point threshold）などで推定される「空間分解能」に反映される．このように，触覚は機械的刺激の性質に応じて働く受容器が異なり，一種の機能分担をしている．

なお，これらの受容器は皮膚内で機械的インピーダンスの異なる2層の境界に位置していることから，受容器は層間にできる機械的な力の差を効率的に捉え，その力の差により受容器につながる神経終末の無髄部を変形させている．神経終末の膜の変形により膜容量が変化し，それが膜電位の上昇につながる．触覚刺激デバイスを設計する場合，皮膚の機械的インピーダンスを求め，皮膚内にどのような機械的な力が波及しているかを予測することが不可欠になる．

皮膚感覚を部位で比較すると，危険な食物を検出する「舌」や「唇」，巧緻な作業を行う「手掌部」で桁違いで空間分解能が高いことが分かっている．ヒトの手掌部における受容器の分布密度を調べた結果によると，指の先端部（指末節）でRA Iが突出して密度が高く，次にSA Iが密であり，RA IIもほかに比べると指末節で若干密であることが分かっている（図**3.3**）．ここで，横方向の皮膚の機械的なずれに感度が良いとされているSA IIについては，指末節よりも手掌部で密度が高いことから，ずれの知覚では手掌部の触覚が大きく貢献していることが想像される．

これらの密度差は触覚の空間分解能（2点しきい値）に反映されるので，限られた面積で多くの情報を伝える場合には指先（指末節）が有利であるといえる．なお，指末節には指紋があるが，これは部分的に加えた変形の広がりを抑え，高い空間分解能を得るのに貢献している．

ただし，機械的に変化する刺激といっても，その変化の仕方すなわち振動周波数によって働く受容器や知覚特性は異なる．ここでは指先に振動刺激を与えた場合に，刺激周波数によ

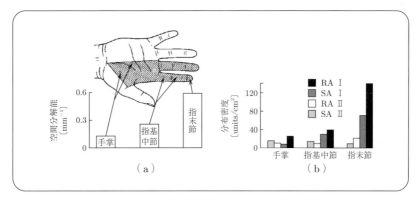

図 3.3 手掌における各機械受容器の空間分解能（縦軸は逆数）と分布密度[3]

りもにどの機械受容器が刺激を受容しているかを，過去の研究者の実験結果を踏まえて述べる．

図 3.4 は，いく人かの研究者による結果をまとめて，刺激周波数（横軸）としきい値（縦軸）の関係を受容器ごとに示したものである．図から 1 Hz–数 Hz では SA I が最も感度が良く（しきい値が低く），それ以上の周波数に対しては約 30 Hz で RA I が，更に 200–300 Hz では RA II が最も高感度である．RA II の受け取れる最小の振動振幅は約 1 μm（図中の約 −20 dB に対応）になる．したがって，RA II は少ない振動強度で知覚させ得ることから，視・聴覚機能の代行部位として適している．しかし，前述のように受容器密度からは RA II は RA I に比べてはるかに低いので，空間分解能は低い．ただし，複数の振動刺激（> 50 Hz）が与えられると「側抑制機能」が働き空間的に先鋭化されて知覚され，RA II の空間分解能も高くなると考えられている．いずれにしても振動刺激で情報を触覚を介して伝達させる場合には 30–300 Hz の範囲が適当といえよう．

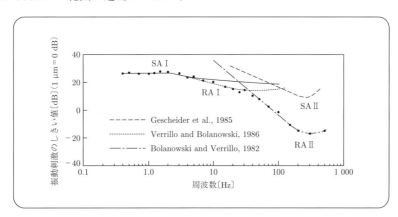

図 3.4 振動周波数（横軸）による応答受容器とそのしきい値（縦軸）の違い[3]

3.1.2 皮膚の機械インピーダンス[4]

ここでは，振動子（アクチュエータ）で加えた刺激により皮膚表面がどのように変形し，どの受容器を刺激しているのかを予測するための，皮膚の**機械インピーダンス**（Z）を求める方法を示す．この機械インピーダンスは，受容器を効率的に刺激するための触覚アクチュエータの設計にも生かされる．

元来，機械インピーダンスは機械系の「動きにくさ」を表しており，皮膚に振動を加えた場合には「ダンパ」，「質量」，及び「ばね」を接続したモデルで表現できる．したがって，機械インピーダンス Z は，皮膚の**粘性** c，**慣性** m 及び**剛性** k の大きさと振動の周波数 ω で決まる（図 3.5(a)）．ここで，k, m, c は電気回路で表現すれば，それぞれ抵抗，コイル，容量に相当する．粘性率，質量，弾性率が一定の線形系と仮定すると，Z の虚部だけが周波数 ω に大きく依存する．虚部がゼロとなるところでは最も動きやすい周波数すなわち共振周波数は $f=\sqrt{k/2\pi m}$ となる（図 (b)）．

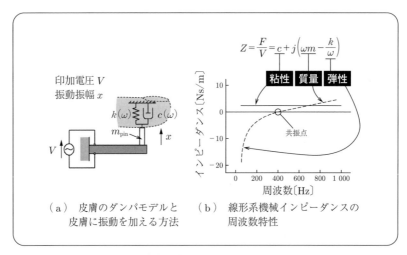

(a) 皮膚のダンパモデルと皮膚に振動を加える方法

(b) 線形系機械インピーダンスの周波数特性

図 3.5 皮膚の機械インピーダンスのモデル

一方，指先の機械インピーダンス Z は，皮膚に強制的に正弦波振動を与え，そのときの指先にかかる力 F と速度 v を計測することにより，$Z=F/v$ から求めることができる．振動子にピンを立てて板の穴から指先に振動を加えた場合の皮膚変形を測定した結果から，Z を計算すると一般に図 3.6 のような周波数特性になる．ただし，ここで用いた振動子の振幅–周波数特性は，負荷がないときでは，10 Hz から 1 000 Hz の間ではほぼフラットであるので，この範囲では振動子の振幅に共振点はない．図 3.5 と図 3.6 の周波数特性を比較すると，皮膚の場合は周波数が高くなるにつれて実部の粘性項 c が減少していることが分かる．したがって，皮膚の粘性は刺激周波数とともに小さくなる非線形な特性を持っていることになる．ま

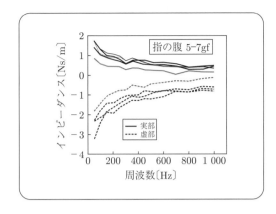

図 3.6 振動周波数に対する機械インピーダンスの実部（粘性）と虚部（弾性，慣性）の実測値

た，虚部は周波数とともに増加しゼロに近づいているが，ゼロにはなっていないことから，皮膚の機械インピーダンスは共振点が存在しないことが分かる．

もし，実際に使う振動子の機械インピーダンスが分かっていれば，それと皮膚の機械インピーダンスをカスケード接続した等価回路を求めることにより，振動子に加えた電圧や電流によって皮膚変形の周波数特性が推定できる．すなわち，駆動電圧の周波数により，どの機械的受容器がその刺激を受容しているかが推察できることになる．

3.1.3　機械的受容器を介して伝達される情報量[5]

〔1〕カテゴリー判断試験　一般に，ある感覚を介して1点の刺激で何ビットの情報量が伝達されるかを推定する方法は古くから提案されていた．例えば，1刺激の場合には，受容できる最大の刺激強度（ダイナミックレンジ：D〔dB〕）を，やっと弁別できる刺激強度（弁別しきい値：Δd〔dB〕）で割った値（$D/\Delta d$）から伝達情報量（H〔bit〕）$= \log_2(D/\Delta d)$）を定義する方法がある．この場合，複数の刺激が与えられた場合には，1点刺激による伝達情報量の総和として推定する．

ただし，この推定法はカメラが検出できる情報量や電気伝送路が伝達できる情報量の算出法を適用したものであり，ヒトが受け取る情報量の推定にそのまま利用することには無理がある．ヒトの場合には刺激を知覚し，認識するまでには未知の情報処理過程が関わってくるからである．そのため，一般には，刺激量とヒトの応答結果から，どの程度の情報量が伝達されたかを推定する方法をとる．ここでは，一つの推定法として採用されている，ミラー（G.A. Miller）が提唱したカテゴリー判断試験[6]に基づく情報理論的な方法について述べる．

このカテゴリー判断試験に基づいて，皮膚に振動刺激を与えたときに伝達される情報量を推定する方法を以下に示す．まず，最大刺激強度 M〔dB(S.L.)〕を持つ機械的刺激を m 段階に対数的に等分割し，それぞれ n 回ずつランダムに被験者の指膜面に提示し，与えた刺激

の強度が m 段階のうちのいずれであるかを応答させる実験を行う．応答の結果から，m 段階の強度を持つ刺激のうち強度 x_i の起こる確率を $P(x_i)$（等頻度のときは $P = 1/m$）とすると，**入力情報量**は次のようになる．

$$H(X) = \sum_{i=1}^{n} P(x_i) \log \frac{1}{P(x_i)} \tag{3.1}$$

また，被験者が強度 y_j の刺激を受けたと応答したときに，与えた強度が x_i である確率，すなわち $P(x_i/y_j)$ から被験者が間違えた情報の量，すなわち**散失情報量** $H_y(X)$ が

$$H_y(X) = \sum_{i=1}^{n} \sum_{j=1}^{n} P(x_i, y_j) \log_2 \frac{1}{P(x_i/y_j)} \tag{3.2}$$

で求まる．したがって，図 **3.7** (a) に示すように，**伝達情報量**は次のようになる．

$$I(X, Y) = H(X) - H_y(X) \tag{3.3}$$

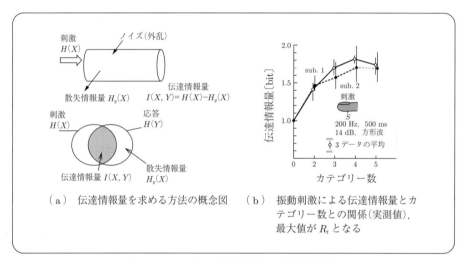

(a) 伝達情報量を求める方法の概念図　　(b) 振動刺激による伝達情報量とカテゴリー数との関係（実測値），最大値が R_t となる

図 **3.7** カテゴリー判断試験による伝達情報量

ここで，刺激強度の段階 m を増やしても伝達情報量 $I(X, Y)$ が増加しなくなるときの値を**最大伝達情報量**（R_t）とする．筆者らの実験結果から，指先に与えた刺激を 200 Hz，最大刺激強度を 14 dB(S.L.) とし，段階 m を変えて $I(X, Y)$ を求めると，図 (b) のようになったので，この場合の最大伝達情報量 R_t は約 1.75 bit となる．このカテゴリー判断試験で求めた方法はいろいろな心理的要因が内包されているので最大伝達情報量の概略を知るうえでしばしば利用される．

ただし，一般に，ある感覚に多くの刺激が同時に与えられたからといって，伝達される総情報量は 1 刺激で得られた情報量の総和にはならない．これは刺激間隔が受容野よりも小さくなると，空間分解能の制約や側抑制機能の効果などがあるため，知覚される刺激数や感覚

強度が小さくなるためである．

ベケシーが著書『センソリー・インヒビション（Sensory Inhibition）』で述べているように，2点の刺激が手の平の表面に与えられたとき，その刺激の主観的な大きさは2点間の距離によって図3.8(a)のように変化する．この図から，知覚される刺激の大きさは，2刺激が3 cmで分離はしているが両者共に小さくなり，2.5 cmでは両者が融合し始めていることが分かる．この現象は，ある刺激によりその近辺の別の刺激が抑制される**抑制野**（マイナス領域）と，2点の刺激が近づくと融合・加算する**受容野**（プラス領域）が存在することによる（図(b)）．

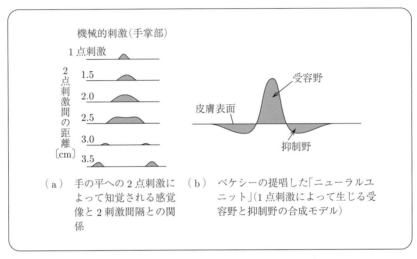

図 3.8 2点刺激による感覚像とニューラルユニット

ベケシーは，この現象は感覚系における末梢から中枢に至る神経系で行われるものであり，ヒトの五感のすべてにおいて見られることを心理物理実験に基づいて示している．この受容野と抑制野を組み合わせたユニットを**ニューラルユニット**（neural unit）と名付け，ニューラルユニットの形状や大きさは感覚によって大きく異なることを実験的に求めている．このニューラルユニットの存在により「主観的な刺激の大きさ」と「主観的な刺激数」が変わるので，複数刺激による伝達情報量は1刺激による伝達情報量の加算では求められない．

〔2〕 **2点しきい値と空間マスキング——ニューラルユニットの推定——** 筆者らは，2点に振動刺激（周波数200 Hz，最大強度14 dB）を与えたときに，一方だけの刺激（信号）で伝達されるR_tをカテゴリー判断試験に基づいて測定した．測定では，1 mmおきに16列に振動子を配列した振動子アレイから2本の振動子を選び，一方からは一定の強さの妨害刺激（マスカー）M〔dB〕を，他方から信号刺激S〔dB〕を重畳して指先に提示した．カテゴリー判断試験では，マスカー強度と信号刺激の距離をパラメータとして，信号の強さだけをランダムに変化させて，信号の強度を答えさせた．その結果，信号に対するR_tは2刺激

間の間隔 x〔mm〕により大きく変化し，マスカー強度 M にも依存して変化した．

特に，x が 3 mm 以下で R_t が急激に減少した．その理由は 2 刺激の受容野が重なったことによると仮定することができる．ニューラルユニットと同様に受容野を正規密度分布関数 $f(x) = \exp(-x^2/u)$（u は受容野の広がりを表す）で近似すると，二つの受容野が加算されて山谷がなくなったときに，2 刺激が融合して知覚されたとみなすことができる（図 **3.9**）．計算は省略するが，山谷の差を $P(d)$（d は 2 刺激間距離）とし，それを 2 点しきい値曲線（図 (a)）にカーブフィッティングさせることにより受容野 $f(x)$ を推定できる．推定結果から，受容野の広がり u は約 1.0 mm となる．

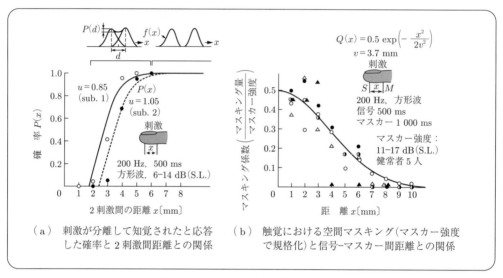

(a) 刺激が分離して知覚されたと応答した確率と 2 刺激間距離との関係

(b) 触覚における空間マスキング（マスカー強度で規格化）と信号-マスカー間距離との関係

図 **3.9** 2 点しきい値と空間マスキング

一方，ニューラルユニットにおける抑制野の大きさと広がりは，マスキング量とマスキングの及ぶ範囲に相当すると仮定できる．抑制野を正規密度分布関数 $Q(x) = A \cdot \exp(-x^2/2v^2)$ で近似すると，その関数は実験的に得られた空間マスキング（図 (b)）にカーブフィッティングさせることにより推定することができる．ただし，図中の $Q(x)$ はマスカー強度で規格化した値であり，v はマスキングの及ぶ範囲を表す．このデータから推定すると A は約 0.5，v は約 3.7 mm になる．

これらを組み合わせると，図 **3.10** に示すように，ニューラルユニットの概略を知ることができる．いうまでもなく，このユニットは皮膚の部位によって異なるし，また感覚によっても異なる．そのユニットの大きさから，感覚による伝達情報量の違いを推定でき，しかも刺激パターンとの畳込み積分（コンボリューション，convolution）により空間的な特徴抽出の概略を知ることができるので，感覚の補助代行機器を設計するうえで参考になる．

〔3〕 **時間マスキングと 2 刺激融合時間**　音声のように，その強さや周波数が時間的に

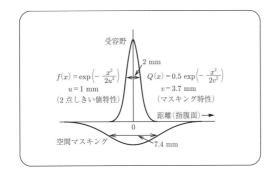

図 3.10 1点刺激によって生じる受容野と抑制野の空間的な広がりを表す模式図

激しく変化する刺激に対しては，代行感覚がその変化に追従できるかどうかを調べることが必要になってくる．大胆な飛躍が許されるならば，上記で述べた空間的なニューラルユニットと同じような考え方で**時間的な**ニューラルユニットを想定することができる．ここで指腹面へ相続く2個の振動刺激を与えたときに得られる「2刺激融合領域（時間分解能）」を正側に表し，「時間マスキング」のパターンを負側に表すと，**図 3.11**の実線で示すような時間的なニューラルユニットに相当するものが描かれる．ここで，正側は，相続く短い刺激（5 msのクリック）が2刺激にやっと分離して知覚さるときの時間分解能から求めたものであり，負側は，時間マスキング特性から求めたものである．時間マスキングの左側はマスカー（0.1 sのバースト振動）の直前に信号刺激（5 msのクリック）を提示し，信号が遮蔽されるときの**バックワードマスキング**（backward masking）を表し，右側はマスカーの直後に信号刺激を提示し，それが遮蔽されるときの**フォワードマスキング**（forward masking）を表している．

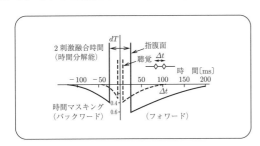

図 3.11 時間軸上の2刺激時間分解能と時間マスキングから推定した「時間的なニューラルユニット」の模式図，実線は指先の触覚，破線は聴覚

同様に，聴覚に相続く短音（5 msのクリック）が2刺激にやっと分離して知覚される時間分解能を正側に示し，聴覚のバックワードマスキングとフォワードマスキングを負側に示すと図の破線のようになる．実線と破線のグラフを比較して分かるように，指先の振動刺激に対する時間分解能は約 20 msであり，聴覚の時間分解能である約 5 msに比べると，約 4 倍大きい．また，フォワードマスキングやバックワードマスキングの及ぶ時間範囲については聴覚と比べると触覚では 2–3 倍広がっている．したがって，ニューラルユニットの時間的な範囲を両感覚で比較すると，触覚は聴覚よりも約 3 倍大きくなるといえる．

このように両者のユニットを比較して示すと，単位時間で伝達できる情報量の違いや特徴

抽出を推定するうえで役に立つので，感覚補助代行装置を設計するうえでも参考となる．

3.2 皮膚感覚による視覚代行

本節では，視覚を触覚で補助・代行させるいくつかの取組みを紹介しながら皮膚を介した支援方式の基本的な課題を述べ，更に，それらの試みがバーチャルリアリティなどの先端科学技術に必然的に結び付いていくことを述べる．

3.2.1 さまざまな皮膚刺激とその受容特性

本項では，文字と環境の認識に分けて従来の代行機器の取組みを紹介し，その問題点や今後の展開の仕方について述べる．視覚障害者が利用する点字（Braille）に代表されるように，表面の凹凸模様で情報を提示する方法の歴史は古い．点字はもともと夜間に戦場で命令を伝達する暗号方法として使われていたのを，フランス人の盲目のブライユ（Louis Braille, 1809–1852）が改良を重ねて文字を提示する手段として開発し，それがアルファベットを読む点字として定着した．戦場では 12 点であったのが，ブライユが 14 歳のときに縦に 2 行，横に 3 列の 6 点点字を考案しており，アクセント・句読点・略字，数字や音符の書き方を合わせて 1825 年に点字を完成させた．結果的に，図 3.12 (a) に示すように，指先の空間分解能が考慮されたような形状になった．なお，日本の点字は，1890 年に石川倉次（1859–1944）がブライユの点字を参考にして作ったものである．

ヨハンソン（K. Johnson）は点字の受容器を調べるためにサルの指先に点字状のドットパターンを軽く押し付けながら 4 cm/s で移動させたときの皮膚内の機械的受容器（SA I, RA I, RA II）の応答特性を求めている[7]．その結果，SA I につながる神経でドットパターンが比較的忠実に神経系を介して伝達されていることから，点字を受容するのはおもに SA I（メルケル細胞）であると推測されている（図 (b)）．

田中らは，アクリル板上に凸点パターンを作り，ヒトの指先を固定して凸点パターンを移動させたときに，凸点の高さと移動速度との関係を詳細に調べている[8]．移動速度が 4 cm/s 以上では速度とともにしきい値は上昇（感度が低下）し，しきい値が低いところで 5–6 μm であったと報告している．また，このときの皮膚面の振動スペクトルを調べると，15 Hz 以下にあることから，ヨハンソンが示したように，ヒトでも凸点パターンは順応が遅い圧力受容

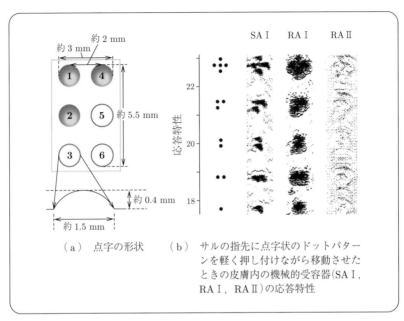

図 3.12 点字状ドットパターンを受け取る機械的受容器の応答特性

器である SA I が受容していることが裏付けられる．

ただし，点字に限らず図形などを皮膚を介して伝達させる視覚代行では，一般に，刺激として振動や電気刺激などが使われている．前項で述べたように，振動刺激の場合には，おもに順応の速い RA I と RA II の受容器が働いているので，刺激周波数としては感度の良い 40 Hz–250 Hz の範囲を利用している．

3.2.2　視覚代行機器の三つの例

〔1〕**TVSS**　1970 年に，コリンズ（C.C. Collins）[9] らにより，カメラの画像をマトリックス状に分割し，それぞれの領域の強度とともに振動刺激の強度が変わる振動子マトリックスを介して，腹部や背中などの皮膚表面を刺激する **TVSS**（Tactile Vision Substitution System, 図 **3.13**(a)）が提案されている．コリンズの TVSS はカメラ画像の明るい領域に対応し 20 行 × 20 列のマトリックス面に 12 mm おきに配列したソレノイド型振動子が 60 Hz で振動するようになっている．その後，1973 年に改良を加えてカメラ，コントローラ，刺激マトリックスが一体となったウェアラブル視覚代行器（図 (b)）に発展させている．

一方，製品科学研究所（現：産業技術総合研究所）の和気，清水らが開発した TVSS では，カメラで捉えた画像を車椅子に取り付けた振動子マトリックスに提示するもので，画像の黒い領域に対応する振動素子が 2–3 Hz で振動するようになっている（図 **3.14**(a), (b)）．1970

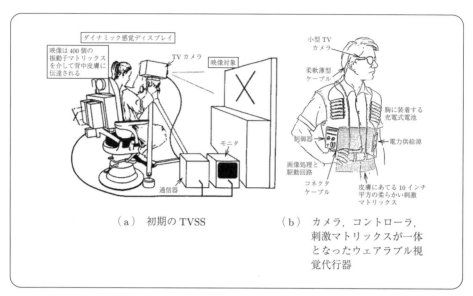

(a) 初期のTVSS

(b) カメラ，コントローラ，刺激マトリックスが一体となったウェアラブル視覚代行器

図 3.13　TVSS の構成

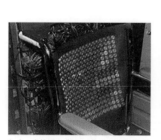

(a) 車椅子の背中に当てる視覚-触覚変換器の触覚ディスプレイ

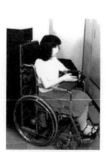

(b) 文字図形認識用ディスプレイ

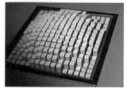

(c) 3次元型触覚ディスプレイ

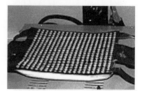

(d) 環境認知型歩行支援装置（製品科学研究所：現在の産業技術総合研究所）

図 3.14　視覚代行のためのさまざまな触覚ディスプレイ

年代にはマトリックス状に捉示された2次元的の突起パターンが提示される触覚ディスプレイを開発し（図(c)），これを用いて触覚でも視覚のように3次元情報を認識できるようになるかどうかという基礎的な研究も行われた．更に，カメラで捉えた環境情報を2次元の振動パターンあるいは電気刺激パターンで表示し，前方の障害物を認識させたり（図(d)），進むべき方向を誘導したりする歩行支援としても活用されたことがある[10]．実際には，2章でも述べたように，先天盲の角膜移植による視力回復過程から立体的な画像を認識させるのは難しいことを考えると，触覚による視覚代行器では立体視は更に困難となる．

〔2〕 **オプタコン**　アルファベットの墨字も読めるようにと，1970年代に米国のスタンフォード大学のリンビル（J.G. Linvill）やブリス（J.C. Bliss）らによって**オプタコン**（**OPTACON**：Optical-to-Tactile Converter）と呼ばれる盲人用読書器が開発され製品化された[11]．リンビル教授が盲目の娘のために，点字だけでなく手書きや活字の**墨字**や簡単な図形なども指先の触覚で認識させたいという動機が背景にあるといわれている．そのときに開発されたマトリックス状の感光素子が**CCD**カメラに発展し，コンピュータ画像処理や携帯電話のなどで広く使われることになった．

図 **3.15** (a) に使用の様子を示すように，右手でカメラを持って墨字の上を左から右へ移動させると，左手で触れている振動子マトリックスに墨字に対応する振動パターンが右から左へ移動するのが伝わる（図 (b)）．振動子マトリックスは 144 本の圧電素子からなり，2 mm おきに 6 行，1 mm おきに 24 列に配列されたものである（図 (c)）．振動周波数は 230 Hz であり，振動は「あり・なし」の 2 値になっている．アルファベットならば数週間の訓練により，30–60 単語/分ほどの速度で文章を認識できるようになり，優れた人では 100 単語/分まで読めるようになる．オプタコンは米国の TSI という会社から製品化され，米国のみならず各国で広く普及したことがある．

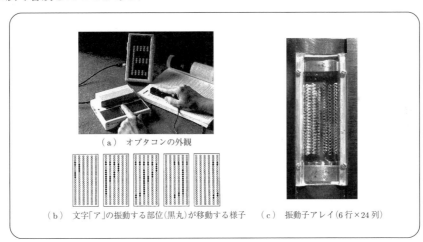

(a) オプタコンの外観
(b) 文字「ア」の振動する部位(黒丸)が移動する様子
(c) 振動子アレイ(6 行×24 列)

図 3.15　オプタコンの外観及び触覚ディスプレイと文字パターン

我が国でも日本語文字がどこまで読めるようになるかという調査・研究が約 20 年にわたり行われた．東北大学の新谷らによって**オプタコントレーニングマニュアル**が開発され，盲学校や養護・訓練室に導入されていった．しかし，残念ながらアルファベットより複雑な漢字パターンの触読が難しいことから，広くは普及しないままで終わった．指先に複数の振動刺激を与えても漢字のような複雑なパターンの認識が難しいことは，触覚の空間分解能を表すニューラルユニットの大きさからも推測される．

〔3〕 読書器とペーパレスブレイル　その後，米国ではアルファベットの文章を認識して合成音声により聴かせる**カーツエル読書器**（Kurzweil reading machine）が開発され，それが瞬く間に広く普及した．そのため，オプタコンの役割は終え，2007年に製造中止となっている．オプタコンは文字だけでなく簡単な図形も認識できることから，製造中止になったことを残念に思っている人たちも多い．読書器の技術はコンピュータ画面上の文字を音声に変換する**スクリーンリーダ**として，現在も改良化が進められ，一般ユーザも使うものとして発展し続けている．なお，スクリーンリーダについては4章で述べる．

一方では，圧電素子で凸点を表示する「点字セル」（図 **3.16**(a)）が開発され，点字タイプライタと一体化した小型の**ペーパレスブレイル**（図(b)）や**点字プリンタ**などが広く使われるようになった．ただし，近年，点字の使用率は減少傾向にあり，障害程度1級の視覚障害者で約20％，全体では約10％である．高齢になってからの視覚障害者の場合には，新たに点字を学習することが容易でないことから，高齢者では点字の利用率は更に下がる．

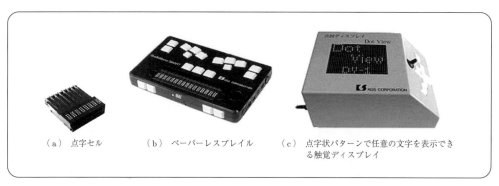

（a）点字セル　　（b）ペーパーレスブレイル　　（c）点字状パターンで任意の文字を表示できる触覚ディスプレイ

図 **3.16**　点字セルを用いた触覚ディスプレイ（出典：いずれもケージーエス株式会社製，http://www.kgs-jpn.co.jp/index.php）

また，図形など文字以外の情報も触知させるための研究開発も進められており，最近では，2次元の凸点パターンをコンピュータ制御により自在に生成するもの（図(c)，**ドットビュウ**）などが開発されている．

一方，NHK放送技術研究所の坂井らは，TV放送の **EPG**（Electrical Program Guide，電子プログラム案内）や天気予報を視覚障害者の指先に伝達する研究を行い[12]，最適な提示方法を調べている．その結果から，EPGでは全プログラムを凸点マトリックスで表示するよりは，ブロックごと（例えば，3×3のマトリックス）に分けて，階層構造（例えば3層）によりプログラムの概略から詳細までを提示する方法を提案している．音声ナビゲーションと比較したところ，階層構造が3階層で探索時間は触覚ナビゲーションのほうが短く，晴眼者より失明者のほうが短いことを明らかにしている．

また，茨城大学の佐々木らは，パソコン画面のカーソルやグラフィックを触覚的に認知さ

せるために，マウスに点字セルを搭載した**触覚マウス**を開発しており，渡辺らがその評価を行っていた[13]．このマウスを上下左右に動かすことにより，コンピュータに格納されている図形なども触覚ディスプレイに表示されることから，いわゆる**ハプティックインタフェース**（haptic interface）ともいえる．これは，4章で述べる話速変換機能の付いたスクリーンリーダと触覚ディスプレイからなる**TAJODA**（TActile JOgDiAl，タジョダ）にも生かされている．

〔**4**〕 **電気触覚の利用**　　オプタコンの販売が中止になったあとも，多くの研究者が触覚を介した文字や画像の提示方式を開発している．最近では梶本らが進めてきた**オーデコ**（AuxDeco）（株式会社アイプラスプラス）と呼ばれる視覚障害者用生活支援システムが実用化されている（**図3.17**）[14]．これは，額に装着した電極マトリックス（512個）を介して画像を提示するものであり，神経を選択的にするための最適な刺激方法などの徹底した基礎研究に基づいて開発されている．

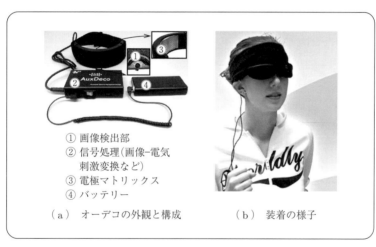

① 画像検出部
② 信号処理（画像-電気刺激変換など）
③ 電極マトリックス
④ バッテリー

（a）オーデコの外観と構成　　　（b）装着の様子

図3.17　オーデコの構成と装着の様子（出典：株式会社アイプラスプラス，額感覚認識システムより，http://www.eyeplus2.com/）

梶本らは，電気刺激は30 Hz前後で感度が良いが，200 Hzの電気刺激まで知覚させることが難しいことから，受容器はRA II（パチーニ小体）ではなく，RA I（マイスネル小体）につながる神経無髄部であろうと推測している．また，電極マトリックスの中の1個から刺激を発生させ，その部位を高速にスキャンニングすることにより，電流分布の重なりを回避している．利用者によると，「白杖の届かない範囲の情報を額から得られるので，より安心して，楽しく歩行できるようになる」とのことである．ほかにも東京大学の篠田らによって，超音波を使った非接触による触覚ディスプレイが開発されるなど，材質感を含むさまざまな触覚ディスプレイが次々と開発されており，皮膚刺激研究は感覚代行の域を越えた多くの応用に

つながっている．

〔5〕 材質感の提示　　材質感 (quality of material) に関する研究の歴史も古く，例えば日本では，井野らが材質感は物体に触れたときに皮膚に伝わってくる温度の時間パターンに大きく依存することを実験的に確かめたうえで，それを材質感提示法に生かしている．図3.18 は材質の異なる 5 個の物体表面を指先の指腹面で触れたときに，どの物体に触れた確率が高いかをカテゴリー判断試験に基づいて調べ，伝達情報量で表現したものである．更に，指腹面が物体表面に触れたときの指腹面の温度変化パターンを測定し，その温度パターンだけをペルチエ素子を介して指腹面に提示したときの伝達情報量を求めている．両者を比較した結果から，温度変化パターンだけでも十分に 5 種類の物体の材質感を識別させ得ることを示している．このことから物体の持つ固有の熱容量が材質感に大きく影響していることを示している[15]．

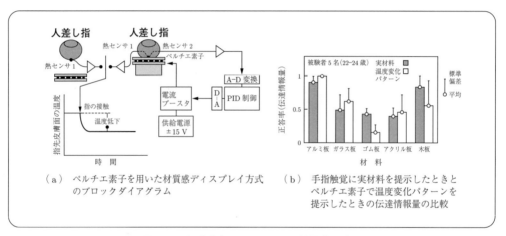

図 3.18　温度変化パターンによる材質感の識別

また，和田らは，物体表面にいろいろな粒径を持つサンドペーパーを貼り，それを指腹でなぞったときに「ザラザラ」か「サラサラ」かのどちらに知覚されるかを答えさせたときの結果から，粒径 30μm を境にサラサラからザラザラに移行することを示している（図 3.19(a)）．更に，物体表面にシリコン状のスライムを塗り，それを指腹でなぞったときに 7 名中の何名が「ヌルヌル」と知覚されたかを調べると，粘度が 17 dPa/s で最も大きいことを示している（図 (b)）[16]．このように「表面温度」，「摩擦係数」，「粘性係数」などの表面の状態により材質感は異なり，材質感の違いは形容詞の違いで表現されている．

材質感を提示する視覚代行の方法として，古くは，末田らが異なる 3 種類の周波数を持つ振動を，三原色の R，G，B に対応させ，それらを時間的に交互に提示する方法を考案している．更に，そのときに知覚される振動すなわち**振動色**で色情報を伝達させることを試み，両

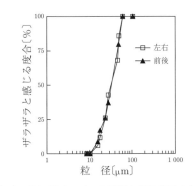 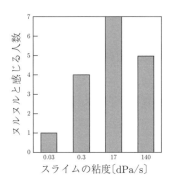

（a）サンドペーパーの粒径とザラザラと知覚される確率，なぞり速度 50-160mm/s

（b）スライムの粘度とヌルヌルと知覚された人数，被験者 8 名（23-28 歳），なぞり速度 1.5-12mm/s

図 3.19 ザラザラとヌルヌルの知覚特性

者の類似性を調べている[17]．材質感提示については，感覚代行よりもむしろ触感覚を惹起させるバーチャルリアリティ（VR）や触覚情報を授受する**テレイグジスタンス**，及びカメラ付きの触覚ディスプレイを動かしながら情報を触覚に提示するハプティックインタフェースの分野で研究が盛んに進められている．

3.3 皮膚感覚による聴覚代行

3.3.1 聴覚と触覚の類似性

聴覚の補助代行として音声や音響の情報を触覚で識別できるように変換する方法も提案されている．音を皮膚刺激に変えて伝える方法は一般に**タクタイルエイド**（tactile aids）と呼ばれているが，その研究の歴史は古いものの，決して普及し定着した聴覚補助代行法ではない．しかし，そこには感覚補助代行の本質的な課題が包含されているので，少し詳しく述べる．前述のベケシーも皮膚感覚と聴覚の類似性を示す一連の実験を通じて，触覚による聴覚代行の可能性を述べている．

ベケシーは，聴覚と触覚における抑制機構あるいはシャープニング機構の類似性を示すために，蝸牛管を 30 cm ほどの長さの流体管で置き換え，その上に張った薄い膜で基底膜を模

擬した蝸牛メカニズムのモデルを作っている（**図 3.20**）．その膜を被験者の腕に当てて，流体管の一方から振動を加えて膜に進行波を発生させながら，その進行波の大きさと広がりを被験者に答えさせた．被験者はブロードな振動パターンでも主観的にはシャープな振動パターンとして知覚されると答えたことから，その振動パターンを受け取る触覚系でも聴覚系と同様のシャープニングが行われているという仮説を導いた．この**流体管モデル**はタクタイルエイドの原型となっている．

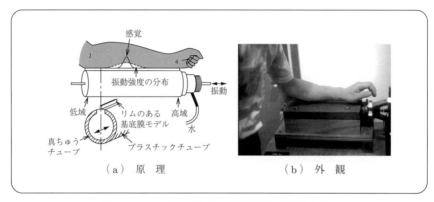

図 3.20　ベケシーが作成した蝸牛管の流体管モデル

なお，神経生理学者の勝木は，ネコの耳に音を聴かせながら聴神経系の**蝸牛神経**（cochlear nerves）や**下丘**（inferior colliculus）という部位に**微小電極**を当てて神経活動を計測した結

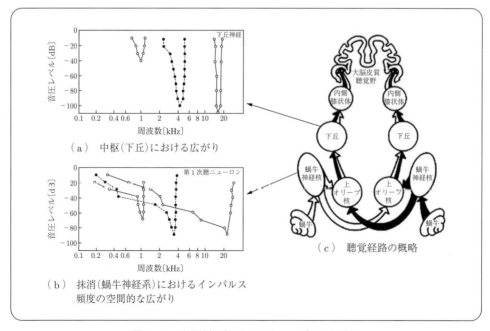

図 3.21　聴覚神経系におけるシャープニング機構

果から，下丘で側抑制神経回路があることを予測している（図 3.21）[18]．最近では，振動刺激により左半球の聴覚中枢が活性化するなどの発見があり，タクタイルエイドの研究は脳における可塑性など脳機能の本質的なことと結びついている．

3.3.2 タクタイルエイドの歴史[1]

タクタイルエイドは，1970 年代に，さまざまな方式が開発され，その優劣が評価されていた．例えば，ピッチ周波数に対応して振動する場所を変化させる方法，音声のスペクトルを 10 分割し，10 個の振動子で 10 本の指に与える**タクトホン**（TACTPHONE）と呼ばれる方法[19]，電極アレイを介して腹の皮膚に提示する方法，更に話者の口元にいくつかの位置センサや振動センサを付けて口形の動きなどを検出し，聾者の手に触覚刺激で伝えるという方式（**Tadoma 法**）などがあった[20]．

図 3.22 はその中でも実際に製品化され，現場で利用されている 3 例を示したものである．図 (a) は，1983 年にスウェーデンで製品化された**ミニビブ**（MiniVib）と呼ばれるもので，1 個の振動子で音声強度を振動強度に変換している．図 (b) は，米国で 1991 年に製品化された**タクタイド**（Tactaid 7）と呼ばれるもので，音声スペクトルを 7 分割し，それぞれを 7 個のモータによる振動に変換している．図 (c) は，オーストラリアで開発された**ティクルトーカ**（Tickle Talker）と呼ばれるもので，8 個の電気刺激子を 4 本の指の根元に装着してスペクトルを提示するものである．

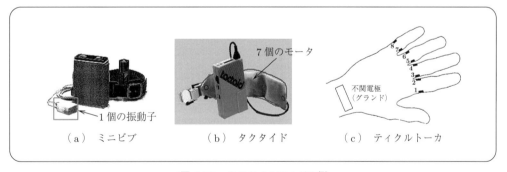

図 3.22　タクタイルエイドの例

いくつかのタクタイルエイドはスウェーデンの研究者が自ら装着してスウェーデン数字音声の識別実験を行っている．その結果，指先に振動子アレイを当てる方法は最も識別率が高いことを報告している．

3.3.3 触知ボコーダの原理と効果

〔1〕 回路構成と振動パターン　1974年頃，筆者らは，聴覚と触覚の空間・時間分解能や情報受容能力に関する基礎的な研究をしたのち，1本の指に振動パターンを与える**触知ボコーダ**と名付けたタクタイルエイドを開発し，実用化させたことがある[21]．基本構成としては図**3.23**に示すように，まずマイクロホンで得た音声を，内耳と同じような周波数分解をするバンドパスフィルタ群へ導く．ここでは，**臨界帯域**（critical bandwidth）と呼ばれている聴覚系の中に仮想されている24個のバンドパスフィルタをモデルとしている．

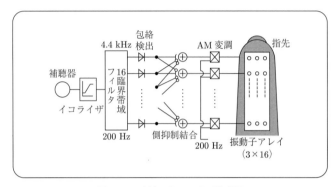

図 **3.23**　触知ボコーダの構成図

触知ボコーダでは，24個のバンドパスフィルタの中から，200–4 400 Hz の中にある16個を選んだ．この16チャネルは，音声識別に必要な成分が含まれている周波数帯である．次に，バンドパスフィルタの各出力波形からその包絡を検出し，側抑制回路に送っている．この側抑制回路の働きは，前項で述べた空間的なニューラルユニットの機能に相当し，シャープニングの役割を果たす．これにより，ホルマントやその変化を強調したり，強度の弱い子音成分を増強したりすることができる．

更に，側抑制回路の出力の強度に比例した200 Hz 振動を発生させるようにした．振動子アレイは1 mm おきに16行，3 mm おきに3列，合計48本の**ピエゾ素子**（piezoelectric device）の**バイモルフ**（bimorph）型振動子を配列し，ピエゾ素子の先端にプラスチックのピンを立てて，垂直振動に変換している（図**3.24**(b)）．列の3 mm は指先の2点しきい値を超える距離であり，列の1 mm は，振動する場所が移動するのがやっとわかる間隔が1 mm である，ということに基づく．これにより，いくつかの子音ホルマント遷移部の動きが識別できる．なお，3行にしたのは振動を点でなく線で知覚されるようにして，ホルマントやその変化を識別しやすいようにしたためである．

また，皮膚上を振動がスウィープする刺激と聴覚の基底膜上を進行波がスウィープする刺激，すなわち **FM 音**（Frequency Modulation tone）が両感覚で生理学的にも知覚上で

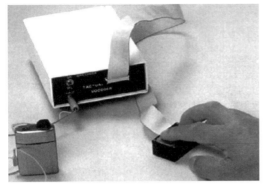
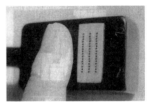

(a) 触知ボコーダの外観　　　　(b) 振動子アレイ

図 3.24　触知ボコーダの外観と振動子アレイ

も類似する刺激であると考えた．その仮説を基に，子音から母音に至るホルマント遷移部は10–100 Hz/ms 程度で変化する一種の FM 音であるので，この FM 音を指先の触覚で識別しやすい 5 cm/s–50 Hz/s で移動する振動刺激に対応させた．実際に，振動子アレイを指に当てていると，スウィープ刺激はちょうど指先がなでられたような感覚として明瞭に感じ取られた．なお，以下の談話室で述べるように，この一連の研究は**緊急地震速報チャイム**の作成に生かされている．

☕ 談　話　室 ☕

緊急地震速報チャイムができるまで　筆者は修士課程に入ってから，ヒトの聴覚に興味を抱き，その起源である魚の側線器とヒトの触覚や聴覚との類似性を調べていた．魚の有毛細胞は，いち早く敵を見つけて逃げるために，海水が急に動き始めたり，海水の流れの方向が変わったりしたときに，敏感に反応していたはずである．その反応は，音の高さが急激に変化する FM 音を知覚するヒトの聴覚にも受け継がれていると考えた．

そこで，周波数が 2.25 kHz を中心に上昇する FM 音と同時に 3 kHz–5 ms の短音を聴かせて，短音が聴こえなくなるときのマスキング量を測定したところ，周波数変化が 10 Hz/ms を超えるとマスキング量が急上昇することを見いだした．同様に，指先の腹に与えた振動刺激が 5–50 cm/s の範囲で移動すると，その刺激が強調されて知覚されていることも見いだした．FM 音や皮膚をなぞる刺激が強調されて知覚されているという結果を論文にしたことがある[22]．

それから 35 年ほど経った 2007 年に，NHK から緊急地震速報チャイムを半年以内に作って欲しいという依頼が飛び込んできた．地震の縦波の P 波が震度 5 弱を超えてから横揺れの S 波が到達する前に知らせるための音であり，震源地の近くであれば P 波と S

波の差はわずか数秒しかない．NHK に作成するチャイムの条件を示して，音の評価にも全面的に協力してもらうことで作成に取り組んだ．その条件は，①緊急性を感じさせるか，②不快感や不安感を与えないか，③騒音下でも聴き取りやすいか，④誰にでも聴き取りやすいか，⑤どこかで聴いた音と似ていないか，などである．

ここでまず相応しい音として前述の「FM 音」が思い浮かび，また，何らかのメッセージを伝える楽曲の一部を利用することを提案した．最初は，作曲家の叔父が制作したゴジラ映画の音楽も考えたが，あまり恐怖心を与えないほうがよいと思って却下し，結局，アイヌの踊り歌をモチーフとした「シンフォニアタプカーラ」という管弦楽曲の第 3 楽章の「立ち上がって踊りだす」をイメージさせる冒頭部を利用することにした．そこの和音を，低い音から高い音に短時間で移る FM 音風のアルペジオに変えて，5 個の候補音を作った．

次に，NHK のスタジオに，健常成人だけでなく難聴の高齢者や子供など約 20 名に来てもらい，聴き取り試験の結果から 2 個に絞り込んだ．試験では，電車内，強風や豪雨，雑踏の中の雑音も同時に提示し，その中でも聴き取りやすいか，緊急性や不安感はどうか，など 5 項目について評価してもらった．また，既存のチャイムをくまなく調べて類似音がないことを確かめ，最後に会長判断で 2 個から 1 個に決まった（図 **3.25**）．

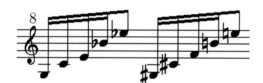

図 **3.25** 緊急地震速報チャイムの音符

東日本大震災では，2011 年 3 月 11 日の午後 2 時 46 分過ぎ，NHK から発信された「チャラン チャラン」というチャイムとともに始まった．鳴りはじめは，久しぶりの音に感慨を覚えたが，頻繁に流れるうちに，そのチャイムに自分でも恐怖を感じるようになった．イヌやネコまで急いで逃げるという報告を聴いて，音の持つ情緒あるいは情動に訴える力の大きさに改めて驚かされた[23]．

〔2〕 **音声の識別特性** 触知ボコーダを使って，日本語 5 母音の識別結果，手の平など指頭以外の部位に振動板を当てた母音識別率を求めた結果，どの被験者でも指頭で最も識別率が高かった（図 **3.26**(a)）．母音識別能は触覚のニューラルユニット，特に空間分解能を反映している受容野が小さいほど認識能力が高くなることが確認された．一方，子音の場合，短時間で終わってしまう破裂音 /p/, /t/, /k/ などの単音節音声を識別するのは容易ではなかった．そこで，コンピュータの処理でスローモーションにして提示すると，3–4 倍の時間

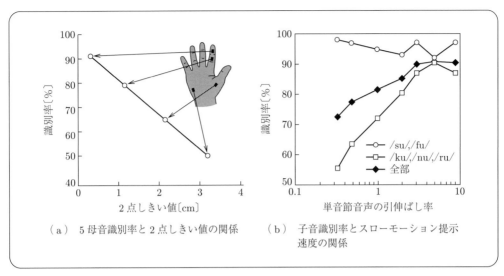

図 3.26 母音識別特性と子音識別特性

的な引き延ばしで，子音の/ku/，/nu/，/ru/などは識別率が急上昇した（図 (b)）．前述のように，触覚の時間ニューラルユニットは聴覚に比べて 3–4 倍大きいことを推測したが，子音部の時間的な伸長により，触覚の時間分解能の低さを補う効果が生まれることが確認された[24]．

また，話者の口の動きを読み取る**読話**を補助するためには有効であった．読話だけでは平均 27% と低い識別率であった．ウ段の子音でも，触知ボコーダを併用して 1 日 1 時間で 1 週間ほど訓練すると，約 70% に識別率が上昇した．更に「はい」，「いいえ」，「もう一度」など，電話でよく使う音声を覚えさせたのち，実際に電話を使うという実験を行ったことがあるが，被験者の聾学校の生徒（10 歳男子）が自分の親に電話をかけ，覚えた言葉である程度の会話ができることを確認している（NHK テレビ，ドキュメンタリー放送「指で聴いたアイウエオ」，1975 年）．

〔3〕 触感とその利用　一方，本間らは，振動刺激の波形や周波数など時間パターンを変えることによってもいろいろな**触感**を提示できることを示している．バイモルフ型ピエゾ素子による 3 行 × 4 列の振動子アレイにバースト状の振動をスウィープさせながら提示し，キャリヤ振動の周波数や波形によってどのような触感が得られるかを形容詞で答えさせている．その結果，キャリヤの波形や周波数を変えることによって，ヌメヌメ，ゴロゴロ，キリキリ，などいろいろな触感が得られたと報告している[25]．

それらを，木戸・粕谷が声質の聴取印象の因子として提示した**明瞭性因子**，**迫力性因子**，**美的因子**の 3 要素すなわち**声質の印象の 3 因子**と対応付けることにより，振動周波数，振動波形，振動強度の違いで得られる触感を 3 次元的に表現することも試みている（**図 3.27**）．逆

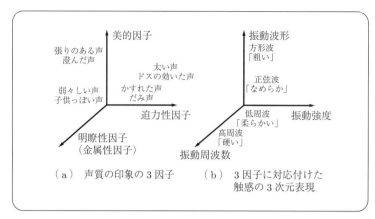

図 3.27 声質と触感の 3 因子

に，音色の表現の多くは触感に由来するものと考えることができることなど，感覚代行の研究はバーチャルリアリティや認知科学とを結び付ける興味深いものといえる．ただし，子音の音質をどのような触感に変換すればよいかは今後の課題となる．

ところで，一般に人間の聴覚・言語処理系には，連続的に話した言葉を**セグメンテーション**という方法で1音1音を頭の中で分離できる能力がある．また，話し手によって言葉のスペクトルが大きく変わっても同じ言葉として理解する能力もある．このセグメンテーションや**話者認識**は音声自動認識の研究でも難題であり，それらが触覚を経由した情報で実現されるのかはいまだに不明である．

タクタイルエイドの役割は，音声の認識というよりは，音声言語に付随するイントネーション，リズム，アクセントなど韻律的な情報を提示するうえでは効果的である．現時点では，発声のフィードバックや環境音の情報を得るうえでその有用性を見いだすべきであろう．更に，後述する盲聾者支援や，視覚や聴覚を利用できないような場面で利用するのが有効であろう．

3.4 触覚によるフィードバック

3.4.1 発声フィードバックの支援

〔1〕 **聴覚障害に伴う発音障害**　感覚−脳−運動の情報循環が切れたのをつなぐという視点は，生体機能代行を考えるうえで必須のことであることを示す例として，発声のフィードバックに触覚を利用した研究について述べる．発声を特徴付ける要素としては，舌，唇，顎

などがあり，これらの構造的な特徴は視覚を介して知ることができる．古くから，教育現場では視覚を介した口話法による伝統的な訓練方法が使われている．一方，音声の強度やピッチは肺や声帯筋の制御によるものであり，発声器官の構造的な変化として視覚的にはとらえ難い．特に聾児の場合，極端に高いピッチ（頭声）や低いピッチ（胸声）になりがちであり，そのために発音の明瞭性が著しく低下してしまう．発音訓練のための補助機器が最も威力を発揮するのは，音声ピッチ訓練の場合であろう．

〔2〕 **触知発声制御装置と制御理論によるその評価** 筆者らは，触知によるピッチ制御のために，図 **3.28**(a) の上に示すような，PC を中心とした訓練システムを開発したことがある[26]．これを使って，発声者の音声から前処理部で 80–400 Hz の範囲にあるピッチと強度を抽出し，ピッチを 16 段階に分けて振動子アレイ（16 列）の振動部位に対応させ，それぞれの音圧〔dB〕を振動強度に対応させて提示した．

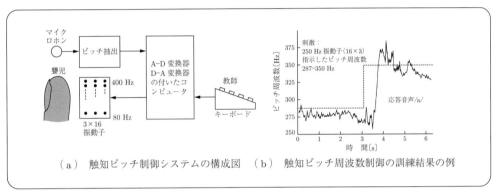

(a) 触知ピッチ制御システムの構成図　(b) 触知ピッチ周波数制御の訓練結果の例

図 **3.28** 触知ピッチ制御方式

図 (b) は，12 歳男子（聴力損失 90 dB 以上）の例で，目標ピッチが途中からステップ的に上昇したときの音声ピッチの追従性を求めたものである．結果から，一般に目標値の変化後，約 0.2–0.3 s の遅れのあとに音声ピッチが立ち上がり，数百 ms の後オーバシュートが現れ，周期的な変動を繰り返しながら目標値に近づくことが分かった．また，短期間の訓練により遅れ時間が短くなるとともに，オーバシュートが小さくなり，触覚–脳–発声のループ（図 **3.29**(a)）が学習により形成されることが分かった．

この例からも分かるように，触知ピッチ制御方式による発声制御系は工学系の制御系に置き換えて考えることにより，その有効性を定量的に評価することができる．図 (b) に，感覚代行による発声制御系をブロック図で示した．健聴者の場合は，自己の音声と目標音声を共に聴覚系 $H(s)$ を介して受け取り，両者を比較することができるが，触覚系を経由した場合は，感覚代行系の $P(s)$ と触覚系の $T(s)$ を介して行うことになる．制御工学の観点から見ると，装置や訓練は，目標ピッチ $X(s)$ と自己のピッチ $Y(s)$ とがどこまで短時間で正確に一致

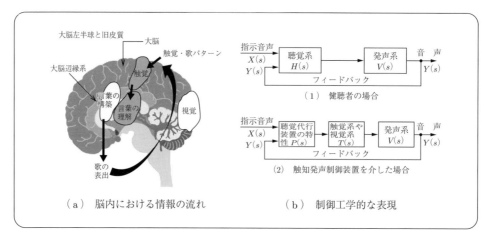

図 3.29 触知ピッチ制御における脳内情報と工学的表現

したかで評価できる．このような制御工学的な考え方は，感覚–脳–運動のフィードバックシステムの中に導入した支援機器を定量的に評価するうえでも役立つであろう．

3.4.2 盲聾者と歌支援

〔1〕 盲聾者の分類　盲聾障害（deaf–blind）を持つ人たちは，我が国では約 2 万人と推定されているが，その実態はあまり明らかでなく，また，盲聾者支援のための技術的な観点からの研究は極めて少ない．ただし，盲聾者と一口にいっても，図 3.30 に示すように，視覚と聴覚の障害の程度，障害の発生時期や発生順序，受けてきた教育などの環境によって多様な障害特性を示す．盲聾者用支援機器の開発においてはこのような障害特性を十分考慮する必要がある．この中でも全盲・全聾の盲聾者は視覚または聴覚を利用することができないので情報伝達のためには触覚を介する方法を取らなければならない．

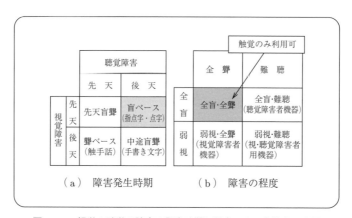

図 3.30 視覚や聴覚の障害の発生時期と程度による盲聾者の分類

〔2〕**歌の支援**　坂尻らは，盲聾者のための「触覚フィードバックによる歌唱支援システム」を開発し，その評価を行っている[27]．これは40歳のときに聴力と視力を失った謡いの教師女性（67歳）が歌う機能を取り戻すのを支援するために開発したもので，本人がもう一度，歌いたいという希望に応えるものである．本システムでは，1.5オクターブの音程を12音階に従って分解して，1 mmおきに4行16列からなる振動子アレイを介して音程に対応する部位に振動を提示した（図3.31(a)）．ただし，4行の内2行には教師の音程が提示され，ほかの2行には本人の音程が提示される．音程フィードバック実験では，教師の音程にできるだけ早く自己の音程を合わせるよう指示し，目標音程にどこまで正確に合わせることができるかを評価した．

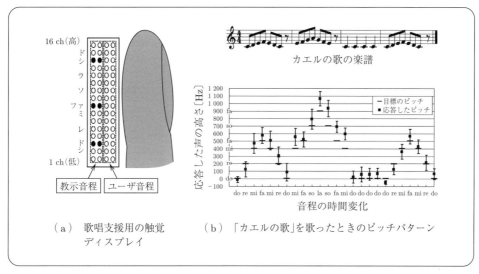

(a) 歌唱支援用の触覚ディスプレイ　　(b) 「カエルの歌」を歌ったときのピッチパターン

図 3.31　触覚フィードバックによる歌唱支援

評価データを分析した結果，発声した音声ピッチ周波数の平均値が目標音程の範囲内で制御できるようになり，「カエルの歌」や「赤とんぼ」などの童謡を歌えるようになった（図(b)）．訓練により教師との音程差は少なくなり，最終的にピッチ差の平均は117.5 centとなったが，これは健聴者の平均的な音程の正確さと同程度である．このことは，前述の図3.29(a)に示したように，触覚による音程フィードバック情報が脳内を経由して音声ピッチ制御のために有効に利用されていることを示している．

3.4.3　環境音の認識とウェアラブル機器

〔1〕**危険な環境音を知らせる**　重度難聴者や盲聾者の人たちは警報音や自動車の走行音を聴き取れなかったり，呼びかけの声に気がつかなかったりすることで，生活を送るうえで

不便な思いをしている．そのため，古くから，視野外からの警報音や呼びかけ声などの情報を触覚に与え，それがどちらの方向から到来したかを知らせる研究がある．新岡らは，40年近く前になるが，聴覚で行っている**音源定位**（sound localization）のメカニズムを調べて，それを触覚で模擬して音源方向を知覚させる**触知音像定位**を提案している[28]．

ベケシーは方向定位についても五感に共通する処理過程があることを，巧みな心理物理実験に基づいて示している．図 **3.32**(a)(1) は，腕の2箇所に時間差 Δt を付けてパルス状の振動刺激を与えたときに，Δt によって知覚される部位が2点の中間に移り，同時に知覚される像の広がりも変化する様子を示している．これは刺激のないところで生じる感覚なので，お化け感覚の**ファントムセンセーション**（phantom sensation）と呼ばれる．2点の刺激の時間差を固定し，強度だけを変えても同じように強度差に依存して同様のファントムセンセーションが生じる．

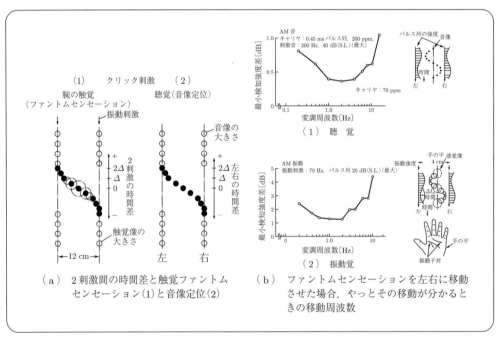

図 **3.32** 触覚ファントムセンセーションと音像定位

両耳に時間差 Δt のあるパルス音を与えたときに知覚される音像も一種のファントムセンセーションである（図 (a)(2)）．新岡らは，手の平に与えた二つの振動刺激に強度差をつけると容易にファントムセンセーションを知覚させ得ることを実験的に確認しているが，時間差だけではその知覚は困難であったと報告している．ただし，ファントムセンセーションが左右に移動して知覚されるようにしたとき，やっとその移動が分かるときの移動周波数を調べた結果，振動覚も聴覚もその移動周波数は 2 Hz 前後とほぼ同じであることを示している（図 (b)）．

更に，彼らは2個のマイクロホンで検出した音源情報の時間差と強度差を検出して，音源方向を二つの振動のファントムセンセーションで知覚させる「触知音源定位装置」を開発している（図3.33）．ただし，音源の基本周波数が800 Hz以下では時間差を振動刺激の強度差に変換し，800 Hz以上では強度差のみ異なる2個の振動刺激を皮膚面の2点に提示している．2個の振動子を手の平に約4 cm間隔で当てた場合，車が数十 kmで近づいてくる場合ならば，その方向及び車の動きを触覚で十分知覚できることを確かめている．

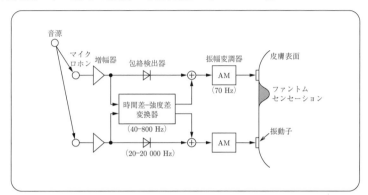

図3.33 二つの振動刺激によって生じるファントムセンセーションにより音源の方向を知らせる「触知音像定位装置」

〔2〕 ウェアラブル触覚デバイス　以上の一連の研究は，視・聴覚障害者や盲聾者が環境情報を知るのを支援するために，カメラ，マイクロホン及び触覚センサが内蔵した携帯電話用のウェアラブル触覚ディスプレイ（32チャネル）に発展している（図3.34)[29]．この装置はカメラやマイクで捉えた情報を触覚ディスプレイに提示するだけでなく，触覚センサをなぞったり叩いたりした情報も相手の触覚ディスプレイに提示される．スマートホンなどと連動したウェアラブル触覚情報端末は，将来，盲聾者支援だけでなく視覚や聴覚が使えない環境における感覚・コミュニケーションの有力なツールとなると考えている．

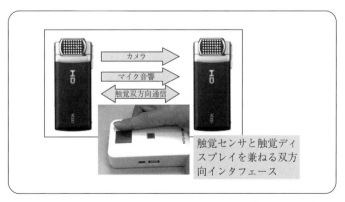

図3.34 カメラ，マイクロホン，触覚センサ及び触覚ディスプレイが一体となった携帯電話インタフェース

3.4.4 皮膚機械刺激を用いたバランス訓練

霊長類のなかでもヒトの場合には，年齢とともに足底部の触覚の感度が著しく低下していくことが分かっている．特に，手指の振動感覚のしきい値は年をとってもあまり変化しないが，足底部の振動刺激のしきい値は大きく変化する（図3.35）．これは，ヒトが2足歩行をし，靴をはいた生活をするようになったことと関連していると想像される．足底部触覚の感度低下は高齢者の転倒の誘因となっている．

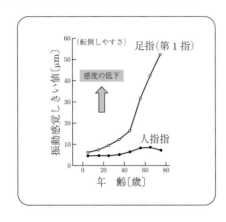

図3.35 人差指と足指（第1指）の振動感覚しきい値の年齢変化

田中らは，立位バランスの制御に重要な足底面の皮膚感覚について，若年者と高齢者の違いを詳細に調べるとともに，バランスの崩れを足底面へ与えたスウィープ振動刺激で本人に知らせるシステムを開発している．この開発研究では，健康な若年者19名と要介護の高齢者20名とで，両足底面の各部に配置した計8個の小型バイブレータによって提示し（図3.36(a)），同時に足圧中心軌跡と下肢筋群活動を同期記録している．

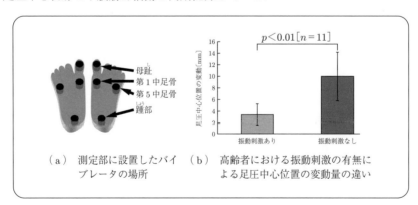

図3.36 立位バランスの測定

その結果，重心動揺において，若年者・高齢者両群ともに足底部に前・後方向のスウィープ振動刺激を与えると前後方向の動揺が大きくなり，左・右方向のスウィープ振動刺激では

左右方向の動揺が大きくなる傾向がみられた．更に，高齢者において**足圧中心（COP）位置**の変化値（縦軸）が振動刺激の有無によってどれくらい違うかを調べた結果，「振動刺激あり」で有意に足圧中心位置の変動が減ることを示している（図(b)）．山下らも，多くの高齢者の測定結果から，高齢化に伴う足圧力の低下を指摘している[30]．これらの結果を基に，スウィープ振動刺激によって重心線を制御したり撹乱したりすることによってバランストレーニングをさせるリハビリテーション方法を提案している．更に，トレーニング靴の中に設置したセンサによりバランスの崩れを検出し，その信号でスウィープ刺激を足底部に提示してバランスを制御させる**転倒予防靴**を開発している（**図 3.37**）[31]．

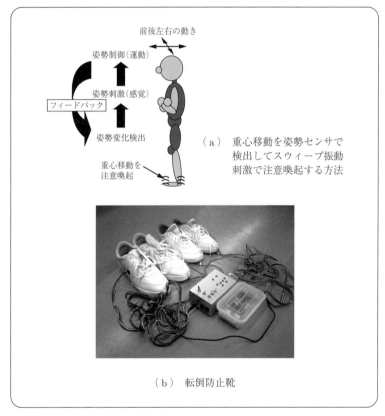

図 3.37 触覚フィードバックによる転倒防止法

このように，リハビリテーションの分野においても「感覚–脳–運動」のフィードバックループを生かして，感覚刺激により運動を発現させるというアプローチが盛んに取り入れられるようになった．その中で，皮膚感覚を介した一種の条件反射を利用する方法は訓練をあまり必要としないことからも，今後，その有用性が実証されてくるであろう．

本章のまとめ

　視・聴覚器は皮膚感覚器から派生したことから，その機能には多くの共通点がある．その共通点に着目して視覚や聴覚を補助代行させたり，バランス機能を補完させたりする方法について述べた．その中でも「感覚–脳–運動」のフィードバックループを取り戻すことに皮膚感覚はいかに有用であるかを示した．一方では，バーチャルリアリティやロボットの分野では，仮想画像に触感の情報を付加したり，ロボットハンドが検出した触覚情報を操作者の手指に提示したりする研究が大きく展開しており，メディアアート，ゲームなどアミューズメントなど広範囲にその応用は広がっている．このような新しい分野への広がりによって，再び皮膚感覚を生かした有用な福祉技術が生み出されることを期待したい．

4 言語コミュニケーションの支援
──音声技術の活用──

　本章では，ICT（情報通信技術），特に音声技術を駆使して，コミュニケーション機能を支援するための基礎的な考え方やさまざまな方式について述べる[1]．具体的には，音声合成・認識技術を発話や視・聴覚の障害支援に生かす方法について，それらの基礎となる知識や技術を述べる．ただし，音声の合成や認識の工学的な側面については，それぞれ優れた専門書や啓蒙書[2]があるので，それらを参考にされたい．また，脳機能損傷による失語症などの支援については7章で触れる．

4.1 発話支援のための音声生成方式

　本節ではコミュニケーションの中でも**発話障害**（speech disorders）を支援するための基礎的な知識といくつかの方法を示す．ただし，発話障害の支援といっても，**図 4.1** に示すように，その原因により大きく三つに分けられ，それぞれの支援方法も異なってくる．一つ目は，声の音源を作る**喉頭**を摘出した場合であり，二つ目は，音声器官を制御する筋肉の疾患や音声器官の形状異常によって**構音**（articulation）の機能がうまく働かない場合で，三つ目は，発話をつかさどる脳（ブローカの言語中枢）が損傷されて「構音」そのものが困難になった場合である．これらの発話障害の支援技術を設計するには，まず，音声器官や中枢における発声制御のメカニズムを知る必要がある．

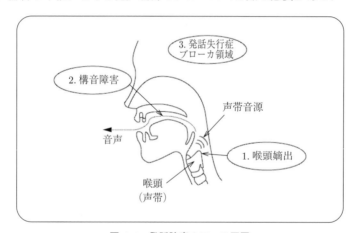

図 4.1　発話障害の三つの原因

4.1.1　喉頭の起源

　音声器官の一つである喉頭の起源は，魚の口から肺や食道に至る管にさかのぼる．魚は口から取り込んだ海水から，その管を通して鰓(えら)で酸素を吸収し，次に食道でエサをとっていた．しかし，魚のうち陸上生活をするようになったものは，鰓呼吸から肺呼吸に転換しなければならなくなった．そのため，食道に行くエサと肺に行く空気を分ける必要がでてきた．そこで喉頭と呼ばれる一種の「弁」ができたのである（**図 4.2**(a)）．その弁は，呼吸時には気管

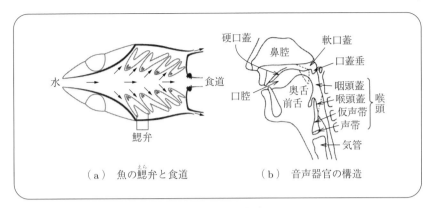

図 4.2 喉頭の発達

支側に開き，食事のときには食道側に開く嚥下（swallowing）機能を持つようになった．更に，頭を脊椎で支える2足歩行になってから，口の中の空間が広くなり，その空間で舌の形を自由に変えながら動かせるようになった．そのおかげで，喉頭内で作られた音源が口から放射されるまでにさまざまな共振を受け，多様な音色や音声を作り出せるようになった．ややこしい構造にはなったものの，結果的に弁の開閉をするための筋肉の一部が，声帯という音源を作る重要な器官を生み出すことになった（図 (b)）．喉頭の**ラリンクス**（larynx）という呼称の語源はギリシャ語では larugx（$\lambda\alpha\rho\nu\gamma\xi$：叫ぶ），ラテン語では lurcare（むさぼり食う）であり，喉頭は古くより音声と嚥下にかかわる器官として認識されていた．

一方，音声を出す動物は無数に存在するが，多くの場合，声で言葉を伝えるというよりは，その声のリズム，韻律，音色などに意味を込めている．実際，ヒトと類似するチンパンジーにいくら言葉を教えてもヒトのようには話すことができない．これは，大脳左半球にある言語中枢がヒトのように高度に進化しなかったことによる．そして，その言語中枢の機能を十分に発揮できるような高度な音声器官が発達したことがヒトとほかの動物とを分ける大きな要因となっている．

ヒトの音声器官は，呼気を喉頭に送り出す**肺**と，その呼気を原音に変換する喉頭，及び喉頭から口唇までの**声道**（vocal tract）の三つからなる．喉頭は**気管**（trachea）と**食道**（esophagus）を分ける弁（喉頭蓋），裏声に関係するといわれている仮声帯，及び呼気流を喉頭原音にするための声帯からなる（図 (b)）．声道は喉頭から咽頭を経て**鼻腔**（nasal cavity）と**口腔**（oral cavity）に分かれるので，喉頭の原音は口唇と鼻から発せられる．

発声に至るまでの過程は，まず第1の段階として，吸気により肺と胸郭が拡大し，その弾性復元力により呼気圧が生じる．発声時には，呼吸筋により呼気圧の調節が常に行われるので，能動的な力も働く．ここで生成された呼気流は直流的なエネルギーであるが，喉頭内の声帯が高速に開閉することにより交流的な音響エネルギーに変換され，それが**喉頭原音**となる．

声帯は弾力に富んだ組織で，各種の筋肉で随意的にその張力と弾性，厚みや長さ，更には左右の声帯の開閉度が調節される．喉頭がんなどで喉頭を摘出すると，声帯を制御する精緻な機能も失われるので，新たな**代用発声法**（vocalization substitutes）を獲得しても元の声を取り戻すのは容易ではない．

第2の段階である喉頭原音の生成過程では，まず，発声前に閉じていた声帯に呼気圧（**声門下圧**）が加わり，声帯が広げられる．広げられた左右の声帯間に呼気が流れ，そこでベルヌーイの定理（Bernoulli principle）に基づいて気圧が下がり，左右の声帯は再び閉じる．この声帯の開閉が繰り返されて声帯振動が持続する．声帯の振動数すなわち声の高さ（ピッチ）は，主として声帯の張力を変えることによって調節される．なお，声帯の開閉による呼気流の断続で生じる喉頭原音を**パフ音**（puff sound）と呼ぶ．断続する気流を体積量に変換してグラフにすると，三角形状の波形になる．ここで呼気量を多くすると，流れる体積量が増えるため大きな声になる．一方，声帯筋を緊張させると声帯間を流れる体積流の断続が速くなって高い声になる．しかし，大きな声でも高い声でも体積流の波形すなわち喉頭原音の波形はほぼ三角波状のままである．

第3の段階は，喉頭原音が声道を通って外に放射されるまでに起きる共振である．共振で強められた成分を**ホルマント**（formant）と呼び，共振時の周波数をホルマント周波数という．舌の位置や口の開き方で，声道内ではさまざまな共振が起きるが，そのうち低い周波数から2，3個のホルマントが母音を作るうえで重要になる．

4.1.2　声道における音の共振

図4.3に示すように，喉頭から唇までを長さL（17 cm）の円筒管とみなすと，どの周波数で共振が生じるかが分かりやすい．いうまでもなく音波の「腹」の部分（疎密波の密の部分）がちょうど出口にあると大きな音が放出され，共振の状態になる．まず，入力音の波長の1/4のところが円筒管の出口にあたるときに共振になるので，円筒長（L）の4倍の波長

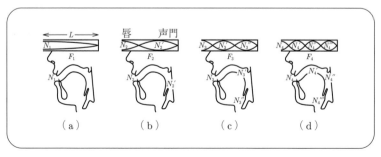

図4.3　声道における共鳴とホルマント周波数

($\lambda = 4L$) を持つ音が共振音となる (図 (a)). 音速 (c) を $340\,\mathrm{m/s}$ とすると, $c = f\lambda$ の関係 ($340\,\mathrm{m/s} = f \times (17 \times 4\,\mathrm{cm})$) から f は $500\,\mathrm{Hz}$ となり, これが最も低い共振周波数 (F_1) となる. 更に, 入口での音の周波数が F_1 の 3 倍になっても出口に腹がくるので, $1\,500\,\mathrm{Hz}$ でも共振が起きる (図 (b)). この円筒管を声道とみなすと共振成分はホルマントに相当し, $500\,\mathrm{Hz}$, $1\,500\,\mathrm{Hz}$, $2\,500\,\mathrm{Hz}$ はそれぞれ第 1, 第 2, 第 3 ホルマント周波数 (F_1, F_2, F_3) に対応する. ただし, 共振周波数は空気中で伝わる音の速度 (c) にも依存しているので, 空気の重さの違いによっても変わる.

声帯から出る三角波状の原音は基音と多数の倍音からなるスペクトル (図 4.4 (c)) で表すと, **音声スペクトル** (図 (e)) は**音源スペクトル** (図 (c)) と**声道伝達特性** (図 (d)) の掛け算で得られる. ここで, 声道の場合は円筒管に比べると形状が複雑であり, 特に F_1 と F_2 は声道形状に大きく依存して変化する. 例えば, 母音/i/の場合には F_1 は約 $0.25\,\mathrm{kHz}$, F_2 は約 $2\,\mathrm{kHz}$ になるが, 母音/a/の場合にはそれぞれ約 $0.7\,\mathrm{kHz}$ と約 $1\,\mathrm{kHz}$ というように母音によって F_1 と F_2 は変わる. ここで, F_1 はおもに口の開きの大きさに依存し, 口の開きが小さい「狭い母音」の/i/や/u/では F_1 は低く, 口の開きが大きい「広い母音」の/a/では高くなる. 一方, F_2 はおもに舌の位置 (口腔内の舌の一番高い所) に依存し, F_2 は舌の位置が口腔内の奥にある**後舌母音**の/u/や/o/では低く, 舌の位置が手前にある**前舌母音**の/i/や/e/では高くなる.

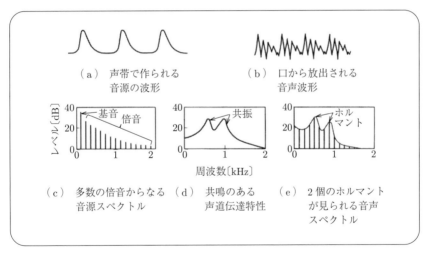

図 4.4 声帯で作られる音源スペクトル (図 (c)) は共鳴のある声道 (図 (d)) を経てホルマントのある母音スペクトル (図 (e)) となる

F_1 を横軸に F_2 を縦軸にとって日本語 5 母音がどこに位置するかを調べると, 図 4.5 (a) に示すようにほぼ三角形の上にのる.

グンナー・ファント (Gunner Fant) は, 母音を出しているときの舌の位置を X 線写真で求め, X 線写真の上にプロットした結果から, 舌の位置はほぼ三角形の上にのることを示し

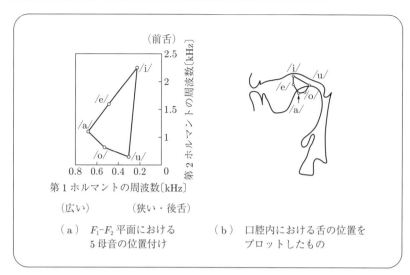

図 4.5 第 1，第 2 ホルマントの周波数と舌の位置

ている（図 (b)）．また，その三角形を 60° 右に回転すると F_1–F_2 面上の三角形にほぼ重なることを示し，F_1 と F_2 と舌の位置の密接な関係を明らかにした．更に，声道形状から音声波形を計算する理論を展開し，現在の**音声合成法**（speech synthesys）の基礎を築いた．なお，F_3 以上のホルマントは**声質**の違いや個人差が反映したものであり，声道形状による変化は小さいので，F_1 と F_2 で母音の種類が決定付けられるといえる．

4.1.3 声道断面積と音声波形

声道形状と音声波形の関係について理解を深めるために，**図 4.6**(a) に示すように，声道を断面積の異なる円盤状の円筒管が等間隔で連なった音響管で近似して考える．入口（声帯側）から入った音波が断面積の変化するところで反射したり透過したりして出口（唇側）から放射する音波を音声とみなすことができる．この**音響管モデル**を利用して，声道形状と音声波形が 1 対 1 対応になっていることを示す．ここで円盤状の管が 12 個ほど連なっているとし，この中の n 番目の円盤とそれに接続する $n+1$ 番目の断面積を A_n，A_{n+1} とする．音波は断面積の変化するところでその一部が反射する．そのときの反射係数 α_n は

$$\alpha_n = \frac{A_n - A_{n+1}}{A_n + A_{n+1}} \tag{4.1}$$

で表される．図のように，n と $n+1$ のところでは，左側から入ってきた音は透過する成分（F_{np}）と反射する成分（F_{nr}）に分かれ，更に右側から戻ってきた音も透過する成分（$B_{n+1,p}$）と反射する（$B_{n+1,r}$）に分かれる．反射係数 α_n で表現して式を整理すると

4.1 発話支援のための音声生成方式   93

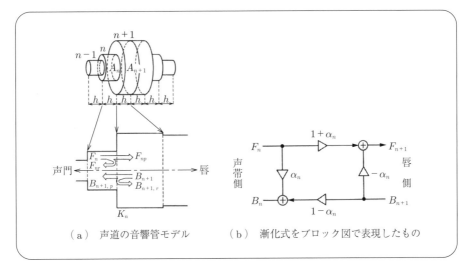

図 4.6 声道のモデル化

$$\left.\begin{array}{l} F_{n+1} = F_{n,p} + B_{n+1,r} = (1-\alpha_n)F_n + \alpha_n B_{n+1} \\ B_{n+1} = F_{n,r} + B_{n+1,p} = \alpha_n F_{n+1} + (1-\alpha_n)B_{n+1} \end{array}\right\} \quad (4.2)$$

のようになる．これは一種の漸化式であるのでブロック図 (b) のように表現できる．左側からの入力波形が分かっていれば，反射係数 α_n から漸次的計算により右側から放射される出力波形が求められる．言い換えれば，声帯波形と α_n から音声波形を予測でき，逆に，音声波形から α_n を求めると式 (4.1) から**声道断面積** A_n が計算される．

ただし，実際の声道では，入力端の声門と出力端の唇では音波の反射の様子が複雑になるので，それらを単純な音響管だけでは表現できない．詳細な計測により入力端では約 $-12\,\mathrm{dB/oct}$ の特性を持つ**声門インピーダンス**が関わり，出力端では，約 $6\,\mathrm{dB/oct}$ の特性を持つ**放射インピーダンス**が関わることが分かっている．そのため，唇から放射される音声波形は約 $-6\,\mathrm{dB/oct}$ で減衰しているので，実際の音声波形に近づけるためには，音響管モデルから得られる出力波形を $-6\,\mathrm{dB/oct}$ のローパスフィルタで処理する必要がある．

4.1.4　線形予測法と音声パラメータ

声道は一種の音響フィルタであるので，入力が声帯音源で出力が音声になる**ディジタルフィルタ**で表現することができる．ディジタルフィルタとすると，n 時点のサンプリングデータ s_n は p 時点までさかのぼった過去のサンプリングデータ s_{n-p} に重み a_p を掛けながら加算することで音声波形を予測できる．重み a_p は **LPC 係数** (linear prediction coefficient) と呼ばれる．言い方を変えれば，LPC 係数 a_p は入力をパルスと仮定したときに，出力が母音

の波形になるようなディジタルフィルタの係数であり,前述の α_n と同様な音声パラメータとなる.LPC係数 a_p の求め方の詳細は省略するが,予測されるデータ $\hat{s}_n$(式(4.3))と実際のデータ s_n との誤差 E が最小になるような値として算出される.

$$\hat{s}_n = -(a_1 s_{n-1} + a_2 s_{n-2} + \cdots + a_p s_{n-p}) \tag{4.3}$$

音声波形にはいくつかの共振があるので,それから求めたLPC係数は共振フィルタの係数でもあり,LPC係数とホルマント周波数とは密接な関係がある.LPC係数の次数が小さいと,予測値から得られる波形(図4.7(a))のスペクトルは音声スペクトルの概略すなわち**スペクトル包絡**になり,適当な値でホルマント周波数とスペクトル包絡のピーク周波数が一致する(図(b)).一般に,音声波形のサンプリング周波数が16 kHzの場合,LPC係数の数は20前後で両者はほぼ一致する.共振周波数の高い女性の場合は,これより2次くらい少ない数が適当とされている.なお,残差波形 $E(t) = s_n - \hat{s}_n$ は喉頭原音に相当し,声質によって異なるので,音声の個人性の情報として使われる.また,残差波形の周期性を計算し,その値で音声の有声・無声を判定したりする.

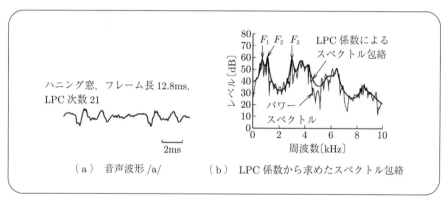

図 4.7

なお,携帯電話の普及に伴い音声分析合成の更なる圧縮方式が求められ,板倉らによって開発された**パーコール**(**PARCOR**:Partial Correlation)方式や,1985年に米国のAT&TのM.R. SchroederとB.S. Atalにより提案された**CELP**(Code Excited Linear Prediction)と呼ばれる音声符号化アルゴリズムが多用されている.CELP方式では,送り手の音声信号をLPC係数などのフィルタ係数と音源情報及び子音を構成する**乱流音**などに分け,格納してあるコードブックから最も近い情報を探索して,そのコードを受け手に送る.受け手側では送り手側と逆の探索や信号処理の過程を経て音声を再現する.

4.1.5 子音の物理的な特徴

子音の多くは声道形状を時間的に変化させて出す音声であり，その変化は母音に至るまでの数十 ms の間で終わる．図 4.8 に示すように，それらは「構音の方法」と「構音の位置」のマトリックス平面に位置付けられる．図には，構音位置の違いによる**時間スペクトルパターン**の概略も示されている．

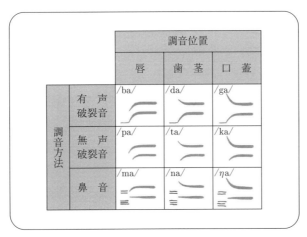

図 4.8 子音（9 個）の構音方法と構音位置をマトリックスに位置付けたときの時間スペクトルパターン

なお，この 9 個以外の子音には，乱流音が長く続く**摩擦子音**（/ʃ/），短時間で終わる**破擦音**（/ts/, /ch/）や母音の移行だけで作られる**半母音**（/y/, /w/）がある．ただし，言語によって子音の作り方は多様であり，日本語音声でも**流音**（/l/），**鼻濁音**（/ŋ/）など特有の子音が使われる．

ただし，子音から母音に至るホルマント遷移部を LPC 係数の時間的な変化に置き換え，更に乱流音を加えることにより，極めて少ないパラメータで子音の波形も合成できる．最近では，強度やピッチを制御することによりいろいろな感情表現を加え，ヒトの声と変わらないほど自然な合成音声を作ることができる．また，声道形状と音声波形を関連付けた手法は，**口形異常**，**不正咬合**，構音障害などの定量的な評価や発音矯正法，更に次に述べる代用発声法にも利用されている．

なお，ヒト以外の多くの動物は自ら出した音をコミュニケーションや感情表現のために利用している．そのなかでも，九官鳥，オーム，インコなどの物まね鳥は声帯に相当する**鳴管**（syrinx）を利用してヒトと極めて似た音声を生成している．後述するように，物まね声の解析研究がヒントとなって，ピッチを変えることができる**電気式人工喉頭**（electro-larynx）などの支援機器が開発されている．

4.2 喉頭摘出者支援のための機器

4.2.1 種々の代用発声法[2)]

喉頭癌などが原因で喉頭を摘出したヒトは，声帯そのものも失い，更に呼吸は喉に開けた気管孔で行うので，そのままでは声を出せなくなる．このような**喉頭摘出者**（laryngectomy）の人数は日本だけで約2万人で，世界では約60万人いるといわれている．その年齢層は，65歳以上の高齢者が多いことから，超高齢社会では医療負担の面からも問題となる．

実際には，喉頭がなくても声道内に声帯の代わりになる音を送り込むことにより，声道形状すなわち共振周波数を変えることができるので，母音や有声子音の多くを表出できるし，舌をうまく使うことでいくつかの無声子音を作り出せる．図4.9に示すように，喉頭原音を新たに作って発声させる**代用発声法**は4種類に大別される．

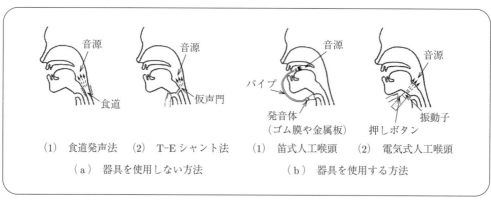

図4.9 種々の代用発声法

図 (a)(1) の**食道発声法**（esophageal speech）は，「げっぷ」をする要領で食道の中に空気をためて，空気を吐き出すときの音を利用する方法であり，図 (a)(2) の **T–E シャント法**は，気管（T：Trachea）と食道（E：Esophagus）の部分に小さなシャントすなわち穴を開けて，呼吸のために喉に開けた**気管孔**（trachea stoma）を指でふさぐことにより空気を食道に送り，食道の一部（新声門）を振動させて音源を作る方式をとる．図 (b)(1) の**笛式人工喉頭**はタピア（Tapia）式人工喉頭とも呼ばれ，気管孔からの呼気で笛を鳴らし，チューブを介して口の中に音を入れる方法である．図 (b)(2) の**電気式人工喉頭**は，顎の下に振動子を押し当てて

振動音を声道内に送り込んで発声する方法である．これらの代用発声法は，音質，訓練の容易さ，衛生面，嗅覚を使えるかどうか，などの面で一長一短があるが，電気式人工喉頭は修得が簡単なことから最近特に使われるようになってきている．ただし，生成された音声はブザー音的であり声質が悪いという問題がある．なお，米国では食道発声法やT–Eシャント法ができる人でも，この電気式人工喉頭を携帯するように指導されている．

現在までに，ドイツ製，イタリア製，米国製のものが広く使われている．日本製としては，セコム製の**マイボイス**や，株式会社電制製の**ユアトーン**などが製品化されている．現在使われているものはすべて片手で使用するタイプで，喉に当てた外部振動子を音源としている．「ユアトーン」は福祉用具の認定を受けており，当事者は自治体から実価格の 80–85％の援助を受けて安価で購入できる．以下では，この人工喉頭を例にして電気機械工学を生かした代用発声法について述べる．

4.2.2　抑揚や揺らぎの出せる人工喉頭

〔1〕抑揚制御型の電気式人工喉頭　　平原らは，1980年の初めに，九官鳥の物まね声がなぜヒトの声らしく自然に聴こえるのかをいろいろな角度から調べた．その中で，**ヘリウム酸素混合気体**中で九官鳥に発声させた音声を分析した結果，第2ホルマントに相当するスペクトルの山は高域にシフトしなかったことから，それは共振によらずに直接「鳴管」から出していることを見いだしている（図 **4.10** (a)）[3]．また，九官鳥の物まね声が人の声のように自然に聴こえる理由の一つに九官鳥はヒトの声の抑揚と揺らぎを極めて忠実にまねしていることを示している（図 (b)）．ここでは，それがヒントになって開発された抑揚制御型の人工喉頭について述べる．

音声の大きさやアクセント，抑揚，リズムは，呼気による音源制御の役割が大きく，また，呼気圧と声の高さ（ピッチ）との相関は 0.9 と極めて高いことが知られている．したがって，喉頭摘出時に喉に開けた「気管孔」からの呼気圧で人工喉頭音源の高さを制御できれば抑揚のある音源を作ることができるし，喉頭摘出前と同じような要領で抑揚を出せるので訓練に時間がかからないことになる．

ただし，呼気で音源の高さを変えるのに，強く息を吐く必要があると，使っているうちに疲れるし，逆に，軽い息で高さが大きく変動するのも使いづらい．上見らは，図 **4.11** (a) に示すような呼気圧制御型の人工喉頭を試作し，喉頭摘出者団体の協力の下で呼気圧（P〔cmH$_2$O〕）からピッチ周波数（f〔Hz〕）に変換する最適な関数 $f = k(P - P_0) + f_0$ を求めている[4]．

評価結果から，呼気圧に対する振動周波数の比を表す最適な傾き（k）は，$k = 25\,\text{Hz/cmH}_2\text{O}$ であり，このときに制御のしやすさ，音声の自然性ともに最適になることが分かった．この

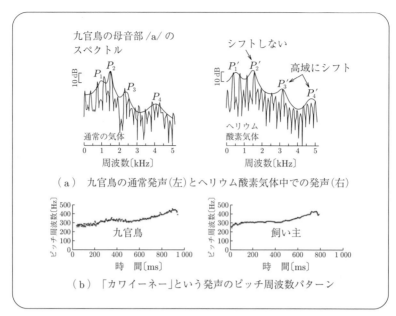

(a) 九官鳥の通常発声(左)とヘリウム酸素気体中での発声(右)

(b) 「カワイーネー」という発声のピッチ周波数パターン

図 4.10　九官鳥とヒトの音声スペクトル，通常発声とヘリウム酸素気体中での発声

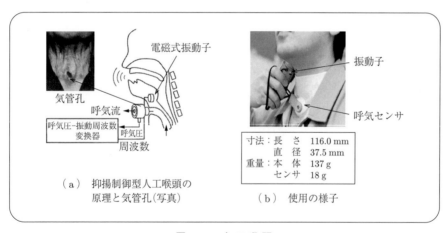

(a) 抑揚制御型人工喉頭の原理と気管孔(写真)　　(b) 使用の様子

図 4.11　人 工 喉 頭

ような基礎研究に基づいて，呼気センサ，本体，振動子が一体となった電気式人工喉頭が開発され，デザインやユーザビリティの何回かの改良を経て製品化されている（図(b)）．

〔2〕**揺らぎ付き電気式人工喉頭**　先に述べた九官鳥の物まね声の分析から，音声波形に含まれるいろいろな**揺らぎ**もその自然性の向上に大きく寄与していると推察されたので，その揺らぎと自然性の関係を調べたうえで，揺らぎを付与した人工喉頭も開発した．青木らは，音声の揺らぎを**振幅揺らぎ**，**ピッチ揺らぎ**及び**波形揺らぎ**に分けて，それらが自然性に寄与する度合を求めている[5]．まず，男性が発声した標準的な母音（図 **4.12** (a)）を基にし

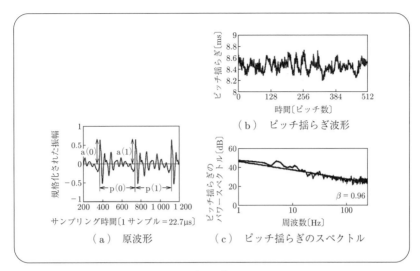

図 4.12　ピッチ揺らぎとそのスペクトル

て，(A) 母音部の 1 波形を繰り返しただけの揺らぎのない音声波形，(B) 振幅揺らぎだけがある波形，(C) ピッチ揺らぎだけがある波形，(D) 波形揺らぎだけがある波形を作成し，それぞれから揺らぎ成分だけを抽出するために

$$(B) - (A), \quad (C) - (A), \quad (D) - (A) \tag{4.4}$$

を算出している（図 (b)）．

図 (c) に例を示すように，三つの揺らぎ波形のスペクトルを求めた結果，いずれも揺らぎ周波数と揺らぎ振幅の関係は $1/f^\beta$（β は 1～2）になった．更に，一つの揺らぎだけがある波形を $1/f^\beta$ を基にして合成し，それらの音声の自然性が「すべての揺らぎあり a」から「まったく揺らぎなし b」のどこに位置するかを心理物理実験の一対比較法で求め，自然性を軸とした距離に変換している．その結果，男声，女声ともに波形揺らぎを付与したもの e が最も原音声に近く，次にピッチ揺らぎで，振幅揺らぎは自然性にあまり寄与していないことが分かった（図 4.13）．

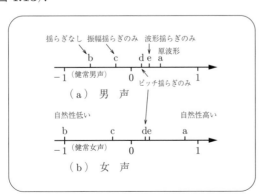

図 4.13　各種揺らぎの自然性

現在，前述の電気式人工喉頭にピッチ揺らぎを付与できるようにしたものが，改良型（ユアトーン II）として販売されている．

〔3〕 **ハンズフリー型電気式人工喉頭**　一方では，手術痕の大きさによっては「呼気センサが使えない」，装置を手で持つので「仕事をしながら使えない」など，使用者からの改良の要望が多い．従来から，手を束縛しない**ハンズフリー型**としては，装置を入れ歯の中に組み込んだり，頸部に埋め込んだりするものなど多くの提案があるが，実用に供し広く普及しているものはない．

これらの過去の問題を踏まえて，橋場，藪らは，首に装着したバンドに振動子，呼気センサ，マイクロホン及びスピーカを一体化したハンズフリー型人工喉頭を開発している（図 **4.14**(b))[6])．ここで，首バンドとしては形状記憶型樹脂を利用し（図 (a)），図中に示したようにバンドの弾性力のベクトルを考慮して首に負担が掛からないようにしながら，個人による首の大きさや形状の違いに合わせられるようにした．

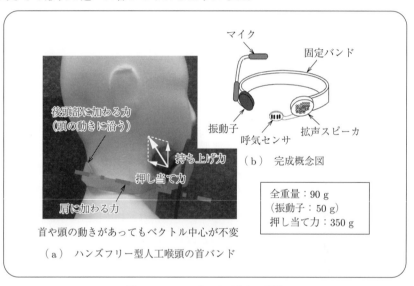

図 **4.14**　ハンズフリー型人工喉頭

ただし，ハンズフリーにすると，振動子を強く首に押し付けられないので音量が小さくなるため，同時に拡声器を開発している．ここで，口元の音だけを検出するような双指向性の「8 の字特性」のマイクロホンを利用し，また，ハウリングが生じないように工夫した実用器を試作している．

なお，関らは，声の高さを制御するのに胸から舌につながる「胸骨舌骨筋」の筋電位を使っても抑揚制御ができることを利用して，埋込み型人工喉頭を試作したことがある[7])．筋電によるピッチ制御は訓練を要し，ばらつきも大きかったが，将来は，呼気センサや振動子を喉に埋め込んで機能するような埋込み型人工喉頭に発展する可能性がある．

〔4〕 **不正咬合の治療評価**　歯並びや口腔の形状異常により発音が不明瞭になることがあるが，筆者らは歯学分野との共同により，その外科的治療や補助具による音質改善の評価方法を開発したことがある．口蓋と口唇が完全にはふさがらない**口唇口蓋裂**（cleft-lip palate）の患者は鼻から声が漏れて一種の**鼻音化成分**（F_n）が現れ，発音が不明瞭になる．多くは亀裂部位を手術でふさぐことで治るが，根治しない場合には**スピーチエイド**（speech aid）と呼ばれる「パッチ」（図 4.15(a)）を亀裂部に貼って音漏れを防ぐ．

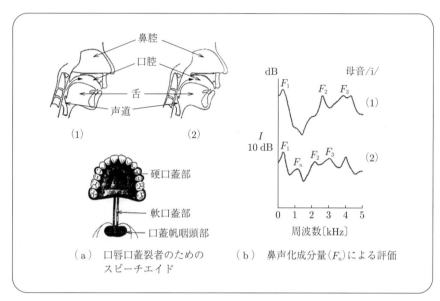

図 4.15　不正咬合の治療効果の評価例

今井らは，スピーチエイドがどの程度の効果があったかを，鼻音化成分（F_n）の量を定量化することにより評価し，術前に多く現れていた F_n（図(b)(2)）が術後に明らかに減少することを確かめている[8]（図(b)(1)）．更に，**反対咬合**と呼ばれる不正咬合の患者は摩擦音/ʃ/で音漏れが生じやすいため，発音が不明瞭になる場合がある．このような患者には下顎を削るという手術を施すことがあるが，術後の効果を定量的に評価するのにも音声処理技術が使われた．近年では，猪原らが行った，CT と 3D プリンタにより口腔形状を作成する研究などがあるが[9]，その後，歯科学領域に工学技術を生かす試みはあまり見当らない．**吃音**（stuttering）などの発声障害の支援とも関係し，今後はもっと歯-工連携研究が進められてもよいであろう．

4.2.3　構音障害・発話失行者用の音声生成器

一方，声帯音源は正常に生成できるが，神経疾患や奇形などにより舌，唇，顎など音声器官の制御がうまくいかない「**構音障害**」，及び脳血管障害などで**発話失行**（ブローカ失語）に

なった**失語症**（aphasia）に対しては，別のアプローチでそれらを支援しなければならない．従来から，筆談のようにタブレットをペンでなぞったり，キーボードでテキストを入力したり，更にタブレット上の絵文字に触れたりすることにより，音声を生成させるという方式がとられている．しかし，感情表現が難しいとか実時間でないので会話には向かないなどの問題点があった．

ところで，ある**腹話術師**（ventriloquist）は従来生成が困難とされてきた/p/, /b/, /m/行の子音を出せることで注目されているが，筆者らはその腹話術発声における舌の動きを分析した結果からいくつかのことを明らかにしている[10]．例えば，図 **4.16** に示すように，通常，音声/ta/の/a/の出だし部分を腹話術音声/pa/の/a/に 1 波形ずつ置き換えると，3–4 波形を置き換えただけで/pa/に知覚されるようになることを見いだしている．このことから「舌の動き」すなわち**ホルマント遷移**が子音の知覚を決定付けていることが確認される．この腹話術発声をヒントに，藪らは，舌の動きを「指の動きに」置き換えて，任意の音声を生成できる装置を開発している[11]．

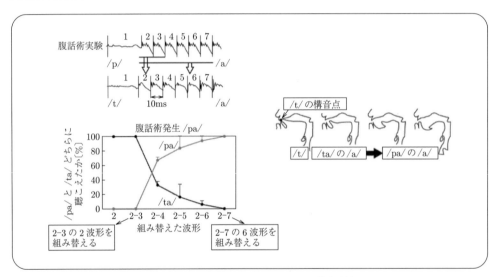

図 **4.16** 腹話術発声における/pa/の構音方法

本方式では，まず，PC に付属するタッチパッド上に母音の第 1 ホルマント周波数（F_1）を横軸に，第 2 ホルマント周波数（F_2）を縦軸に割り当て（図 **4.17**），タッチパッド上の F_1–F_2 平面を指やペンでなぞることにより，音声合成ソフトの「舌の位置」に相当するパラメータを制御できるようにした．

タッチパッドに表示されている/i/, /e/, /a/, /o/, /u/に触れることで日本語母音を生成でき，/i/から/a/に指を触れながら動かすと/ya/の半母音を生成できる．半母音以外の子音でも，腹話術音声のように，ホルマント遷移の変化の仕方だけで多くの子音を生成できる

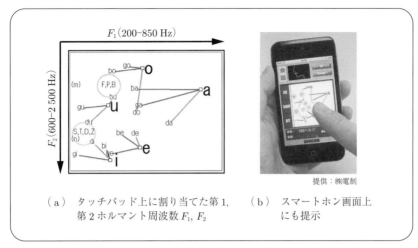

(a) タッチパッド上に割り当てた第1，第2ホルマント周波数 F_1, F_2
(b) スマートホン画面上にも提示

図 4.17　スマートホンによる音声生成器「ゆびで話そう」
（iPhone のアプリ）

ようにした．従来から，F_2 の変化が子音の開始部分の F_2 を逆にたどるとある1点に収束するという **ローカス理論** などが提唱されていた．藪らは，この理論を基に，F_1 成分も取り入れた「拡張型ローカス理論モデル」を提案し，そのローカスをなぞることでより本来の子音に近い音を合成することを試みた．

　拡張モデルに従い，タブレット平面に母音からのベクトルを「導線」として描き，それを指でなぞることで，より自然な子音を生成できるようにしている．図 4.17 は導線も加えたタブレット平面図である．更に摩擦音や破裂音の音源となる乱流音を組み込み，**図 4.18** に示すようなアルゴリズムを PC 上で実現した．

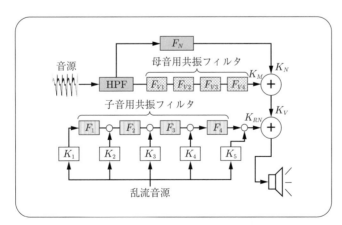

図 4.18　乱流音源を付加した音声生成器の構成図

　本方式を使って短時間（数十分）訓練すると，摩擦音を含む自然な音声が生成されるとともに，抑揚の制御機能も加えると，笑ったり歌ったりすることもできる．更に，以上の音声

生成プログラムをスマートホン上でも使えるようにし，そのアプリケーションソフト（アプリ名「ゆびで話そう」）を製品化した．現在，このソフトが構音障害や失語症などにどこまで有用かを調べているとともに，エンターテインメントとしての音声楽器に生かす道を探っている．

4.3 聴覚障害支援のための音声技術

中途失聴者にとっては，**手話**（sign language）や**読話**（lip reading）などおもに先天的な重度難聴者が使っている言語手段を覚えるのはたいへんな努力が要る．したがって，音声を文字にして見せる筆談やそれを代行するような音声認識装置が役に立つ．音声が文字として提示されれば，それから記憶している音声言語を惹起させることができるからである．ただし，音声言語の概念を獲得する以前に失聴した先天性の場合には，脳の中に音声情報の記憶やそれによって構築される言語体系も有効に活用することはできない．そのため，言葉の組合せによる抽象的な思考をすることが難しくなり，**9歳の壁**といわれるように，9歳程度の思考能力で止まってしまう恐れがあった．現在は，それを超えるための教育方法が採られている．いずれにしても，すべての聴覚障害者に対して，音声をそのまま文字にして与える方法がよいかというと，そう簡単なことでもない．本節の前半では，音声を視覚的なパターンに変換する方法について述べ，後半では聴覚障害者用の音声字幕方式について述べる．

4.3.1 音声情報の視覚提示

音声認識技術の研究とは別に，古くから音声を目で見えるパターンに変換して，聴覚障害者の発声訓練や音声認識の補助として利用しようという研究が行われていた．音声を視覚パターンにして提示するアプローチでは，いうまでもなく視覚の情報受容能力が大きいことに期待している．確かに視覚は指先などの限られた触覚に比べると，時間分解能は劣るものの，2次元あるいは3次元画像として情報を受容する能力は桁違いに大きい．視覚を有効活用するためには，時間的に変化する情報を電光掲示板のように，2次元的な情報に変換して直観的に見せる方法がとられる．

1947年にポッター（R. Potter）らによって考案された**ビジブルスピーチ**（visible speech），

すなわち音声の時間スペクトログラム（声紋）を利用することが提案されていた[12]．ところが，いく人かの研究者によって，視覚は聴覚に存在する音声解読機構のようなものが欠如していることから，音声スペクトログラムは，いかに画像的加工を施そうと，また，いかに熱心に訓練を行おうと本質的に読めないだろうと指摘されている[13]．このような論争が続いている中で，ビジブルスピーチの研究は，音声の特徴となる成分，例えば/n/，/m/のような鼻音成分や/s/，/ʃ/のような摩擦音成分などだけを抽出し，識別しやすいパターンに変換して見せるディスプレイなど，支援方式は形態を変えて進められた．

また，視覚を利用する方法は，舌，顎，唇などの正しい動きを教えるための発声・発話訓練に発展していった．米国のMITでは，ヘレン・ケラーの音声取得法に着目し，話し手の口元に取り付けたセンサで唇，鼻，喉からの情報を検出し，それを視覚で分かるようなパターンに変換して見せる**タドマ法**（TADOMA method）を開発している．眼鏡の縁に8の字型にLEDディスプレイを付けて，検出した音声の特徴要素でLEDを点滅させる**アプトン眼鏡**（Apton glasses）なども開発され（図 **4.19**(a)），読話と併用して使用された．日本では，似鳥らが，1音1音区切って話した単音節音声を自動認識によりかな文字にし，更に日本語ワープロで漢字混じり文に変換する**単音節音声タイプライタ**を開発し，しばらく印刷会社などで使われた[14),15)]．更に，それとウェアラブル眼鏡ディスプレイを接続して，話者の口元に認識された文字を移す機器を開発したことがある（図(b)）．1980年半ばの頃は，眼鏡ディスプレイは高価であったので実用には至らなかったが，最近は，高解像度のものが安価で手に入るようになったことから，これらの表示方式の実用性は高くなっている．

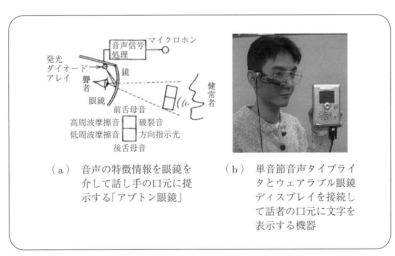

図 **4.19** 音声情報を話者の口元に表示する眼鏡ディスプレイ

一方，日本では古くから，渡邊，上田らによって，目の錯視を利用して，視覚でもセグメンテーションがしやすくなるように工夫した一種のビジブルスピーチが提案されていた[16]．

方式としては，音声中の第1から第3ホルマント周波数を「3原色」に変換し，ホルマント情報を画面の下から上へ流れるように提示する．すると，**対比効果**（contract effect）により色が変化する中間のところが強調され，例えば/ai/では/a/と/i/が分離して見えるという効果が得られる（図 **4.20**）．評価実験から，3母音連鎖を読み取らせたところ初期の段階でも数回の学習で98%の認識率が得られたと報告されている．この方式はその後も改良されており，発音訓練のフィードバックを得たり，訓練結果の評価に利用されたりしている．

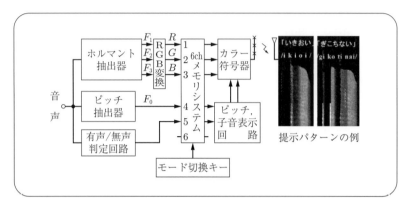

図 **4.20** 目の対比効果を利用した音声視覚表示

手話や読話は一種の動画であることを考えると，情報変換の仕方しだいでは視覚による聴覚代行の道は十分にあるといえる．更に，このような技術の延長として，VR分野で開発された眼鏡型のウェアラブルディスプレイを利用して，音色，音楽，音源方向を視覚に提示できれば，音声ばかりでなく警報音など環境の音を知らせることができるし，音楽を目で楽しむという道も開かれるかもしれない．

なお，本書では詳しくは述べないが，手話の認識・合成の研究も盛んに行われ，**手話工学**という分野も生まれている．ただし，手話の認識といっても，手の動きだけでなく顔の表情や口唇の動きが重要な情報になっていること，しかもセグメンテーションをどうするかという難題もあり，そう簡単にはいかない．手話合成については，人間の類推機能を期待できるので，認識に比べると実現性が高い．その意味では，NHK放送技術研究所が取り組んでいるように，テレビ放送などで利用する価値がある．今後は，手話の研究は**ジェスチャー認識・合成**という形で，ヒューマンインタフェースの一つとして発展していくものと思われる．

4.3.2　音声認識技術の利用

聴覚障害者が獲得した「読話」は，極めて少ない情報からでも意味を類推する能力といえる．したがって，誤変換の多い不完全な音声認識技術でも，この類推機能が働くように認識

結果を提示することによって，言葉の理解に十分に役に立つ．このような観点で音声認識技術を聴覚障害支援に生かす研究も古くからあった．

音声認識は極めて多様な手法が提案されていたが，1960年代の後半には，発声時間長の伸縮を正規化する **DP**（Dynamic Programming）**マッチング法**が考案され，単語単位ではあるが認識精度は大きく向上した．ところが，1980年代になって，大量の音声データが手軽に扱えるようになり，音声をベイズの定理（Bayes' theorem）などの統計的手法で認識する方法が主流になってきた．その枠組みに登場したのが隠れマルコフモデル（**HMM**：Hidden Markov Model）であった．最近は自然言語処理に関する「人工知能」とも結び付いて，障害者・高齢者のコミュニケーション支援にふさわしい機能を備えてきている．談話室の「HMMのアルゴリズム」で述べているように，HMMを有効に使ううえで，いかに正確な**音素モデル**や**言語モデル**を構築するかが重要になる．すなわち，例文となる文章データの数が多いほど音素モデルや言語モデルはより精巧になるので，文章データの数とともに認識率も向上することになる．

近年はインターネットなどで集めた文章データが膨大になり，いわゆる**ビッグデータ**として利用されるようになったので，これを使うことによって各種のモデルが正確になり，認識結果の精度を大幅に高めることができるようになった．それを利用した方法は既にスマートホンのアプリケーションソフト（アプリ）として提供されている．また，認識結果の意味が分からなかったとしても，対話形式で聞き直すことで正しい文章や，そこに含まれている意味や感情などを引き出すことができる．更に，最近のディープラーニング（深層学習）に代表される人工知能による**自然言語処理**の技術を使うことで認識精度は上がっており，曖昧な会話音声による対話などにも対応できるようになっている．このような音声認識技術の進歩により，聴覚障害者支援の方法も大きく変わろうとしている．

☕ 談 話 室 ☕

HMMのアルゴリズム　　一般的なHMMのアルゴリズムを図4.21に示す．一般に，音声パラメータとしては，音声波形を20–30 msの素片に10–20 msずつずらしながら分割し，その中にある13個ほどのLPC係数などの音声パラメータを利用する．30 ms程度の短時間の素片で見た場合，その範囲ではスペクトラム包絡も時間変化がない定常的な信号とみなすことができる．また，現時点tの音声素片（O_t）の候補となる状態（$S_{n,t}$）と1時点前の音声素片（O_{t-1}）の候補となる状態（$S_{n,t-1}$）との間には関連性があることから，音声系列は「現時点の状態は1時点前の状態から確率的に定まる系列」すなわち**マルコフ過程**（Markov process）であると仮定する．実際，音声は構音器官の動きの制約

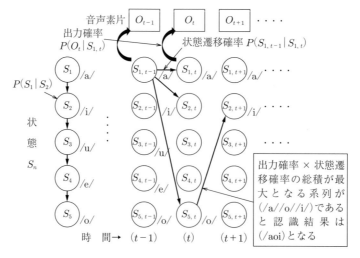

(a) HMMの原理　　(b) 音素が繰り返した場合一つの音素に集約する様子

図 4.21　HMM のアルゴリズム

により，急激な変化が生じることがないので，30 ms おきに求めた音声素片や状態 S_n の間にはマルコフ性があるといえる．このように音声系列はマルコフ過程であるという前提のもとで築いた音声認識を **HMM 認識方式** と呼ぶ．ここで，一つ前の状態 $S_{n,t-1}$ からいまの状態 $S_{n,t}$ に移る確率（**状態遷移確率**）$P(S_{n,t}|S_{n,t-1})$ は多くのデータからあらかじめ定めておく必要がある．

図 (a) に，HMM の原理を理解しやすくするために，この状態 S_n は日本語 5 母音 /a/, /i/, /u/, /e/, /o/ のいずれかとして図示した．ある状態結果が S_n (/a/, /i/, /u/, /e/, /o/) であったときに，それが素片 O_t である確率すなわち**出力確率**は $P(O_t|/a/)$, $P(O_t|/i/)$, $P(O_t|/u/)$, $P(O_t|/e/)$, $P(O_t|/o/)$ の五つになる．この出力確率の大きいものが t 時点で認識される状態（S_n）である可能性が高いことになる．しかし，一つ前の音素 $S_{n,t-1}$ から現時点の音素 $S_{n,t}$ になる状態遷移確率 $P(S_{n,t}|S_{n,t-1})$ が小さいと，認識結果は S_n でない可能性がある．そのため状態遷移確率 $P(S_{n,t}|S_{n,t-1})$ は事前のデータベースから調べておき，それと各出力確率の積を求める．図の場合，この積は全部で 25 個となるが，HMM ではこの中から最も大きい値を持つ音素を認識結果としている．

音声素片が一つの場合にはこのように認識結果が特定されるが，実際には，音素は多数つながっている．この場合，音声素片ごとに認識結果を特定しないで，この時点の（出力確率 × 状態遷移確率）を求めておく．そして，同様に次の時点の（出力確率 × 状態遷移確率）を次々に求めて，この積の合計を求める．この合計が最大となるときにたどった音素系列（例えば，/a/→/o/→/i/）をもって認識結果（/aoi/）とする．

このような総当り的な計算は膨大になるので，それを音素単位にまとめ時間的に圧縮しながら音素間の状態遷移確率（例えば/a/から/i/に移る確率）を利用することにより，計算の簡略化を図る．音素間の状態遷移確率はあらかじめ多くのデータから求めておき「音素モデル」として格納しておく．また，音素列である単語や助詞などの**形態素単位**にまとめて，それらの間の状態遷移確率（例えば，「私」から「が」に移る確率）を利用して計算を簡略化する．形態素間の状態遷移確率もあらかじめ多くのデータから求めておき「言語モデル」として格納しておく．したがって，文章データの数が多いほど音素モデルや言語モデルはより精巧になるので，文章データの数とともに認識率も向上することになる．更には音素モデルや言語モデルと同様に「文構造」，「意味」，「文脈」，「場面」，「感情」に関するモデルを作ることにより，認識精度も上がる．

日本語文字は脳の中で音声に変えてから理解する**表音文字**と音声に置き換えなくてもいきなり意味が伝わってくる**表意文字**すなわち漢字を併用しており，同じ発音でも違った意味を持つ「同音異義語」が多い．これらの日本語特有の問題は認識精度を落としているが，この問題も人工知能の進歩により解決されることが期待されている．

4.3.3　音声字幕システム

〔1〕**復唱による音声自動字幕システム**　筆者らは，2002 年に札幌で開かれた障害者インターナショナル世界会議（**DPI**：Disabled Peoples' International）で聴覚障害者のために講演者の声を**復唱**と音声自動認識の組合せによって文字にして見せる**音声自動字幕システム**（automatic caption system）の開発を依頼された．従来，字幕システムでは，話者の音声をキーボードで入力して文字にする「PC 要約筆記」などを利用しているが，音声自動字幕システムで得られた知見は，聴覚障害者や同時通訳者のためのコミュニケーション支援にも生かされるので，少し詳しく述べたい．

DPI は 4 年に 1 度，世界の主要な都市で開かれる国際会議で，109 の国や地域から約 3 000 人が集まる大イベントでもあり，日本では初めての開催であった．当時，不特定話者の音声認識の技術はあまり高くなかったこともあり，話者の声を特定の「復唱者」が復唱してコンピュータに入力することで，結果的に**特定話者音声認識**にするという方法をとった．コンピュータにはあらかじめ復唱者の単語辞書を登録しておき，誤りの修正のたびに単語辞書のみならず音素モデルや言語モデルも自動的に更新されるようにした．この復唱者を介在させる方式は，NHK がスポーツや歌番組などで行っている**リスピーク方式**（re-speak method）と基本的

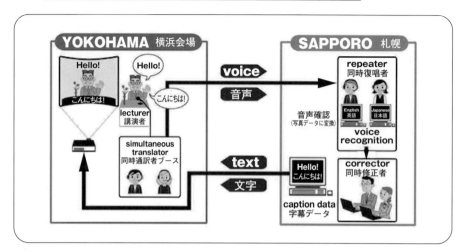

図 4.22 ネットワークを利用した音声字幕システム

には同じ考え方である[17]．図 4.22 に，ネットワークを利用した音声字幕システムを示す．

なお，字幕化は日本語と英語のみとし，日英以外の言語はいったん英語に通訳した．予備試験の復唱者として数名の大学院生（5 名）と放送のアナウンサー学院の生徒（3 名）が加わった．両者で，音声認識の精度を比較したところ，アナウンサー学院生が明らかに高かった．特に，図 4.23 に示すように，話速が速くなるにつれてその傾向が大きくなった．その理由について調べた結果，脳内の音声処理，特に **DAF**（Delayed Auditory Feedback）現象と深く関わっていることが推論された．

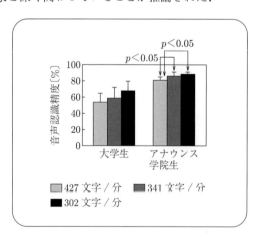

図 4.23 発話速度及び復唱者の違いによる音声認識精度の変化

TV 放送の国際中継では，自分の声が長い回線を伝わってくるうちに遅れて自分の耳に入り，そのため吃音になる場合がある．これを DAF 現象というが，これから逃れるために，アナウンサー学院生は復唱した自分の声はできるだけ聴かないようにして，話者の声に集中する訓練を受けている．この訓練効果が復唱にも大きく関与していると想像される．

図 4.24 に，2001 年に札幌で開かれた DPI プレ大会で日本語と英語を提示したり（図(a)），夕張で開かれた国際映画フェスティバルで更に韓国語と仏語も提示したりした様子を示す．その後，20 回を超える運用を通して，97％の正答率を得るのに要した時間を調べた結果，図 4.25 に例を示すように，英語音声から英語文字が一番速く，英語音声から日本語文字が遅いことが分かった．

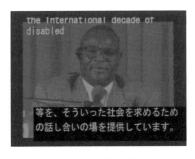 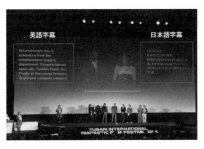

（a） DPI プレ大会　　　　　　（b） 夕張国際映画フェスティバル
　　（2001，札幌）　　　　　　　　　（2004，夕張）

図 4.24　音声字幕提示の様子

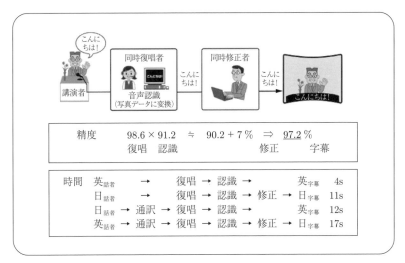

図 4.25　97％の認識率を得るのに要した文字–音声変換時間
（国際ユニバーサルデザイン会議（2002））

以上のような経験を通じて，聴覚障害者に音声字幕方式を適用した場合の特有の課題が浮き彫りにされた．

〔2〕 聴覚障害者の字幕認識の特徴　　黒木らは，更に誤変換のある字幕の認識に読話がどこまで寄与するかを調べた[18]．そのため，①字幕のみ提示，②字幕と一緒に「顔画像」を提示，③字幕と一緒に「口の動き」を提示，の 3 種類の提示方式を作成し，普段，口話法や

手話を使っている聴覚障害者3名（大学生）と，健聴者（大学院修了者，26歳）2名に協力してもらい，文章の認識率を求めた．その結果，「字幕＋口元」の場合に全被験者で文章の認識率が最も高かった．その中で，口話法を使っている聴覚障害者D1の場合は「字幕＋口元」が特に文理解に貢献しており，1秒ほどの「字幕先行」が好まれることが分かった（図4.26(a)）．

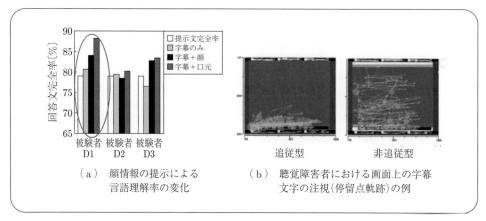

図 4.26　聴覚障害者における字幕の理解と注視の特性

一方，自らが聴覚障害者である中野らは，字幕が下から上へスクロールするようにして提示したときに，眼球運動がどのように変化するかを計測している．そこから注視点を予測した結果，図(b)に例を示すように，聴覚障害者（25から37歳の先天性難聴8名）は上方に大きく広がる「非追従型」が多いことが分かった[19]．

更に，詳細に調べると，健聴者の場合は「，」の場所で停留することが多いが，聴覚障害者ではその傾向が見られなかった．「，」は健聴者にとっては内言語では「間」を置く場所とみなすが，特に先天性の聴覚障害者にとっては内言語を獲得することが難しいので，「間」を置くという意味が分かりづらかったのであろう．「，」のある場所を改行に変えると聴覚障害者は遥かに読み取りやすいと答えた．最近，テレビなどで字幕を付けるのは当たり前のように身近になってきているが，健聴者と聴覚障害者とでは字幕の読取り方に違いがあるので，このことを考慮した提示方法をとるべきであろう．

〔3〕実用化・ビジネス化に向けて　音声字幕システムは，インターネットがあれば講演者，通訳者，復唱者やPC要約筆記者などの支援者及び聴衆がどこにいても字幕化できることを意味している．したがって，支援者が家にいてもよいことから，支援そのものが在宅ビジネスになり，外に出ることの少ない障害者の新しい雇用につながる可能性も出てくる．

実際，三好らは，音声認識技術の代わりにPC要約筆記を活用して聴覚障害者が受ける授業の補助として活用し，その有用性を実証するとともに[20]，「PEPネット」と呼ばれる音声

字幕システムを実用化している．また，河原らは，国会などで速記の代わりに字幕システムを活用し，高い評価を得ている．前述のように，インターネットから得られる文章のビッグデータと人工知能による推論機能の進歩により音声認識技術は新しい局面を迎えている．更に話者の音声から「感情」を抽出する方法も研究されており，7章で示すように，その研究は認知症者など脳機能障害者の生活を支援するロボットとのコミュニケーションに有効ではないかと期待されている．

4.3.4 高齢化に伴う難聴とその補聴技術

聴こえと音の周波数の関係を表す「聴力形」は多様であり，2章で述べたように，音を振動で伝える中耳などの部位に障害がある**伝音性難聴**（conductive hearing loss）と，受容器や神経系で伝えるところに障害のある**感音性難聴**（sensorineural hearing loss）とでは聴覚補助の仕方が大きく変わる．「感音性難聴」の場合，高音を受け持つ有毛細胞が劣化しやすいことが反映されるため，高齢化とともに高音から難聴になるケースが多い．原理的には，オージオグラムで検査することで聴力形を求め，それの逆周波数特性を持つフィルタとアンプで増幅すれば正常な聴力になると考えられるが，感音性難聴はそのような簡単な問題ではない．

〔1〕 ディジタル補聴器　もう一つの感音性難聴の特徴は，**リクルートメント**（recruitment）という現象がみられることである．音を少しずつ強くしていくと，ある強さから聴こえる音の大きさが急速に増大していき，最後には正常耳と同じ大きさに聴こえるという現象である（**図4.27**(a)）．リクルートメントがあると聴力のダイナミックレンジが狭くなるので，言葉のように弱い音や強い音が混在しているときに，特に聴きづらくなる．そのため，検査語音の強度とその正答率の関係を求める**語音弁別能**（speech articulation）の検査を行う

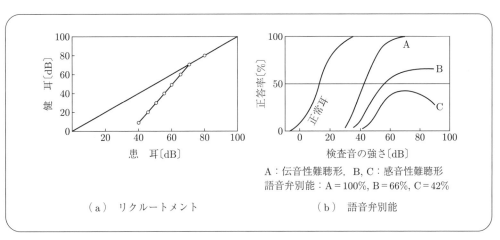

図 4.27　加齢による聴力の低下の例

と,語音明瞭曲線は検査音を大きくしても改善しなかったり,かえって悪くなったりする場合がでてくる(図 (b)).最近のディジタル補聴器は,リクルートメントや語音弁別能の低下を補償する機能も付いており,中程度の難聴の場合にはその特性にフィッティングさせることで日常生活に困らないほどの効果がある.ただし,**老人性難聴**(presbycusis)は,単に聴覚末梢系の機能低下のみならず,中枢における短期記憶能力や言語処理能力の衰えにも関係している可能性がある.

〔2〕 **音声を「ゆっくり」,「はっきり」にする補聴技術** ところで,高齢難聴者と話していると,声を大きくするだけでなく,「ゆっくり」,「はっきり」と話して欲しいといわれる.日立製作所の襴寝らは,高齢者の要望に応えるために「ゆっくり」にする機能を持ったディジタル補聴装置を開発し,**イージーリスナー**という名前で 1994 年に製品化したことがある(**図 4.28** (a))[21].

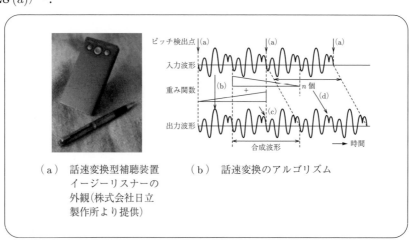

図 4.28 話速変換型補聴装置とそのアルゴリズム

本補聴装置では,時間領域においてピッチ単位の波形加工が施され,ピッチを変えることなく時間的な伸長がなされる.ピッチ単位で音声波形を伸長する方式としては,情報圧縮用に開発された **TDHS**(Time Domain Harmonic Scaling)がよく知られている.本処理はこの TDHS を改良した方式の一つであり,3 種類の伸長率 $e = 1.50$($2 \Rightarrow 3$ ピッチ),$e = 1.33$($3 \Rightarrow 4$ ピッチ),$e = 1.25$($4 \Rightarrow 5$ ピッチ)が得られる(図 (b)).

老人性難聴と診断された 10 人の高齢者に協力してもらい,4 単語からなる無意味な文章の聴き取り試験を行ったところ,聴覚時間分解能の劣る者ほど「ゆっくり」聴かせると誤り率が減少することが分かっている(**図 4.29** (a)).また,人工内耳装着者 5 名に話速変換方式が有効かどうか調べたところ,2 名については話速を遅くするほど音声の聴取りの誤りが顕著に減少した(図 (b)).

その後,NHK 放送技術研究所の宮坂らが中心となって,話速変換技術は声を「ゆっくり」

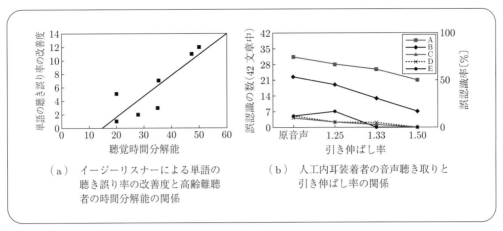

(a) イージーリスナーによる単語の聴き誤り率の改善度と高齢難聴者の時間分解能の関係

(b) 人工内耳装着者の音声聴き取りと引き伸ばし率の関係

図 4.29 話速変換の効果

にして聴くラジオに生かされ[22]，外国語の聴取り訓練のための装置，あるいは発語失行症患者のためのリハビリテーション機器などいろいろな機器に導入されていった．言語機能障害の一つであるウェルニケ失語などにも効果がある可能性がある．

一方，「はっきり」と話した音声を分析してみると，抑揚が強調されている場合が多い．抑揚のような韻律情報は音声の知覚において重要な役割を果たしている．実際，日本語には，同じ読みでも抑揚の違いだけで異なった意味になる単語（例えば，「雨」と「飴」）が極めて多い．陸らは，抑揚すなわち**四声**（four tones）が決定的な役割をする中国語音声を用い，四声を強調することにより感音性難聴者の音声認識精度が上がることを示している[23]．実験では，日本語では/ma/と読むが，四声により意味が変わる四つの漢字「媽（1声）」，「麻（2声）」，「馬（3声）」，「罵（4声）」(図 **4.30**(a))を取り上げ，その抑揚を強調した音声を作成した．すなわち，それぞれのピッチ（F_0）パターンの平均値を求め

$$F_{0\mathrm{new}}(t) = C \times [F_{0\mathrm{orig}}(t) - F_{0\mathrm{mean}}] + F_{0\mathrm{mean}} \tag{4.5}$$

に従って，F_0 パターンを強調したり，弱めたりした．ここで，C は強調率で，C が 1 より大きければ抑揚強調，小さければ抑揚抑制になる（図 (b)）．作成した音声を，中国語を母国語とする 12 人の難聴者について調べた結果，図 **4.31** に示すように，認識率は抑揚を強調するに従って上昇し，しかも難聴が中度（平均聴力損失は約 60 dB）よりも重度 6 名（平均聴力損失は約 80 dB）のほうが強調の効果が大きいことが分かった．日本語音声でも同様の結果が得られているので，「はっきり」と聴かせる方式は，感音性難聴者のためのディジタル補聴方式の一つとして有効であろう．

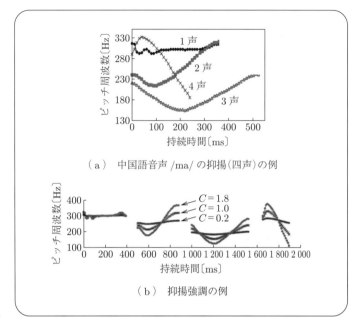

図 4.30 中国語音声の四声とそれを強調した抑揚パターン

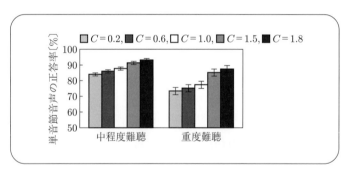

図 4.31 難聴の度合いによる抑揚強調効果の違い

4.4 視覚障害支援

4.4.1 スクリーンリーダとGUI

〔1〕 オプタコンから文字–音声変換器　視覚障害者の触覚による読書器オプタコンが普及して間もなく，米国のカーツエル社が文字を音声にする盲人用読書器を開発し，全米の

おもな図書館に設置した．これは，アルファベットを **OCR**（Optical Character Reader）で読み取り，疑問文や平常文かによって抑揚の付け方を変えたり，話速を自由に設定できたり，男声・女声など音色の選択までできる．

　日本でも通産省工業技術院の製品科学研究所（現：産業技術総合研究所）で，篠原正美らが中心となって，1980年度より5か年計画で，視覚障害者用文字・音声変換システム「盲人音読形文字読取り器に関する研究」の開発が行われた．1984年には，PCで動作する視覚障害者用ワープロが日本で初めて発売され，視覚障害者が独力で漢字仮名混じり文書を書くことが可能となった[24]．更に，パソコンの基本ソフトMS–DOSの画面を音声化する**スクリーンリーダ**（screen reader）のソフトが開発され，ワープロ，データベースなど一般用アプリケーションの一部が視覚障害者にも利用可能となった．

　1980年代後半以降，コンピュータシステムの機能はますます充実し，教育・就労・日常生活の各場面で視覚障害者にとって不可欠な存在となっていった．ところが1990年頃から，コンピュータへアクセスする手段として**グラフィカルユーザインタフェース**（**GUI**：Graphical User Interface）が急速に普及し始め，視覚障害者にとってコンピュータは再び遠い存在になりつつあった．

　〔2〕　**視覚障害者のGUIアクセスに関する従来の方式**　　GUIはウィンドウやアイコンなどの絵記号をマウスで指示するという視覚に偏重した操作体系であり，視覚障害者にとって本質的に使いづらい．その理由として，ポインタを見ながら手でマウスを動かすという視覚と手の協調動作が求められる点などがある．

　一方，欧米では，1990年代前半に視覚障害者のGUI問題に取り組んでおり，米国では**JAWS**と呼ばれるGUI対応スクリーンリーダ製品などが発売された．また，スクリーンリーダはDAISY（Digital Accessible Information System）規格と呼ばれる「アクセシブルな情報システム」の一つとして定着していった．ただし，初期のGUI画面上のオブジェクトについては，アイコンをドラッグしている間は床の上で物をずるずる引きずるような音，ゴミ箱にアイコンを捨てたときは物を落としたような音がするような聴覚または触覚的パターンで表現する手法が提案されていた．また，コンピュータ画面にあるアイコンの位置を，仮想的な3次元音場に提示する方法も提案された．これらはいまもなお最適な提示方法が研究されているが，応答速度の観点から次に述べる「キーボード」入力方式を超えたものにはなっていない．日本語用スクリーンリーダに取り組んだ渡邊が指摘しているように，「視覚障害者にとってコンピュータとは，文字情報によるコミュニケーション手段としての役割が大きい」ので，いくらGUI化が促進されても，この役割を優先すべきであろう．

　〔3〕　**「95リーダ」の開発とGUIアクセス**　　1995年頃，コンピュータのOSとしてウィンドウズ**95**が発売されることが契機となって，筆者は，コンピュータ画面上の文字を音声

にする「スクリーンリーダ」の産学官連携プロジェクトに関わったことがある．試行錯誤の末に，**95 リーダ**という名前のソフトが出来上がり，ベンチャー企業が1台4万円弱で製品化し，3万台ほど売れた．ここでは，**95 リーダ**が世に出るまでの研究経緯を紹介しながら，スクリーンリーダの問題点や将来性について述べる．

　開発の中心的な役割を果たした渡邊は，評価実験に基づいて，キーボードは視覚障害者の入力装置として適していることを確認している[25]．95 リーダでは音声出力に要する時間が全体の操作時間に大きく影響するという考えのもとに，**音声スキップ機能**を提案し，実験に基づいて実証している．音声スキップ機能は全体の操作時間を短くするうえで有用な方法であることを示した．音声出力部では，読上げのスキップ機能以外に，話速変換機能，読上げの言葉づかい，音声の高さ（文字種により変わる），アクセント，また，読みモードとしては，「詳細読み」（例：高は「コウテイノコウ　タカイ」），また，「音訓読み」（例：高は「コドモノコ　タバコノタ」），簡易読み（例：高は「コウ」）などを採用した．95 リーダのシステム構成及び複数の読みのモードを実現する音声合成ドライバを図 **4.32** に示す．

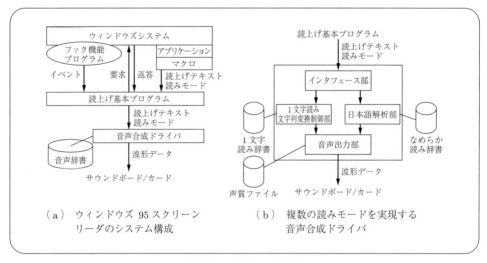

図 **4.32**　95 リーダの構成

　この「95 リーダ」はその後，新しい OS に対応させた製品を出していき，一時期は視覚障害ユーザの8割近くがこれを利用した．その後，いろいろなスクリーンリーダが登場したが，「95 リーダ」の基本的な考え方はいまでも引き継がれている．更に視覚障害ユーザだけでなく，文章の朗読など広範囲にその応用は広がっており，例えば，フォーカストーク（focus talk）という汎用のスクリーンリーダに生かされている．福祉機器は典型的な多品種少量生産であり，また大きな利益につながらないケースが多い中で，「95 リーダ」は付加価値の高い製品を作るうえでの好例となっている．

4.4.2 触覚と聴覚を併用するスクリーンリーダ

〔1〕 視覚障害者の話速の最適・最高速度　このようにスクリーンリーダは進化しながら広く普及したが，情報獲得速度については晴眼者に比べるとはるかに遅いという問題が残されていた．特に晴眼者は視線を動かして高速に視野内の情報を探索し**「読飛ばし」**ができるのに，視覚障害者はキーボードを使って行単位で音声で確認しながら探索しなければならない．自ら盲であった女性研究者の浅川らは，まず，視覚障害者にとって，もっと速い最適な速度があるのではないかと考えた．そこで，音声化された文章の話速だけを高速にし，どの話速で聴き取りやすいかを詳細かつ定量的に調べた[26]．

評価実験では，ランダムに提示された短文の音声を聞いた直後に，それを音声で再現させて正答率を求める**リコールレイト法**（recall rate method）を用いた．学習効果による影響を避けるため，すべて異なる文を用い，また，難易度のばらつきについては，後述の**音素バランス文**を用いることで中立性を保つよう考慮した．

図4.33は，リコールレイトを求めたものであり，縦軸は反復（recall rate）の正答率，横軸は音声速度を**モーラ/分**（モーラは日本語の単音節音声にほぼ相当する）で表したものである．被験者は25–34歳の全盲者であり，AとBはコンピュータ使用歴5年以上の上級者，CとDは5年以内の中級者，E, F, Gは使用歴のない初級者ユーザである．

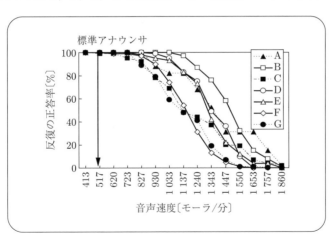

図 4.33　客観的な正答率と音声速度（モーラ/分）の関係

図から，最高速度はA, Bなどの上級者ほど速く，約1 400–1 500モーラ/分に達しており，F, Gなどの初級者でも約1 000–1 150モーラ/分となり，代表的な**音声合成エンジン**（**TTS**: Text To Speech）の読上げ最高提示速度は約878モーラ/分を大きく上回ることが分かった．

また，NHKの今井らは，話速を適応的に変えることで，更に速い話速でも認識できるようになることを示している．例えば，漢字以外の平仮名部分だけの話速を4–5倍に速くし，全

体として4倍を超えるようにしても十分に文章の認識ができることを示し，それを実現するアルゴリズムを開発している[27]．いずれにしても，視覚障害者の音声聴取りが速いわけは，日ごろ情報の多くを「音」を手がかりにして獲得しようとしているため，知らず知らず晴眼者よりも音声言語の情報処理速度が速くなるという「代償機能」が働いたためであろう．更に，浅川らは，本実験の結果に基づいてTAJODA（TActile JOgDiAl）インタフェースと名付けた触覚を利用した音声速度制御方式を提案している[28]．

〔2〕 触覚ジョグダイアルの原理と評価　従来は，文字を修飾する，色情報，大きさ，フォントなどリッチテキストは音声で「フォント12，赤，ボールド」のように読み上げていたが，それでは折角話速を速くしても結果として情報獲得の速度はあまり変わらなくなってしまう．そこで，リッチテキストの部分では，例えば文字の大きさを音声の大きさで，文字色を男声女声のように音色の種類で伝えたり，点字で表示したりするなどの工夫をした．しかし，音色や点字でリッチテキストを表す方法は文の理解に混乱をきたすだけにすぎなかった．試行錯誤の結果，ビデオ編集などで使われる「ジョグダイアル」の操作で話速を制御できるようにし，リッチテキストを指先の触覚に提示する方法を提案した．次に，どのようなリッチテキストが使われているのかを新聞などで現れるリッチテキストの割合と頻度の観点から調べた．その結果，文字の大きさとして3種類，括弧，アンダーライン，ボールド，改行などの7種類が特に多いことが分かった．

そこで，上記の七つのリッチテキストを指先の触覚で区別がつくような振動パターンに変換し，ジョグダイアルと一緒に使うインタフェース「TAJODA」を開発した（図4.34(a)）．2行×8列からなる振動子マトリックスをジョグダイアルに装着し，7種類のリッチテキス

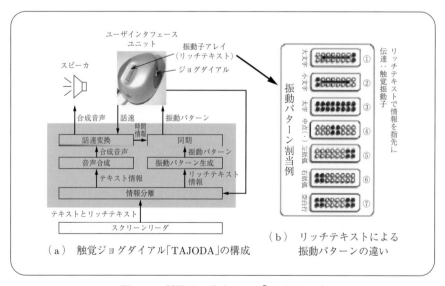

図4.34　触覚ジョグダイアル「TAJODA」

トに対して，異なった振動パターンが発生するようにした（図 (b)）．例えば，ボールドはすべての振動子が，「・」は真ん中だけが振動し，文字の大きさには下から上へ移動する振動を用い大文字で速く移動する，などである．

TAJODAの有用性を調べるために，ジョグダイアルで話速を調整しながら，文章の読上げ中のどこかで指先に振動が伝わるようにして，そこでどのリッチテキストであるかを答えさせるという評価実験を行った．実験では，①従来の普通の速度の音声だけの場合（図 4.34 中の従来音声），それに②触覚を併用した場合（図中の従来音声と触覚），③高速音声にした場合（図中の高速音声），④高速音声と触覚を併用した場合（図中の高速音声と触覚）について文章の獲得時間と使い勝手を調べた．上記と同じ被験者により，ランダムに文章を提示するときに，1 文章の 1 数字だけリッチテキストを表す触覚刺激を指先に提示し，その部分の数字を答えさせた．

その結果，文章獲得時間については図 **4.35** (a)，使い勝手については図 (b) に示すようになり，両者ともに高速音声に触覚を併用した場合に有効であることが裏付けられた．

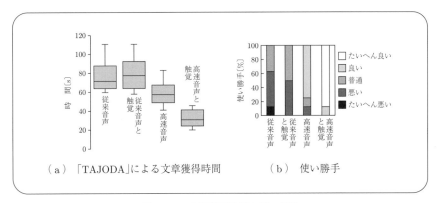

（a）「TAJODA」による文章獲得時間　　（b）　使い勝手

図 **4.35**　文章獲得時間と使い勝手

音声のような**バーバル情報**は聴覚領野を経て言語を理解する脳にダイレクトに伝わり，リッチテキストのような**ノンバーバル情報**は触覚を経由して言語中枢以外のところに伝わっていると想像される．このように二つの情報の経由先が異なるので情報間の干渉が起きにくいのかもしれない．逆に，音声を聴きながらリッチテキストを音色に変えて聴いてもうまくいかないのは，バーバル情報とノンバーバル情報を処理する脳の部位が一緒だからかもしれない．

一方，点字は 2 次元平面に書かれていることから文書全体の構成を把握する点では墨字で書いた文書と似ている．しかし，音声化してしまうと時間軸の上を 1 次元で流れる情報となり，音声化された文書は 2 次元としては捉えにくくなる．ときどき触覚に提示される刺激は次に内容が大きく変わる分かれ目を示している場合が多いことから，文書の構造を知るうえでの役割をしているのであろう．TAJODA により，晴眼者が飛ばし読みするように**飛ばし**

聴きする効果が生れてくるともいえる．

本章のまとめ

　本章では，近年，応用範囲が急速に広がってきている音声認識・合成の技術を発声障害，聴覚障害，視覚障害などのコミュニケーション支援に生かす方法について述べた．障害者のコミュニケーション支援は高齢化に伴い言語機能が衰えた人たちの支援，あるいは外国語の通訳手段にも応用されてくるであろう．一方では，このような研究を通じてヒトの大脳における言語の理解や構築のメカニズムについても新たな知見が生まれている．その知見がもっと優れたコミュニケーション支援技術に生かされるようにもなるであろう．このように支援技術を使うことによりヒトが持つ未知の機能が見えてくるし，それを解明することで新しい支援技術が生まれるとともに，誰もが使える技術へと展開されるのである．

5 環境インタラクションの支援
——バーチャルリアリティの活用——

　近年，発展の目覚しいバーチャルリアリティ（VR）技術が医療・福祉の分野でも生かされつつある．ただし，VR刺激の中には人間が初めて体験するものも多いので，それが人間にどのような影響を与えるのかを事前に調べておくことが必要である．そのうえで，周囲の環境を認識したり，環境の中で行動したりするのに障害が生じた場合に，VR技術をどう生かせば，どこまで支援できるかを考えるべきである．本章では，VRの概念と方法を述べ，VR映像刺激の人体影響及び音による環境知覚の能力を踏まえた環境インタラクション支援の例を示す．

5.1 バーチャルリアリティ (VR) とは

5.1.1　VRの概念と定義[1]

〔1〕バーチャルの意味　VRにおけるバーチャルという言葉はしばしば誤解されたまま使われている．つまり，日本語ではバーチャルを「仮想」と訳したため「現実」すなわちリアルの反対語として捉えられている．しかし，バーチャル（virtual）はもともとバーチュー（virtue）からきており，それぞれのモノには表層的な部分と本質的な部分があって，その本質的な部分がバーチューとなっている．したがって，その形容詞であるバーチャルは，「表層的にはそうではないが，本質的にはそうである」という意味になる．例えば，クレジットカードなどのバーチャルマネーは，「みかけは，お金ではないが，効果としてはお金」というのに相当する．したがって，バーチャルは日本語の「実質的」や「本質的」に近い意味になる．

ところで，ヒトを感覚–脳–運動が循環する体内システムと捉えると，ヒトにとっての「外部世界」は感覚を通して脳が描いたバーチャルな世界であるといえる．ここにキーボード，カメラ，マイクなどで捉えた「入力情報」を「コンピュータ」が処理し，その結果が文字，画像，音声などの「出力情報」として目や耳で感じとるとすれば，別のバーチャルな世界がその人の脳内に加わったことになる（図5.1(a)）．最近，電車の中でスマートホンを使ったゲームに夢中になっている人をよく見るが，この人たちには車窓や車内の風景という外部世界とコンピュータを介したバーチャルな世界が共存していることになる．

バーチャルな世界としてゲームを例にしたが，それを宇宙とかミクロな分子や素粒子の世界をバーチャルに体験することができれば，その応用は果てしなく広がる．また，現実の映像などにコンピュータからの映像を重ねて映す方式を**複合現実感**（**MR**：Mixed Reality）あるいは**拡張現実感**（**AR**：Augmented Reality）と呼ぶ．例えば，MRの応用として，博物館で仏像を見ながら，その由来の書かれた文字を**HMD**（Head Mounted Display）などの特殊なメガネを介して仏像に重ねて見せるというサービスがある．

更にコンピュータを人間型ロボットである**ヒューマノイド**（humanoid）に置き換えて，ロボットのセンサで捉えた情報を人間に伝え，その情報に基づいてロボットの手指や足を操作することにより，外界に働きかける**テレイグジスタンス**（tele–existence）というシステム（図(b)）にも広がる．

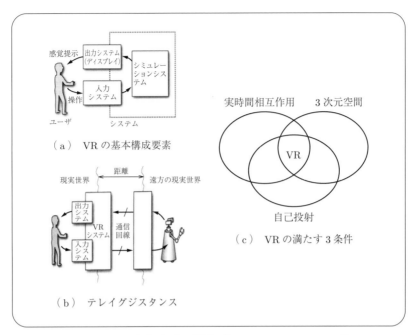

図 5.1　VR の概念（出典：舘暲，他：バーチャルリアリティ学，日本バーチャルリアリティ学会（2011 年）より）

以上のように VR の概念を理解しやすくするために 2, 3 の例を挙げたが，厳密には，以下の三つの条件が満足されているものが VR として定義されている（図 (c)）．

① **3 次元空間**　人間にとって自然な 3 次元空間を構成していること
② **実時間相互作用**　その中で，実時間の相互作用をしながら自由に行動できること
③ **自己投射**　その環境と使用している人間とがシームレスになっていて環境に入り込んだ状態が作られていること

もし，ゲームで提示される情報が視覚情報に加えて，環境音，手触り，力感覚など異なる感覚モダリティが矛盾なく提示され臨場感のある人工環境であれば，VR 環境といえる．

〔2〕**日本バーチャルリアリティ学会（VR 学会）の誕生と広がり**　VR 学会は，文部省（現：文部科学省）科学研究費特定領域「**人工現実感（略称）**」で取り組んだ成果を基に 1999 年に設立された．当時は HMD や 3 次元ディスプレイが VR を象徴するかのようにいろいろな種類の機種が開発され，それとともにさまざまな医療・福祉への応用例が提案された．

例えば，患者の足の動きで眼前のディスプレイに映し出された景色が次々と変わり，好きな場所を訪ねているうちに，ゲーム感覚で楽しみながら足のリハビリテーションにもなる**遊びリテーション**という概念も提案された．その中でも具体化されたものもあり，例えば，馬に乗って馬を操っているように感じさせながらリハビリテーションを行う機器はジョーバという製品名でヒットし，スポーツジムなどでフィットネス機器として定着している．

しかし，その頃，明るさや色が激しく変化するアニメをテレビで見ていた子供たちがてんかんになったという，いわゆる「ポケモンショック」が社会的な問題になり，これが波紋になりテレビ映像の出し方についても多方面から問題点が指摘された．その後も，HMD の急速な普及と 3D–CG（Computer Graphics）技術が飛躍的な進歩を遂げ，人体の許容範囲を越えた刺激を容易に作り出されるようになってきた．新しい薬が生まれようとするときには必ず副作用について徹底した事前評価が求められるのと同様に，医療やリハビリテーションに応用するときなどは，特に身体に与える影響を事前に把握しておく必要がある[2]．

5.1.2　VR 刺激の認知機構とその影響評価

VR 学の分野では，視覚や聴覚ばかりでなく，触覚，力覚，平衡感覚，更には嗅覚や味覚などもできるだけ忠実に提示するための研究が展開されている．一方では，**モーションキャプチャ**で代表される運動計測，表情や視線を検出する感性情報計測，脳活動や筋活動を検出する生体情報計測など，ユーザの情報の計測に関する研究が進められている．このように VR は提示技術と計測技術の進歩に支えられているが，その中でも 3D 映像は VR の象徴ともいえる中心的な役割を担っている．

3D ディスプレイの基本的な原理と問題点について述べると，以下のようになる．目の前に見える一つの物体を片目ずつ見るとその位置が少しずれて見える．注意して見ると，そのずれ方は物体が近いほど大きく，遠いほど小さいことが分かる．このずれは**両眼視差**（binocular parallax）と呼ばれており，右目と左目の網膜に投影される像の位置関係のずれが反映されたものである．両眼視差があると，二つの像が脳内で一つになるように処理され，その結果として立体感のある像となって見えてくる．そして，視差が大きいほど近くに，小さいほど遠くに見える．3D テレビの多くは，視差のある映像を両眼に与え，あとはこの脳内の処理に頼っている．

両眼視差のある映像を見せるには古くからいくつかの方法がある．特に，**液晶シャッター**の付いた眼鏡を利用する方法が 3D ディスプレイではよく使われる．この眼鏡はテレビからの信号を受けて，右目に映す像に対しては右シャッターが，左目に映す像に対しては左シャッターだけが開くようになっている．このシャッターを高速に開閉することにより「両眼視差」がある二つの像を交互に左右の目に投影できる（**図 5.2**(a)）．

また，眼鏡を使わない 3D ディスプレイでは**レンチキュラー方式**（lenticular method）という方法がよく使われる．これは，テレビの表面に無数のカマボコ型の縦長の凸レンズが並んでいるものであり，そのレンズの屈折を利用して，視差のある別々の像が左右の眼に映るようにしている（図 (b)）．

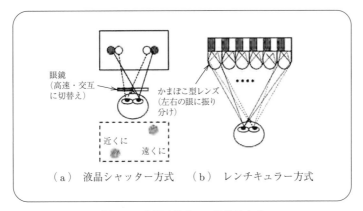

図 5.2 立体映像の二つの提示方式

実際には，物が眼に近付いてきてそれを見ようとすると，輻湊（convergence）（いわゆる寄り目）という機能が働く．更に，焦点を合わせるためにカメラのレンズに相当する「水晶体」を厚くする調節（accommodation）も働く．「視差」，「輻湊」，「調節」の3機能が自然に働くことで，脳内では違和感のない立体映像として知覚される．それを視差だけで立体的に知覚されるように脳に強要しているので，長時間見ていると脳が疲労する．また，MRやARなどで現実映像と仮想映像が時間的に，あるいは空間的にずれが生じている場合にも脳への負担が大きくなることも想像される．

1996年に通商産業省（当時）とキヤノンの合同出資で株式会社MRシステム研究所が設立され，そこから筆者らは3D映像が人体に及ぼす影響を調べるよう依頼されたことがある．そのため研究所の分室を大学の近くに作り，延べ100人を超える20歳前後の被験者に3D映像を見てもらい，眼科医である鈴木らの指導のもとで4年間にわたり3D映像の人体影響評価の研究を行った．分室内には，長さ7.54 m，高さ1.8 mの半円形のスクリーンを設け，3DのCG動画が実時間で映し出されるようにした．また，その動画を見ているヒトの生体機能を別の部屋から計測できるようにした．

従来から，いろいろな観点からVRの人体影響の調査が実施されており，その多くは同じような結果であるが，いまだに評価が定まっていない面もある．ここでは，MRシステム研究所の人体影響評価とその後のいくつかの研究について述べ，明らかにされたこととMRを福祉技術へ応用するうえで問題となる点を述べる．

5.1.3　VR刺激の人体への影響と3要素[3]

まず，過去の文献による調査から，VR映像の評価にはストレスに関係する①**自律神経系**，②眼精疲労に関係する**視機能**，及び③**平衡機能**の3点が重要であると考え，これらに評価項

目を絞り込んだ．図 5.3 に示すように，自律神経系は「ストレス」に，視機能は「視覚疲労」に，そして平衡機能は「VR 酔い」にそれぞれ関連している．それらの値が生理心理学的にみて許容範囲になるような MR 機器の設計ガイドラインとユーザによる MR 機器利用の時間制限などを提言することとした．なお，当時の評価に用いたディスプレイは，自由曲面プリズム HMD 及びレンチキュラー型 3D ディスプレイであり，アーチスクリーンに投影された 2D 映像をコントロール用の刺激とした．

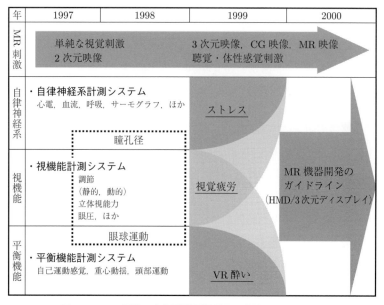

図 5.3　VR 刺激の人体影響評価項目と設計ガイドラインまでのロードマップ

〔1〕 **自律神経系から見た評価**　自律神経系の活動は，映像を見ているときの血流，呼吸，**副交感神経の活動（HF）**及び**交感神経活動（LF/HF）**の計測を通じて間接的に類推できる．しかし，筆者らの研究からは，これらのうち有意に変化したのは HF と LF/HF の値だけであったので，この点に絞って自律神経系による評価の有用性について述べる．

ここで **HF**（High Frequency）とは，心電図のピーク間隔（図 5.4(a)）の時間的揺らぎを周波数平面上で求めたときに呼吸周波数の 0.3 Hz 付近に現れる時間揺らぎ成分であり（図 (b)），その量が大きいほどリラックス状態にあるとされている．一方，**LF**（Low Frequency）は，周波数平面上の 0.15 Hz 以下に現れる成分であり，体内にある血圧センサにより心拍数がゆっくりと変動したのが反映したものである．これには，交感神経活動（sympathetic nerve activity）と副交感神経活動（parasympathetic nerve activity）が含まれていることから，**LF/HF** は興奮状態に対応しているとされている．

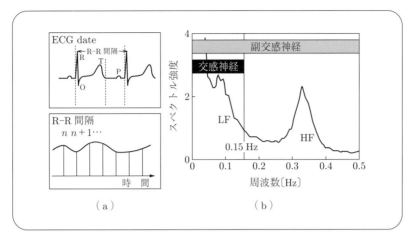

図 5.4 自律神経系の活性度の指標として用いたパラメータ
HF と LF/HF

2時間にわたり HMD（自由局面プリズム及び凹面鏡）を通してアクション映画を見ているときの HF と LF/HF を求めたところ，多くの被験者で HF が減少し，すなわちリラックス状態が減り，LF/HF の増加，すなわち興奮状態が増えた（図 5.5 (a)）．ただし，この傾向は個体内では統計的な有意差が認められるが，個人差で比較するとバラツキが大きく統計

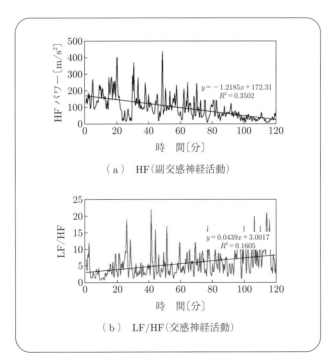

図 5.5 アクション映画を 2 時間視聴したときの HF と
LF/HF の変化

な有意差を得ることは難しかった．一方で，疲労度を表す被験者の主観的な評価値を求めると，映像を見たあとでは明らかに 2D–HMD よりも 3D–HMD のほうで大きいという結果が得られた．恐らく，疲労には自律神経系の計測だけでは表面化されない要因が働いているのであろう．

〔2〕 視機能から見た評価　　視覚機能検査では，**調節力**（accommodation），**対光反応**（reaction to light），**屈折力**（refractive power），**眼圧**（ocular pressure）など 10 項目ほどの機能を調べた．しかし，結果的に，個人差に関わらず統計的に有意であり，評価の指標として使えそうだったのは「調節」であった．

「調節」とは，目のレンズ系である水晶体の厚み（屈折）の調節を意味している．その測定では，**図 5.6**(a) に示すように，遠くから米印のようなターゲットが瞬時に手前に移動したのに被験者がすばやく焦点を合わせたときのレンズの厚み（曲率）を調べる方法をとる．遠方視から近方視に急速に調節するときには，レンズの厚みを増加させる**毛様体筋**（musculus ciliaris）の収縮と**チン小帯**（zonule of Zinn）の弛緩が起きて屈折力（曲率）が増加する．この背景には副交感神経の活動の減少が関与していることから，調節速度から眼精疲労と副交感神経活動の両方の変化が見られる可能性がある．

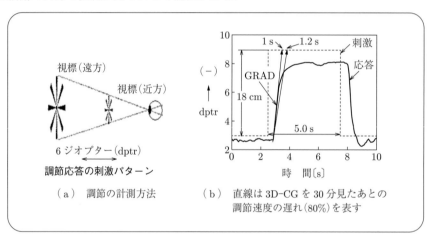

図 5.6　調節の計測

鈴木らは，いろいろな HMD や提示刺激で評価したところ個人差に関わらず有意に差が現れたのは**調節速度**（図 (b) の GRAD）であったと報告している[4]．**図 5.7** に，3D 直視ディスプレイを 15 分から 30 分見続けたときと，2D 直視ディスプレイを 30 分見続けたときの調節速度を比較して示す．ただし，計測はディスプレイを見る前（図 5.7 横軸左の pre），見終わった直後（post），30 分後，60 分後，90 分後に行っている．特に，3D–CG 映像（医療用頭蓋骨映像，2 分で 1 周り回転）を提示したときに GRAD は 20％ほど有意（危険率 5％）に減少し，GRAD の減少率は提示終了の 60 分後まで続いた．

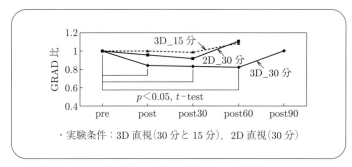

図 5.7 直視ディスプレイ使用時の調節速度の変化

3D 映像を見続けたあとに，現実の外に目を移した場合，焦点が合うのに通常の 2 割増しの時間がかかることを示しており，反応時間の遅れに影響してくる可能性がある．このことから，HMD による 3D–CG 映像を 30 分にわたって見たあとは，90 分間の休みを取ることが望ましいという設計ガイドラインを立てた．ただし，子供，高齢者，病人のための指針，本評価で使用したものと異なる構造のディスプレイのための指針，更に VR 酔いなどが起きないような提示方法については今後の課題とした．

〔3〕「VR 酔い」から見た評価　　VR 酔いというのは，動画像を見ているときに生じる一種の乗り物酔い，すなわち**動揺病**（motion sickness）に似た症状のことである．停車中の電車に乗っているときに，隣の電車が動き出すと自分の乗っている電車が反対方向に動きだしたように感じることがある．個人差はあるものの，このような状態が暫く続くと乗り物酔いに似た症状が出てくる．普通は，自分の乗っている電車が動いたときには，同じ方向に自分の体も動かされることにより**平衡感覚**（equilibrium sense）が刺激され，同時に体に伝わる圧力や振動などの**体性感覚**（somatosensory）も刺激される．上述の車内で感じるような動揺病の原因は，視覚刺激，平衡感覚刺激及び体性感覚刺激の不一致による「感覚矛盾」に起因するといわれている（図 5.8）[5]．ただし，運転手のように車の動く方向を予測する「能動感覚」があった場合，乗客のように「受動感覚」しかない場合より動揺病は起きにくいことから，「予測」できるか否かも重要な要因となる．

3D 動画による「VR 酔い」は，映像だけが動いたことから一種の感覚矛盾が生じたためと想定されており，その意味では動揺病の一つである．従来，身体を動揺させたときの生体影響の評価基準としては，1987 年に英国が制定した標準化規格（British Standard institution (BS6842)）がある．これは酔いを発生しやすい振動刺激（動揺刺激）を 100 人規模の実験で評価した結果に基づいている．

図 5.9 に示すように，加速度が増加するほど発生率は増加し，揺れの周波数が 0.1–0.3 Hz の範囲で発生率のピークが現れる[6]．

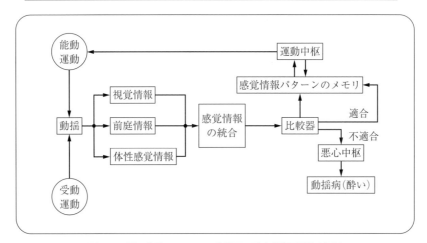

図 5.8　乗り物酔いにおける感覚不一致（感覚配置換え）説

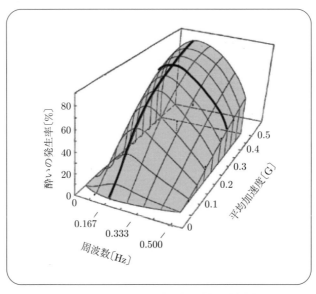

図 5.9　動揺病の発生率と身体の揺れ周波数
（振動周波数）及び平均加速度

　一方，隣の電車の動きだけを提示するような視運動刺激による錯覚は自己運動感覚（ベクション，vection）と呼ばれる．視運動刺激が続いたあとで体の重心動揺を計測すると有意に身体動揺が大きくなることから，身体動揺の大きさから動揺病やVR酔いを評価できる可能性がある．

　本項ではベクションに着目し，それを指標にして動揺病を評価したり，前庭刺激や音刺激などでベクションを軽減させたりする方法について述べ，映像VRの研究を車載ディスプレイの評価や認知症リハビリテーションに生かした例などについて述べる．

5.1.4 VRによる視運動刺激の影響

奈良らは，ベクションの大きさや持続時間を推定するために，アーチスクリーン上を移動する縞模様を提示しながら，被験者が乗っている6軸モーションベース（人体加振器）で被験者に動揺を与えることができるシステムを開発した（図5.10(a)）．そのシステムは，ベクションを打ち消すようにモーションベースを回転させながら，同時にフォースプレートにより身体動揺を計測することができる機能を持っている．

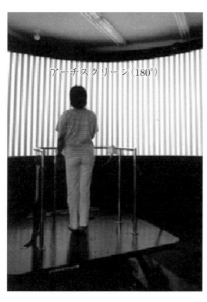

(a) 自己運動感覚(ベクション)を生成させるための回転縞模様

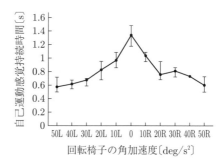

(b) 回転椅子の角加速度とベクションの持続時間

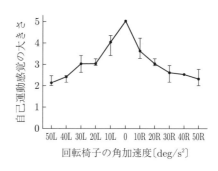

(c) 主観的なベクションの大きさ

図 5.10 ベクションの測定

実験結果から，健常な被験者（大学院生3人）によると，視運動刺激停止後の0.2–0.5秒の範囲で自己を回転させるとベクションが打ち消され，回転角速度 $[\mathrm{deg/s^2}]$ が小さくなるとベクションの持続時間及び主観的な大きさ（5段階評価）は大きくなった（図(b)）と報告している[7]．

一方，視運動刺激は平衡機能にも影響を与えることが分かっている．例えば，図5.11(a)

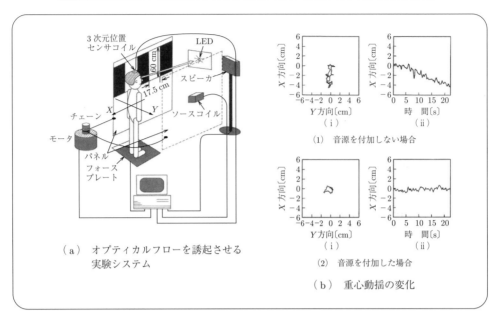

図 5.11 平衡機能の測定

に示すように，自己の横にある縞模様のパネルをある速度で後方に移動させると，自分自身が縞模様と逆に移動しているように知覚されるベクションが起きる．図 (b) (1) は，健常者（男子学生 6 人）に直立の姿勢で床反力計のうえで正面を直視するように教示し，**オプティカルフロー**が知覚されているときの**重心動揺計**による計測結果である．図から，重心が縞模様の移動（速度 17.5 cm/s）する方向（X 軸）へ「前のめり」の姿勢になることが確認でき，視運動刺激により平衡機能が影響されることが分かる．

また，スピーカ 1 台を右前方 30° に設置し，オプティカルフローの生じている状態で白色雑音（52 dB (A)）を発生させると，被害者の体が傾く度合い，すなわち前後の動揺（X）が小さくなった．図 (b) (2) (i) はオプティカルフローのみの場合で，(ii) は静止音源 90 dB (S.L.) を加えた場合である．明らかに，音源の存在により前後方向の動揺が少なくなっており，内観報告も「音の存在で後方に引っ張られるような印象が小さくなった」という内容であった．この現象は，音刺激により「気づき」が促されることによると推察される．ただし，ヘッドホンで頭内定位させた場合は，このような現象は見られなかった．このことは，例えば，VR を利用した作業中に，何らかの理由でオペレータが平衡感覚に混乱を起こした場合，乱れを軽減するために，音刺激が役立つことを示している．

最近，映像 VR 技術を利用した情報機器が実用化されてきているが，以下ではその例を挙げて機器設計をするうえで留意すべきことを述べる．更に，VR 技術を積極的に利用した認知症支援の例を挙げる．

5.2 映像VRを利用した機器の例とその評価

5.2.1 自動車のMRシステムにおける動揺病とその軽減

　中島らは，自動車のフロントガラスに仮想映像を提示してドライバを支援するMRシステムの評価を行い，VR酔いを軽減する方法を提案している．このMRシステムは，暗闇の中で自動車を運転しているときに，ヘッドライトだけでは見えにくい人間や障害物などを赤外線カメラで捉えて，フロントガラスに提示するヘッドアップディスプレイ（**HUD**：Head-Up Display）システムである（図 **5.12**）．

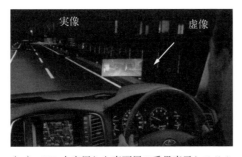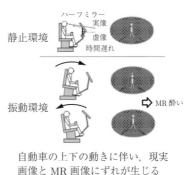

（a）MRを応用した車両用の重畳表示システム　　（b）模擬したシステム

図 **5.12**　MRを利用した車両用ヘッドアップディスプレイ

　中島らは，このMRシステムを模擬して，被験者の前にハーフミラーのHUDを置き，その約8m先のスクリーンに投影された2次元のCG映像を，ドライビングゲームをしながら被験者に注視させ，同時にモーションベースにより動揺刺激を加えた．動揺刺激の負荷中及びその前後で，ストレスに関連する「自律神経系」，眼精疲労を反映する「調節応答速度」及び酔いに関わる「重心動揺量」などを調べた．

　その結果，有意に影響が現れたのが重心動揺の軌跡長（図 **5.13** (a)）の変化率（バランスの変動）であった．図 (b) に示すように，車体の揺れのために実映像と仮想映像に時間ずれや

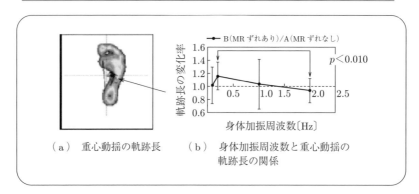

図 5.13　重心動揺

空間ずれが生じている状態で 30 分ほど走行すると，身体に加えた上下振動の周波数が 0.2 Hz でバランスの変動が最も大きくなった（健常な大学院生 6 名の平均）．これは前述の標準化規格で示された動揺病に陥りやすい揺れ周波数（図 5.9）とほぼ合致した．また，MR ずれによる重心動揺が大きくなる状態のときに，音刺激（56 dB（A））を与えると有意に重心動揺の大きさが減少したことを確認している[8]．

なお，運転中に実映像と VR 映像のどちらか一方にのみ引き込まれるという現象も報告されている．現実映像が自動車の「前方の景色」で仮想映像が「メータの針」の場合には問題にならなかったが，両映像ともに「景色」であるような類似するコンテンツの場合には MR 映像の錯誤が起こる可能性が高くなる．今後ますます増える高齢ドライバーのために直観的に分かりやすい表示方法が提案されてくると想像されるが，動揺病メカニズムを軽減するような HUD の設計や提示の仕方を事前に検討しておく必要があろう．

5.2.2　半側空間無視のリハビリテーション支援

MR 技術は，乗り物だけでなくリハビリテーション分野（以下，MR リハ）でも利用され始めている．ここでは，MR リハの例として，半側空間無視（USN：Unilateral Spatial Neglect）患者の行動を付随的に補正する研究を紹介する．半側空間無視は「大脳半球の病巣と反対側の刺激に反応しない，またはそちらを向こうとしない現象」と定義され，急性期から慢性期に至る大脳皮質の脳血管障害に併発する．認知症の中で約 1/3 を占める脳血管障害のうち，約 82％の人たちが半側空間無視という症状を呈するといわれている．この疾患によって，歩行中に壁や建物などの障害物に気が付かなくてぶつかり，それが原因で転倒する事故が社会的な問題になっている．このような事故を防ぐために，見えない部分を気付かせる支援方法が提案されている．

USN 患者に対しては，従来，机上の用紙に線分が多数描かれているチェックシート（図

5.14 (a)) 上の線分をペンでチェックする**線分抹消試験**と日常生活における活動場面での行動観察がおもな検査法であったが，しばしば両者の評価が一致しないことがあった．理学療法学が専門の田中らは，その経験に基づいて，MR 技術によって新たな評価方法を開発し，それによるリハビリテーションの方法を提案している．具体的には，小型 CCD カメラ付き HMD システム機器（図 (b)）を作るとともに，患者が認識していない視覚情報を縮小して HMD に提示する方法を考案し，線分抹消試験による半側空間無視の検査を通じてその有効性を示した[9]．図 (a) (1) のチェックシートは HMD 使用前のものであり，図 (a) (2) は HMD を用いて画像を縮小して試験を実施した結果である．HMD 使用時で抹消した線分の数が増えており，無視範囲が減っているのが分かる．

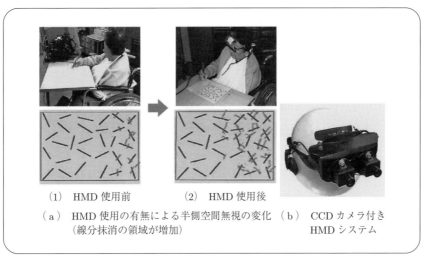

図 5.14 半側空間無視の評価とリハビリテーション法

5.2.3　その他の医療・リハビリテーション応用

　MR 技術により個人の日常生活の場面を模擬し，そこで医療やリハビリテーションを行うことにより，スムーズに家庭や職場への復帰を促進させる可能性もある．それを実現するために，在宅で医療・介護，リハビリテーションを受けながら，病状や回復の状況をリアルタイムで病院に伝え，病院からは適切な指示を与えることで，あたかも患者が病院内にいるようなサービスを受けられる**バーチャルホスピタル**が提案されている．しかも，VR ホスピタルでは，主治医や看護師の**アバタ**（分身）すなわち「バーチャルヘルパー」が自宅にいる患者の前に現れて，必要に応じて患者を診断したりアドバイスを与えたりすることができる．
　詳細は省略するが，MR あるいは AR の技術は医療の分野でも盛んに利用されている．伊

関らは，MRI画像を疾患部位が立体的に見えるように患者の頭部に重ねて写し，そこにメスを入れやすくする手術支援技術を開発していた[2]．また，最近では，ARとロボットを組み合わせたダヴィンチと呼ばれる手術支援ロボットが広く普及しており，医療への応用の分野は大きな広がりを見せている．

5.3 音響VRとその応用

VRは人工的に作った感覚刺激によって存在しないものでもあたかも存在するかのように知覚させる技術である．ある感覚機能を失ってもVR技術をうまく利用して残された感覚に情報を提示することにより，失う前の感覚に近いイメージを惹起させる可能性がある．古くから，視力が極度に弱かったり失ったりした人たちに対して，環境内を動いたり移動したりするのに必要な情報を聴覚や触覚に提示する研究が行われている．ここでは，音響VRという視点から，まず，聴覚により複数音源パターンを認識する能力と特性を示し，「コウモリ」の**反響定位**（エコーロケーション）を模擬した**歩行補助方式**について述べる．更に盲人の**障害物知覚**の研究から音響VR環境を利用したいくつかのリハビリテーション支援方法について紹介する．

5.3.1 複数音源による2次元パターンの認識

複数音源による空間音響の知覚については森本らが詳細に調べており[10]，それらの知見は後述する **HRTF**（Head Related Transfer Function, 頭部伝達関数）にも深く関わってくる．筆者らは，4章で触れたように，視覚障害者のために音によってGUI情報を認識させる目的で，複数音源によるパターン認識実験を行ったことがある．そのため小形のスピーカ群を，耳介を覆うように多数装着させた6行×16列の**スピーカマトリックス**（図 **5.15**(a)）を開発し，そこにさまざまな複数音源パターンを提示できるようにした．この方式では，耳介や頭部の音響伝達特性がそのまま生かされ，音像が頭外で知覚されるばかりでなく，上下音像，複数音像も知覚できる．図(b)は，正面にある上下の6個のスピーカからランダムに雑音バーストを提示したときに知覚される音源の位置（縦軸）と提示した音源の位置（横軸）の関係を示している．図から，上下音源定位は，耳介や副耳介を覆うと（図中の点線，一点鎖線）上方のみに知覚されるようになり，実音源の方向と異なってくることが分かる．この

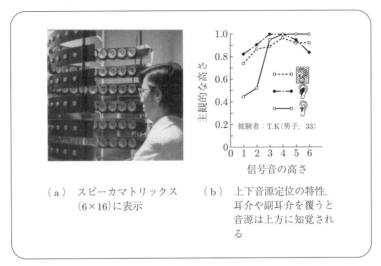

(a) スピーカマトリックス (6×16)に表示

(b) 上下音源定位の特性. 耳介や副耳介を覆うと音源は上方に知覚される

図 5.15 スピーカマトリックス

ことからも HRTF における耳介の役割の大きさが理解されよう．このスピーカマトリックスを用いて，仮名文字の「アイウエオ」のパターンの書き順に従って音源が移るようにして提示すると，この 5 文字は容易に識別することができた．

一方，後天盲の研究者である鈴木らが，8×8 のスピーカマトリックス（図 5.16(a)）で提示された複数音源によるパターン（○，△，□）がどこまで識別できるかを，自らが被験者となって調べている[11]．音源の数やパターンの提示時間を合わせて，図形をなぞるように音を順次提示したときのコンフュージョンマトリックスを求めると，予想外に識別率は低く，特

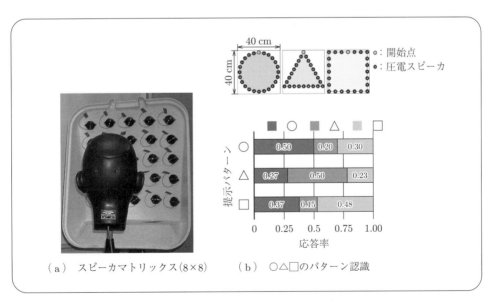

(a) スピーカマトリックス(8×8)

(b) ○△□のパターン認識

図 5.16 スピーカマトリックスの測定

に○と□の識別が難しいことが分かった（図(b)）．内観報告によると，□の角が知覚しづらいとのことで，視覚における2次元画像と2次元に提示した音源パターンとでは特徴抽出の方法が根本的に違うようである．

しかし，鈴木らは，アルファベットの文字パターンを書き順に従って，音源の移動で提示すると，○，△，□の識別より高くなったと報告している．なお，文字を2次元的な音の配置に変換して，音像定位機能を利用して認識させる試みは，古くは，**レキシホン**（lexiphone）と呼ばれるものや[12]，伊藤・米沢らが提案した研究があり[13]，文字識別能力を調べている．これらの研究結果で共通することは「文字を書き順に従って音源を移動させて提示する方式」にすると認識率が大きく上昇することである．なぜ，文字だと識別率が高く，□や○のようなパターンでは低いのかは想像の域を出ないが，書き順にすることにより，すでに記憶されている文字パターンとの対応を付けやすくなったことが考えられる．未知のことが多いが，音響VRによる情報伝達方式はもっと研究されてもよい課題である．

次に，視覚障害者のための環境インタラクションの支援に音響VRを利用した例を示す．

5.3.2 歩行補助方式

〔1〕**オリエンテーションとモビリティ**　視覚障害者の歩行支援は，**オリエンテーション**（orientation，定位＝環境認知）と**モビリティ**（mobility，身体移動＝歩行運動）の二つの側面に分けることができる．ただし，歩行補助装置は**白杖**や**盲導犬**に代わるものではなく，白杖などでは得られない情報を得るための道具である．1960年代から1970年代にかけて，歩行補助装置の研究開発が盛んに行われ，いくつかの装置は製品化されたことがある．

その中でも，コウモリのように超音波を利用した代表例として**モワットセンサ**（Mowat-senser）と**ソニックガイド**（sonic-guide）があり，これらはほかよりも多く利用された．しかし，その後，これらを越えるものはまだ市場には現れていない．この原因の一つには，リハビリテーションや教育など現場を中心とした訓練マニュアルの整備や指導方法などのソフトウェア面での研究が足りないことがある．

このように本質的なことが後回しになっているが，音による歩行補助の研究は音響VRにとっても重要な課題が内在しているので，少し詳しく述べる．

〔2〕**超音波を利用した環境認識支援**——モワットセンサとソニックガイド——　モワットセンサは，モワット（G. Mowat）により1972年に開発された小形で長方形の装置である（図**5.17**(a)）．これは，まず，超音波のパルス列を発射し，障害物からの反射を検出すると，距離に応じて装置全体が振動したり，音が発生したりする．晴眼者が懐中電灯を使用するのと同様に，手に持って走査することにより障害物の方向や距離を探索する．ただし，振動数

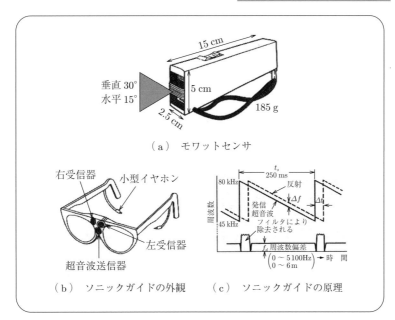

図 5.17 モワットセンサとソニックガイド

は障害物が近いほど高い周波数になり，1 m では約 40 Hz，25 cm では約 130 Hz となる．複数の障害物がある場合，装置は使用者に最も近い物体についてのみ反応する．1988 年の資料によれば，我が国では 85 台が売れたとのことである[14]．

一方，最も普及したのが，ケイ（L. Kay）が中心となって開発したソニックガイドと呼ばれる装置である[15]．これは基本的には，コウモリのエコーロケーション（echolocation，反響定位）の原理に基づいている．実際には図 (b)，(c) に示すように，眼鏡の鼻の上部にある発信器から 250 ms 周期で，80 kHz から 45 kHz に周波数が下降する FM 超音波を連続的に発射し，左右の 2 個の受信器で障害物からの反射音を検出する．

盲の利用者は，発信超音波と反射超音波とを加算して生じるビート音を聴くのであるが，そのビート音の高さ Δf は反射音の遅れ時間 Δt すなわち障害物までの距離に比例する（図 (c)）．したがって，障害物までの距離が遠いほどビート音は高くなり，逆に，障害物が近いときには低音になる．ただし，盲の人たちの場合，後述する「カラーレーション」により，障害物に近付くほど高い音が，遠ざかると低い音が知覚されるので，ソニックガイドとは知覚される音の高さは反対になる．また，複数の障害物があると虚像が生じるなどの問題も残されていた．それでも，1988 年の資料によれば，世界で 2 000 台，我が国では 130 台普及したとのことである[14]．

〔3〕 コウモリの反響定位機能を模擬した「超音波眼鏡」　日本では 1970 年代の終わり頃，通商産業省（現：経済産業省）で盲人用歩行補助装置のプロジェクトが立ち上がり，著者

もそれに参画したことがある[16]．プロジェクトは，コウモリが行う反響定位の原点に戻り，それをモデルとして装置を作るというアプローチであった．コウモリは哺乳類の中では最も多い 850 種類が世界中に生息しており，その多くは基本周波数が約 80 kHz から 40 kHz の超音波を発射している．それらは，一定周波数の音（**CF**：Constant Frequency）が続いたあと高さが下がる **CF–FM コウモリ**（キクガシラコウモリなど）と，最初から周波数が下降する **FM コウモリ**（モモジロコウモリなど）に大別される（図 5.18）．コウモリの聴覚中枢は反射してきた超音波を聴き分ける部位が特殊に発達しているが，同じ哺乳類なのでヒトにも類似する機能があると推察されている．

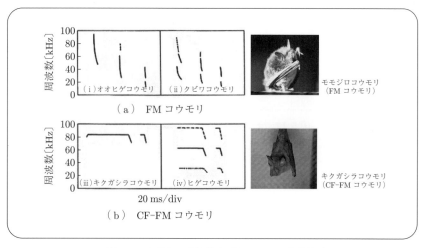

図 5.18　FM コウモリと CF–FM コウモリ

上記のプロジェクトでは，まず，40 kHz の一定の周波数を持つ超音波を眼鏡の中央から発信し，反射音を眼鏡の左右に取り付けた超音波センサで検出する方式にした（図 5.19 (a)）．ここで，反射音の上下方向をおおよそ検知できるように，センサは眼鏡の左右に上下に 2 個ず

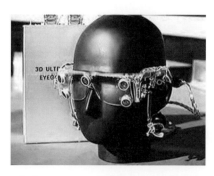

（a）CF-FM コウモリをモデルにした
　　超音波眼鏡の外観

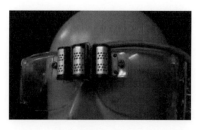

（b）FM コウモリをモデルとした
　　超音波眼鏡の外観

図 5.19　FM コウモリをモデルとした超音波眼鏡

つ付けた．これらのセンサに対応させて，反射音を提示する小型スピーカも左右2個ずつ耳介を覆うように配置した．この眼鏡をかけて障害物が動いたり自分が動いたりすると，ドップラー効果により音の高さが上がったり下がったりするので，障害物のおよその距離と方向が分かる．ただし，自分も障害物も静止していると，何も聴こえないが，その場合には何ら危険な状況ではないことを暗に知らせている．

一方，前述のように周波数が下降するFMコウモリがおり，その代表としてモモジロコウモリがいる（図5.18(a)）．このコウモリは，一般に，1 ms の間に 80 kHz から 40 kHz に周波数が急下降する超音波を発信するが，FMコウモリはCF–FMコウモリよりも正確に障害物や餌を見つけるといわれていた．佐々木らは，モモジロコウモリと同じ周波数の超音波を発信し，眼鏡に取り付けた2個の受信器で検出して，それを時間的に50倍に引き伸ばし可聴域にして両耳に与える**超音波眼鏡**を開発している（図5.19(b)の上）[17]．この方法により波形情報を失うことなく，FM超音波はヒトの周波数弁別能と聴感度の高い帯域に移動される．なお，左右のセンサ間の距離はCF–FMコウモリの両耳介の距離に合わせた．

また，コウモリの発する超音波の指向性に合わせて，ここでは図(b)下に示したように，指向性の広いFM超音波を用いた．この超音波眼鏡を使って，自己の前面にあるポールがどこまで近付くとそれを知覚できるかを調べた．評価結果の一つとして，ポールの太さとポールが分かったときのポールまでの距離を求め，比較のために一定周波数の超音波（CF音）及び周波数が上昇するFM超音波も使った（**図5.20**）．その結果，ポールがやっと知覚される距離は，CF音や上昇FM音よりも下降FM音で遠くになり，太さ 2 mm のポールの場合は約 92 cm となった．

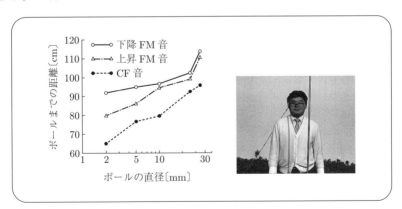

図 5.20　超音波眼鏡によるポールの認識実験

下降FM音の場合，小さな物体でも検出できる高周波数音から始まり，そのあとで低周波数音に移行する．また，高音は低音に遮蔽されやすいが，低音は高音のあとにくるので，小さな物体から反射してきた音も遮蔽されにくい．これらのことから，下降FM音は小さな物

体を検出するうえで有利である．この超音波眼鏡のように，コウモリの反響定位機構をもっと解明しその能力を生かすことによって，より優れた歩行補助装置が生まれる可能性がある．

5.3.3　障害物知覚と音響VR

上記の超音波眼鏡を盲学校で試験的に使ってもらったことがある．しかし，使用者の多くは，このような装置がなくてもある程度，障害物の有無が分かると答えた．実際，全盲の人たちの多くは，視覚的手掛かりによらず，また手探りもしないで障害物を上手に避けて歩くなど，周りの環境をある程度知覚することができる．この能力は**障害物知覚**（obstacle sense）と呼ばれており，視覚以外の感覚を生かした環境認知方法の一つである．障害物知覚は一般的に「手の届かない少し離れた場所にあって，音などを正確な手掛かりを発していない対象の存在を，非視覚的に知り定位する能力」と定義付けられている．

以下では，この機能のメカニズムを解析し，その機能を歩行補助装置に積極的に生かした例を示す．

〔1〕 **障害物知覚による環境認識**　障害物知覚の最も古い文献は，1749年にフランスのディドロ（Denis Diderot, 1713–1784）が詳細に記述した『**盲人書簡**』にさかのぼるが，その後，障害物知覚に関するいろいろな仮説が現れた．しかし，1940年代に始まる，コーネル大学のコチン（M. Cotzin）らによる一連の研究[18]により，「聴覚刺激以外の刺激の有無に関わらず，聴覚的な手掛かりがなければ障害物知覚がなされない」ことが示された．ただし，聴覚刺激が不可欠であることは確証されたが，その後，聴覚刺激の中の何を手がかりにしているかという報告は見当たらない．

1990年代に入ってやっと，関らにより音響学的知見を考慮に入れた研究[19]がなされた．この結果どのような音響的な違いを手掛かりにして，障害物を知覚しているのかが明らかにされてきた．

更に，最近では三浦らが晴眼者との比較をしたり，歩行時における障害物知覚を詳細に調べたりして，得られた結果からその能力を増強する視覚障害支援の方法を提案している[20]．また，関らは，障害物知覚の訓練のための音響VRの環境を構築して，その有用性を実証している．

〔2〕 **障害物知覚の二つの手掛かり**　関と三浦らの研究から，障害物を知覚するうえでの手掛かりが，以下に示す**エコーロケーション**と**カラーレーション**（coloration）の二つに大別されることが分かっている．

まず，環境雑音がある中で，壁に向かって高等盲学校の生徒たちに歩いてもらい，どこで壁の存在が分かるかを調べると，**図5.21**に示すように，3段階に分かれる．

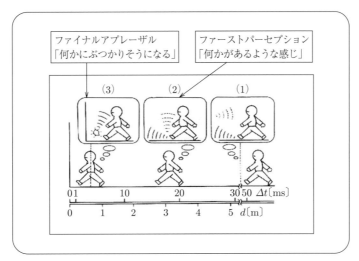

図 5.21 (1) は障害物に向かって歩行したときの足音の音像の変化，(2) がファーストパーセプションで，(3) がファイナルアプレーザル

(1) の壁から 5–6 m 離れた場所では，自分の足音が手前から反射していることが若干知覚される．

(2) の約 3 m 先の場所になると「何かがあるような感じ」がするという段階に入るが，これは**ファーストパーセプション**（first perception）と呼ばれる．この段階では，反射音の方向が足元に移るように知覚されるという．

(3) 更に壁に向かって進んでいくと，30–50 cm の場所において「なにかにぶつかりそうになる」と感じて立ち止まるが，これは**ファイナルアプレーザル**（final appraisal）と呼ばれる段階である．

これらの三つの段階で，何か音響心理的な変化が起きていることは容易に推察される．まず，3 m 以上離れている場合には，コウモリと同様のエコーロケーションを利用して障害物を知覚していると推察される．

実際，視覚障害者が使っている白杖は，歩行先にある段差や電柱などを検知するうえで欠かせないものであるが，路面を叩いたときの音が壁などから反射したのを聴き取るエコーロケーションを利用している．

壁から 3 m の場所から出た足音の反射音は，手前から聴こえていたのが，足音の方向から聴こえるようになるとのことであるが，この現象は**先行音効果**が働いたためと推察される．先行音効果とは，二つの音源が離れているとき，両者の音源の時間差が約 30 ms 以内に入ると先に出た音源のほうから音が聴こえてくる現象である．足音が壁から反射してくる時間が約 30 ms，すなわち足元から壁までの距離が約 3 m のときに「反射音が足元から聴こえる」と

答えていたが，この反射音の方向の変化がファーストパーセプションの「何かがあるような感じ」に結び付いたのであろう．

一方，30–50 cm の場所で「何かにぶつかりそうになる」と立ち止まるファイナルアプレーザルは第 1, 2 段階における知覚の手がかりとは別のものである．実際，無響室内で，しかも足音が出ない状態（すなわち先行音効果が使えない状態）でも約 40 cm の場所で間違いなく止まることを確認している．その場合は背景に何らかの雑音を提示しないと障害物を見つけることができないことから，環境雑音の存在は不可欠といえる．

そこで，音場が障害物の存在によってどのように変化するかを調べるために，図 5.22 (b) に示すような配置で，前面に 50 cm × 50 cm の板を置き，うしろから白色雑音を与えて，ダミーヘッドによりスペクトル（**音響伝達関数**）の変化を調べた．スペクトルで見ると図 (a) のように白色雑音がダミーヘッドの後方にあった場合には，スペクトルのディップ（dip）の数が障害物までの距離に応じて変わってくる．その理由は，直接耳に入ってくる雑音と，反射して耳に入ってくる雑音には Δt という遅れ時間ができ，両者の和によって**位相干渉**が生じるためである．このことから Δt という遅れ時間により，スペクトル上のディップの密度が変わり，それが音色の変化となる．このようにして知覚される音色のことをカラーレーションによってできた音色という．

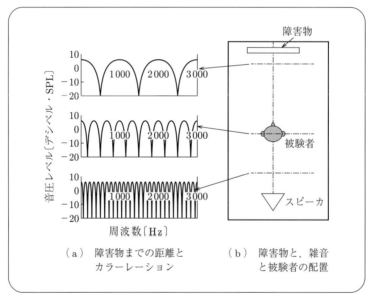

図 5.22　カラーレーションの特性

直接音を $f(t)$ として時間遅れ T の反射音を $Af(t-T)$ とすると，周波数 $f = n/T$ のとき，スペクトルの山（comb）ができ，$f = (2n-1)/2T$ のときに，スペクトルの谷（dip）ができる（図 (a)）．ここで，A は，直接音の音圧 A_d と反射音の音圧 A_r の比 A_r/A_d である．

また，ディップと次のディップまでの距離 Δf_d は，障害物との距離を d，反射音と直接音の時間差を T としたときに $\Delta f_d = c/2d = 1/T$（c は音速）となる．

実際，この式に従って，全盲の実験参加者に人工的にカラーレーションを作って聴かせると，ディップ幅が大きいほど障害物が遠くにあるように知覚されると答えた．Δt の違いはスペクトル上ではディップ幅の違いとして現れるが，全盲の人たちは，ディップ幅は障害物までの距離に対応付けている．

〔3〕 **晴眼者との比較** カラーレーションの違いだけで障害物知覚ができる能力は，恐らく後天的に獲得したものと推察される．三浦らは，ディップ幅を変えながらいろいろなカラーレーションを持つ音を人工的に作って，その弁別能力が晴眼者とどう違うのかを調べている．実験参加者は，障害物知覚に優れている視覚障害者 4 名（20-40 歳）と 20 代の晴眼者 5 名である．

実験では，基準となるディップ幅（A）を持つ音とそれから少し広げた試験ディップ幅（B）を持つ音を交互に聴取させ，両者の違いがやっと弁別できるときのディップ幅の差を求めた．その結果，図 5.23 に示すように，ディップの弁別は視覚障害者（◆）と晴眼者（□）との間には差が見られなかった．このデータから回帰直線の傾き（$\Delta f_d/f_d$）を求めると約 0.02 となり，ディップ幅 f_d は障害物までの距離 d に比例するので，距離の弁別幅を Δd とすると $\Delta d = 0.02d$ となる．

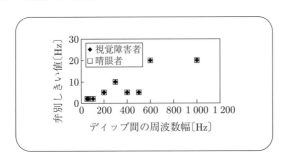

図 5.23 ディップ間の周波数幅とその弁別しきい値

例えば，障害物までの距離が 2 m のときはそれから 4 cm の精度で，また，距離が 0.5 m のときは 1 cm で障害物までの距離の違いを弁別できることになる．

ここで，盲の実験参加者に障害物までの距離によって音がどのように変わるかを主観的な印象で答えてもらったところ，音の大きさや高さに加えて，深みがある，静かな，澄んだ，というように音色の印象も手掛かりにしていることが分かった．すなわち，障害物知覚のためにより多くの手掛かりを経験的に見つけ，それを利用しているのであろう．

〔4〕 **動きによる環境音の認知能力の変化** 歩行時には体全体が動くとともに，頭部とそこに付いている耳の位置も動き，それに伴ってカラーレーションも変化するはずであり，その変化が障害物知覚能力を高めていることが想像される．

そこで，頭を動かしながら障害物まで歩いてもらった場合と頭を固定して歩いてもらった場合とで，障害物知覚能力がどのように違うかを調べた．図5.24は，ある距離 (d) にある障害物に向かって移動しながら，障害物がやっと分かったときの移動距離 (Δd) を距離 (d) で規格化したものである．障害物までの距離 (d：横軸) が1mを超えたあたりから頭を「固定して移動（実線）」するよりは「回転させながら移動（破線）」するほうが小さな移動距離でもそれを弁別できる能力が高くなることが分かる．また，この頭部の動きは障害物の有無だけではなく，物体の大きさや材質を知覚するうえでも大きく貢献していることが分かってきている．

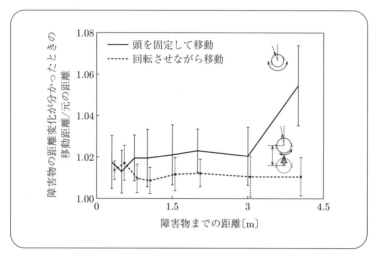

図 5.24 頭の動きで障害物の距離知覚の向上

大昔，明かりもなく大きな騒音もないような暗闇の中で敵から身を守るために，じっと耳を澄まして音の微妙な変化から何かを知る能力が必要であった．この進化の過程で獲得した聴覚が，視覚を失ったことによりよみがえり，これが障害物知覚に結び付いたと想像される．ある機能を失ったときに，眠っていた別の機能がその代わりをするようになる「脳の可塑性」の典型的な例といえる．そして，この機能は誰もが潜在的に持っているものであり，はっきりと意識にのぼらなくても「気配」のように感じ取っている感覚なのであろう．

5.3.4 音響VRによる歩行訓練システム

前項の障害物知覚の能力を十分に発揮できるような音響VR環境を構築できれば，視覚障害者支援だけではなく，いままでにない新しい音響VRの応用が開ける．音響VRは，元来，アメリカの航空宇宙局（NASA）が**頭部伝達関数（HRTF）**を，DSPを使ってリアルタイムで

計算し，両耳ヘッドホンを使っても外から音が聴こえるかのような臨場感のある**頭外定位**に成功したのが発端となっている．ただし，頭や耳介の大きさや形は個人差があるので，実際にはHRTFはヒトの平均的な値を用いなければならないし，ヒトによっては中々頭外に定位しない．また，音源は多くの場合，部屋のような環境内にあるので，音源から頭部近傍までの「減衰」，「遅延」，「回折」，「遮音」，更に「ドップラー効果」などの音波の伝搬現象を**音響伝達関数**（**ATF**：Acoustic Transfer Function）として求めておく．ATFとHRTFを組み合わせることにより，原理的にはその音源が頭外に定位されるとともに聴取者がどのような環境にいるのかを知覚させることができる[21]．

これに上記の障害物知覚の諸特性を導入したり強調したりして提示することにより，仮想空間にある障害物を音だけを手がかりにして知覚でき，それを避けて歩行することができるようになる．このように音響VR環境は，障害物知覚の訓練などには非常に有効な道具になる．関らは，図5.25に示すように，3次元の音響VR技術を用いて，ヘッドホンを介した歩行訓練システムを構築している[22]．

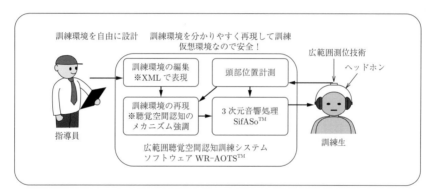

図5.25　PCとヘッドホンによる実用型の空間認知訓練システム

この音響VR環境を用いて，反射音によって作り出された仮想的な壁を被験者の前で前後に動かした場合の，被験者の身体動揺の動きを調べると，障害物知覚獲得者では，壁の前後の動きに同期して不随的に体も動揺する（図5.26(a)）．また，聴覚空間認知について経験のない晴眼者30名を10名ずつ3群に分けて，訓練者の指示に従って歩かせ，本システムの有用性を明らかにしている．例えば，訓練システムを使用した群の訓練効果がほかの2群より有意に「歩行時に曲がって歩いてしまう量（編軌量）」が減少（図(b)）していることが実証されている．なお，本システムの3次元音響ソフトウェアは汎用PC上に実装され，無償で誰もが活用できるようになっている．

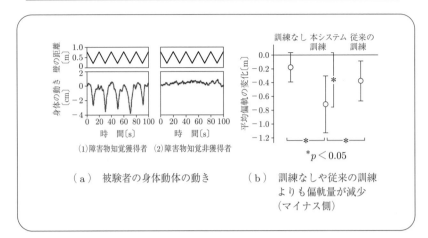

図 5.26 音響 VR による歩行訓練システムの評価

5.3.5 音響VRと平衡機能リハビリテーション

〔1〕移動音源によるバランス制御　　音響 VR 応用として，移動音源を利用したバランス制御リハビリテーションについて述べる．移動音源により平衡感覚がどのように影響されるか調べると，ベクションと類似の現象が見られる．無響室内で健常な被験者を椅子に座らせ，被験者を囲むように円筒状に配列したスピーカから次々と音を発生させると，当然，音源が回転しているように知覚される．ところが部屋を暗くし，更に被験者にアイマスクを着用させ，被験者を回転椅子に乗せて，音源の回転速度と同じ速度で回転させると，自身は回転せずに止まっているように知覚される．

ここで，音源回転速度を椅子回転速度より速くしたり遅くしたりすると，知覚される自己の回転は実際より「ゆっくり」となったり，「速く」なったりする．このように，視覚のベクションと同様に移動音源が自己の回転運動の知覚に影響を及ぼす．逆に，自己を回転させることによっても，音像定位が影響を受ける．このような現象から，めまいや乗り物酔いなどの平衡機能障害の軽減に，移動音源をどのように活用すればよいかというヒントが得られる．

田中らは，この効果を高齢者の転倒防止あるいは平衡機能リハビリテーションに生かす方法を提案している[23]．図 5.27(a) はリハビリテーションシステムの構成であり，ヘッドホンを通じて音像移動刺激を提示し，そのときのバランスを立位時重心動揺（圧中心変位）変化フォースプレートで計測するものである．音像は HRTF を介して頭の周りを時計回り（CW）及び反時計回り（CCW）で回転するようになっており，被験者に裸足で両足をつけてまっすぐ立つ姿勢（ロンベルグ立位，Ronberg standing）から音刺激によって身体の変化を重心動揺計で計測している．

足の下に何も置かない場合（NS）と，柔らかな布団のようなものを敷いた場合（SS）につ

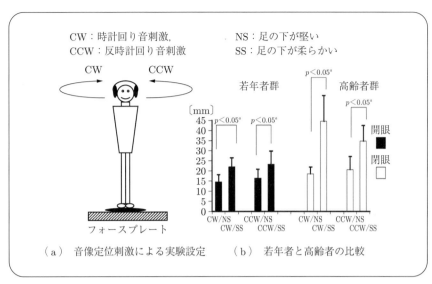

図 5.27 音像移動刺激によるバランスの変化

いて調べ，更にそれらを開眼と閉眼とで計測した．対象は健常な7名の若年者群と5名の高齢者群（平均69歳）の2群とし，それぞれ20秒間立ったあとに20秒間の計測を行った．その結果，図(b)のグラフに示すように，若年者群では有意な差が見られなかったが，高齢者では，音刺激によって重心最大変化の平均（縦軸）は，閉眼（黒棒）で大きく，足の下が柔らかいほう（SS）が大きいことが分かった．田中らは，得られた知見から高齢者のバランスはどのような条件で崩れやすいのかを考察し，バランスリハビリテーションの方法についていくつかの指針を示している．更に，音響VRリハビリテーションは遠隔操作でリハビリテーションを自宅で実施できるようにする**遠隔リハビリテーション**（tele-rehabilitaion）の一つになり得ることを示唆している．

〔2〕 **知覚運動協応の計測とそのリハビリテーション**　飛んできたボールを受け止めたり，転がっているボールを蹴ったりするときに，身体運動が知覚情報に誘導され協応的に行われる運動を**知覚運動協応**（sensori-motor coordination）という．水戸部らは，暗室内のある方向から光刺激あるいは音刺激を同時に提示して，被験者にその方向にできるだけ速く向かせたり，指示させたりしたときの，その方向の正確さや速さ，及び頭部や眼球運動などを計測できる映像・音響VR環境を作っている（図5.28(a))．それを用いて知覚運動協応の特性を計測した結果から，**前庭動眼反射**（VOR）は聴覚刺激でも生じること（図(b)），学習障害があると診断された者と健常者とではVORまでの潜時や指示方法の精度に有意な差があることを示している[24]．以上のように，VR環境は，知覚運動協応の機能を評価し，その機能を向上させるような訓練システムにも生かされると考えている．

〔3〕 **前庭電気刺激による平衡感覚VR**　ヒトの平衡感覚を司る前庭器官（vestibular

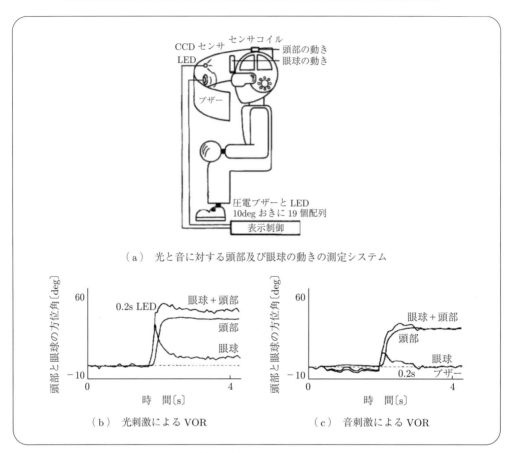

図 5.28 光刺激と音刺激による頭部と眼球の動き

organ organ) は，図 5.29 に示すように，三半規管 (semicircular canals) 及び卵形嚢 (utricle) と球形嚢 (saccule) からなる．三半規管では3軸（水平位，顔面位，矢状位）の回転角速度を受容し，卵形嚢と球形嚢では直線加速度を受容している．いずれも受容細胞は聴覚と同様に有毛細胞であり，三半規管はリンパ液の動きで，また，卵形嚢と球形嚢ではその中にある「耳

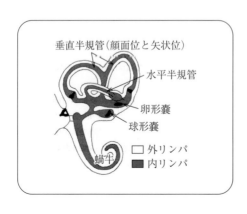

図 5.29 前庭器官の構造

石」の動きで有毛細胞の毛がたわみ，受容器電位が上昇する．内リンパ液は内耳とつながっていることから，内耳を温めたり冷やしたりすると，前庭器官のリンパ液が動き出す．医療の分野では前庭機能を検査するために，外耳道に冷水（約 20°C）を入れ，リンパ液が動いて身体動揺や眼振（nystagmus：眼球の細かな動き）が正常に出現するかどうかを調べる方法（**カロリックテスト**，caloric test）がとられている．

また，耳の後ろに電気刺激を加えると身体が傾く現象を利用した**身体動揺検査**（GBST）も行われている．これは右側の耳に正方向の電流を流すと身体が右側に傾き，左側に流すと身体が左側に傾く現象であり，疾患部位が内耳にあるのか前庭神経より中枢側にあるのかを識別するのに使われている．**前庭電気刺激**（**GVS**：Galvanic Vestibular Stimulation）により卵形嚢や球形嚢内の耳石が動いたり，三半規管のリンパ液が動いたりして，結果的に身体動揺につながるといわれている．

前田らは，前庭電気刺激による身体動揺現象を積極的に利用して，VR 分野における**前庭感覚提示インタフェース**を開発している．GVS 用電極を耳の後ろの乳頭部（図 **5.30**(a)）に当てて最大 3 mA（皮膚抵抗を 100 kΩ のとき印加電圧 300 V）の電流を流すことにより，その電流の大きさや方向により，自身が傾いたと回答する確率が変わることを示している（図(b)）．この研究は，VR への応用が目的とはいえ，逆に平衡機能障害による歩行の乱れを補正したりする，リハビリテーション機器へ生かす可能性がある[25]．

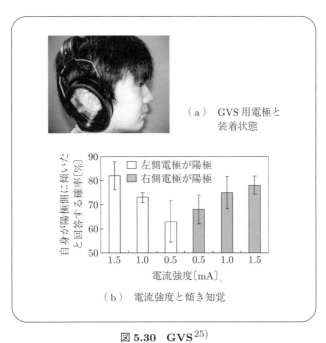

図 **5.30** **GVS**[25]

本章のまとめ

　VR技術はいろいろな分野に浸透してきているが，それを積極的に福祉機器やリハビリテーションに生かそうという研究は始まったばかりといえる．最近，「4k」，「8k」と呼ばれる高画質技術，メガネ型ディスプレイ，モーションキャプチャー技術などの進歩と低廉化により，VR技術はますます高度でしかも身近なものになってきている．その大きなマーケットの一つは臨場感のあるゲームなどエンターテインメントの分野である．このゲームを福祉工学の分野にうまく生かすことによって，楽しくかつモチベーションを高めながら機能回復させることができるようになるであろう．今後，VR技術を応用した福祉工学システムは大きな広がりを示すことと想像される．

6 介護・リハビリテーションの支援
──ロボットの活用──

　現在，急速に進行している少子・高齢社会においては，人間が人間にサービスするだけでは人手が足りなくなり，何かを使ってサービスするのを補う技術が必要になる．そこに高度情報技術を生かすとすれば，一つに「人間にサービスする生活支援ロボット」の開発が挙げられる．本章では，ヒトと接触してヒトを支援するロボットの現状と問題点を述べ，介護・リハビリテーションに生かすためのロボットのあり方を考察する．

6.1 支援ロボットの分類 ──ヒトとの接触の仕方──

図 **6.1** に示すように，従来の**産業用ロボット**は人間や生活の場から離れた所で働くのが一般的であり（図(a)），多くは工場内で作業を行い，その工場には徹底した安全対策が施されている．一方，最近，家庭内で働いてくれる掃除ロボットなどが急速に普及している（図(b)）．これは人間に近い所で働くが，人間に接触しないという点では，産業用ロボットに近い．したがって，従来技術である**自律型ロボット**（autonomous robots）の延長として扱うことができる．しかし，人間に接して人間にサービスするロボット（図(c)）となると医療機器や福祉機器が抱えているのと同じ難題に直面することになり，従来ロボットの延長だけでは解決し得ない．

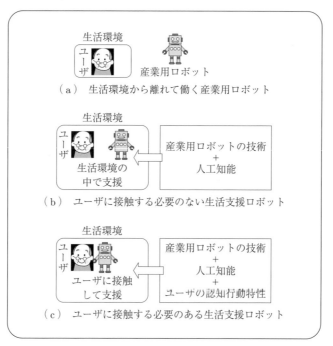

図 **6.1** 各種ロボットと生活環境，ユーザとの位置関係

特に，ロボットと身体が接続されたり（例えば，電子義手），ロボットが身体に接触したり（例えば，介助ロボット）して人間を支援する場合は，その接続や接点をどうすればよいかが重要な課題となる．ロボットの誤動作で人間を傷つけたり，痛みを与えたり

すると，そのロボット自身の命取りになり，その設計者や開発企業の責任も問われかねない．

ここでは，ヒトとの接触が必要な**生活支援ロボット**を開発するうえで，ヒトの認知・行動特性を無視し得ないことを述べ，生活支援ロボットを実現するために必要な研究と方法論について私見を交えて述べる．

6.1.1　人間に接触せずに働く生活支援ロボット

人間に接触せずに働く生活支援ロボットは，ユーザの希望を理解し，何を支援すべきかを自ら判断し，ユーザが求める支援行動を行い，更に，その支援がより円滑に進むように学習するという自律機能を持っていることが求められる．また，その自律機能には周囲の生活環境を認識し，その環境に適した最適な行動を実現することも含まれる．すなわち，生活支援ロボットには，従来の人間の筋力を代行するような**エネルギー増幅型**に加えて，ユーザの要望を理解し，ユーザに危害を与えないようにしながら行動する**認知行動支援型**の機能が必要となる．

従来の産業用ロボットにおいて，ヒトの感覚に相当する「センサ」，脳にあたる「コンピュータ」，手足に相当する「アクチュエータ」については基盤技術が確立しており，それらを生活支援ロボットに生かすことができる．

例えば，我が国でも大きな反響を呼んだ**自動掃除ロボット**の「ルンバ（Roomba, iROBOT製）」は一種の自律型ロボットである[1]．ルンバは1990年にマサチューセッツ工科大学で人工知能の研究をしていた学生たちによって開発されたものである．設計者たちは，米国防省の研究計画局からの依頼で地雷除去ロボットを開発していた技術を自動掃除に応用している．わずか十数msの間隔で，数十個のセンサを使って部屋の形状や汚れ具合を計測しながら，40個の行動パターンの中からその部屋に最も適した動きを決めている．また，電波を発する10cmほどの大きさの「バーチャルウォール」を大きな段差の手前などに置くと，ロボットはその電波を検知してそこで止まり，段差に落ち込まないという工夫もしてある．そして，電池の容量が少なくなると自ら電源コンセントのところに戻り，再充電を始めるという自律性を備えている．

このような自律性を備えたロボットは，家に誰もいなくても侵入者を感知し誰がたずねてきたかをチェックする「留守番ロボット」，雪が降ったことを検知し玄関まわりなどを動き回って除雪する「除雪ロボット」，近くの店まで行って欲しいものを買って帰ってくる「買物ロボット」などが挙げられる．ただし，これらは人を取り巻く環境の様子をセンサで検知し，家具や人にぶつからないように目的を達成するにはどのように動けばよいかを事前に判断す

る機能が必要である．この技術は現在盛んに研究が進められている自律型ロボット技術そのものであるので，産業用ロボットからの技術移転は十分にできるといえる．

しかし，以下に述べるように，人間に接して働く生活支援ロボットの開発では，従来技術だけでは解決できない問題が生じてくる．

6.1.2 人間に接触して支援する介助支援ロボット

人間に接するものは，①身体に物理的に接触して支援するロボットと，②コミュニケーションなどを通じて情報で支援するロボットに大別される．ここでは，①について過去に開発された機器を紹介し，その問題点や有用性を考察する．ただし，介護者にとって代わるような万能型で広い概念のものではなく，おもに生活するうえで不可欠な手足の機能を代替したり，立上りや移動を支援したりする介助ロボットに限定する．

古くから，障害のある足にロボットの足部アクチュエータを取り付けて支援する「歩行支援ロボット」，切断した手や腕の代わりにロボットハンドを人体に接続して支援する「手腕支援ロボット」がある．同様に手・腕が不自由になった人の食事作業を支援する「食事支援ロボット」，寝たきりになってトイレに行けなくなった人を支援する「排泄支援ロボット」や「オムツ交換ロボット」，寝たきりの患者をベッドから車椅子へ移す「移乗介助ロボット」，褥瘡（床ずれ）ができないように定期的に体位を変えるのを支援する「体位交換ロボット」もこの範囲に入る．更に，火事や震災時に動けなくなったヒトを助けに行く「救助支援ロボット」や「消防士ロボット」なども対象となると，その利用の場は限りなく広がる．

介助ロボットの役割の範囲を分かりやすくするために，以下では介助ロボットを「感覚や脳は健常であるが，四肢など運動機能に障害のある人」を物理的に接触して支援するロボットと位置付ける．この場合，接触した身体部分の状態（形，硬さ，体温など）を認識したうえで，ロボットが自らどのように行動するかを判断し，また，行動したときに生じるヒトの感覚（痛み，痒み，温冷覚など）とそれに伴うヒトの反応を認識して，次の行動に移るという一連の動作を遂行できることが要求される．以下に具体的な例をあげ，その問題点や将来性について考える．

〔1〕 電子義手　　失われた機能をロボットの一部を接続して補おうとする支援機器としては，**電子義手**が古い歴史を持つ．1960年代後半には日本やスウェーデンで筋電制御による電子義手が製品化されている．図 **6.2** (a)(1) はスウェーデン式と呼ばれるもので，母指の回転と曲げ，手首の動きができる機能を持ち，図 (a)(2) は**ワセダハンド–5**と呼ばれるもので，上腕と前腕の回転，ひじの曲げ，3本指によるつまみ，5本指による握りができる．なお，その後，早稲田大学の加藤一郎らのグループにより，しばらく人工の手足を目指したロ

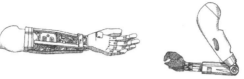

(1) スウェーデン式　　(2) ワセダハンド-5
（a）　1960 年代に開発された電子義手 2 例

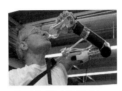

（b）　2014 年に米国食品医薬品局（FDA）で認可された
電子義手「DEKA Arm System」[3]

図 6.2　各種の電子義手

ボット研究が押し進められた[2]．

　ところで，電子義手の研究として，1968 年頃にサリドマイド薬害で両腕が極端に短く誕生した人たちに対して，国家プロジェクトとして全腕義手が開発されたことがある．肩からわずかに出ている小さな手に義手を取り付け，それを使って自転車までこぐようになったという場面はいまでも鮮明に思い出される．しかし，モニタとなった被験者は最終的に義手の使用を拒否している．その理由は，奇異の目で見られるとか，義手が重いなどであるが，最も大きなことは手ですることを「足でするほうが便利で簡単」であり，本人にとっては「代償機能」を活用したほうがはるかに楽なことにあった．以上のような問題点は高齢化して運動機能が低下したり，手足が動かなくなったりした人たちの介助ロボットを開発するうえでも起こり得る．

　2014 年に，米国食品医薬品局（FDA）で認可された電子義手 **DEKA Arm System** が販売されている（図 (b)）．これは装着者の筋肉からの電気信号を利用して，10 通りの動きを操作できる機能を持っている[3]．ただし，義手が物体を握ったり持ったりしたときに，その物体の手触り，重さ，硬さ，温かさなどの感覚情報が脳に伝わらなければ，義手は中々体の一部としてなじまないという問題が残されている．

　なお，義足の場合には，手指のような巧緻な動きは要求されないし，義肢装具士の技術により，身体との接触部に加わる荷重とその方向などがユーザにフィードバックされるように調整されるので，難題の一部が解決されている．

　〔2〕　**排泄支援ロボット**　　寝たきりの人にとって排泄の問題は深刻であるが，被介護者

のプライバシーやプライドを傷つける可能性があるし，介護者にとっても好んでしたい仕事ではない．それをロボットが代行してくれるのであれば，被介護者ばかりでなく介護者にとっても歓迎されるべきことである．

しかし，排泄支援ロボットを実現することはそう簡単なものではない．そのロボットには，まず，①ユーザが尿意をもよおしたことを何らかの形で知り，②排泄部分の形状や硬さなどを認識しながらアクチュエータを接触させ，③痛みを与えないように作業させるという「認識-判断-行動」が要求される．しかし実際には，ヒトの身体や認知の特性を把握しながらロボットに自律的に作業させることは，従来の自律型ロボットの延長だけでは難しい．このロボットは，ユーザあるいは介護者が操作する「道具」を開発するという立場に立ったほうが現実的である．

最近，使用者が居室で使用する腰掛便器で，排泄後は便器を水洗するとともに排泄物を粉砕圧送，室外に排出することができる「居室設置型移動水洗便器（TOTO株式会社）」や「MINELET爽（大和ハウス工業株式会社）」が開発されている．シャワートイレを世界に先駆け実用化し普及させた日本のトイレサービス技術は世界的にもその水準は極めて高い．あえて人間型ロボットを利用する必要はなく，既に確立しているトイレ技術の延長で開発を進めるほうが実現の可能性は高い．いずれにしても，ヒトと接触して支援するロボットはユーザや介護者が使いやすい道具として位置付けることで，いろいろな発想が生まれやすくなる．

〔3〕 **介助支援ロボット** 介助者の負担を軽減することをおもな目的とした介助支援ロボットについても1980年代にいくつかのキーとなるものが開発され，現在に至るまで多くのものが製品化されている[4),5)]．その原点は室内を移動する機能を持たせた**リフタ**にさかのぼる．これは被介助者をベルトやシートなどで包み込んで吊り具に掛け，電動もしくは手動で被介助者を吊り上げた状態で，ベッドからの移乗や移動を行う機器である．完全に被介助者を吊るす格好になるので，抱きかかえる動作がなく，いったんリフタに乗せてしまえば移乗や移動の際，介助者に肉体的負担がかかることはない．しかし，移乗中にシートの圧迫感により被介助者が不快感をおぼえることがあるので，まだ改良の余地がある．リフタは**固定式リフタ**（図6.3(a)）と**天井移動式リフタ**（図6.3(b)）に大別されるが，前者は固定しているので使う場所が限定されるし，後者は日本の家屋に適さないことなどが理由で，一般住宅ではあまり普及していない．

一方，これらの問題を解決する方法の一つとして，横浜リハビリテーションセンターで開発された「こまわりさん」と呼ぶ支援機器（図(c)）がある．これは構造的に非常にシンプルで，被介助者の腹部をシートに持たれ掛けさせた状態で方向転換したり，ステップを踏んだりしてテコにより立ち上がらせて移乗させるというものである．安定性に欠けるので転倒する恐れがあり，操作に熟練を要するなどの問題点があったが，基本的な動作・機能は「こま

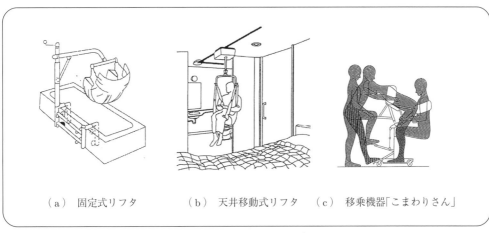

(a) 固定式リフタ　　(b) 天井移動式リフタ　　(c) 移乗機器「こまわりさん」

図 6.3　各種の移乗機器[5]

わりさん」に備わっている．

その後，ロボット技術を本格的に導入した介助ロボットが生まれ，現在は百花繚乱といえるほどの多様な機種が開発されている．その初期のものとしては，機械技術研究所（現：産業技術総合研究所）の中野らによって開発された**メルコング**（図 **6.4**(a)）があり，これは寝たきりの人を介助者に代わってベッドから持ち上げる機能を持っている．メルコングはアーム部に4節からなるリンク機構を採用し，テーブルを上下運動させ，油圧の使用により100 kgまでのヒトを抱き上げることができる．操作者はアーム先端に取り付けられたハンドルを操作することにより，あたかも力持ちになった感覚で介助動作を行うことができる[6]．

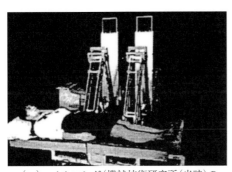
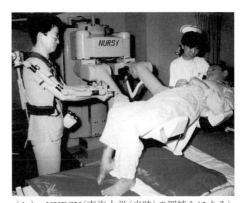

(a) メルコング(機械技術研究所(当時)の中野らによる)　　(b) NURSY(東海大学(当時)の岡崎らによる)

図 6.4　初期の介助ロボット

一方，東海大学の岡崎らは寝たままの人を抱き上げる双腕の**マスタスレーブ式**の介助ロボット **NURSY** を開発している（図(b)）．NURSYのマスタスレーブ方式とは操作者が腕に装着したマニピュレータを動かすとそれに連動してロボットハンドが動き患者の背中や下肢に

ハンドが挿入され，患者を持ち上げるという遠隔操作型である[7]．しかし，当時の技術では70 kg の患者を持ち上げるのに本体ロボットがその十倍の 700 kg になってしまうなど，技術的な課題が残されまま広く普及することはなかった．

いずれも人との接点をどうするかが課題となったが，メルコングは寝ている人を身体の下の台ごと持ち上げるという方法をとり，NURSY ではベッドと身体の間にいくつもの空気マットを入れてロボットアームを挿入する前にそれらを膨らませて身体をベッドから浮かせて，その隙間にアームを挿入するという方式を取り，ロボットとの接点問題を回避した．ただし，すべてが油圧アクチュエータやモータを使っていたことから剛体が患者を動かすことになり，患者に痛みを与えたり傷をつけたりしてしまう恐れが残された．

1990 年代に入ってからは**空気圧駆動**の「**ゴム人工筋**」，特に**ラバチュエータ**（rubbertuator）（製品名，株式会社ブリヂストン製）が利用されてきた．「ラバチュエータ」は筋肉のような弾性を持っており人体に機械的な衝撃を与えないことから，多くの介助機器に応用されてきた．また，空気圧駆動型は，介助ロボットというよりは操作者が身に着けて，操作者の筋力にかかる負荷を軽くする**ロボットスーツ**の形に変わって発展している．その代表的なものとして，東京理科大学の**マッスルツール**（Mascle Suits）[8]，神奈川工科大学の**パワーアシストスーツ**（図 **6.5**(a)）[9]，下山勲が中心になって進められている東京大学 IRT (Information and Robot Technology institute)[10] による**パワーアシスト**（図 (b)）や各種の移動機器がある．ただし，アクチュエータに空気を送るための**コンプレッサ**が必要となり，その重量や大きさ，

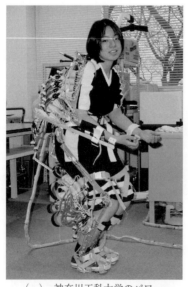
（a）神奈川工科大学のパワーアシストスーツ

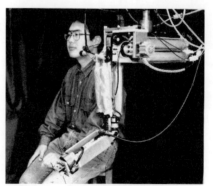
（b）東京大学 IRT で開発されたパワーアシストの外観

図 6.5 空気圧駆動のゴム人工筋を利用した筋力補強装置

更に騒音などの問題があり，いまなお改良化が進められている．また，このような筋力補助具は岡山大学や東京工業大学で開発された手指に装着するウェアラブルアクチュエータや，清水らによる**水素吸蔵（MH: Metal Hydride）合金**アクチュエータを利用した手腕への力感覚ディスプレイなどのように[11]，VR 分野の力覚提示に発展している．なお，ロボットスーツについては，筑波大学の山海らが先駆けとなって開発・実用化した **HAL**（サイバーダイン製）が有名であり[12]，医療・福祉用具として保健の対象として認可されている．

一方では，米国の J&J 株式会社は，車椅子自身が立ち上がったり，砂地や雪道でも走行したり，更に階段を上り下りしたりするなど，人間に限りなく近い動作ができる車椅子を開発し**インデペンデンス**という名前で製品化したことがある[13]．筆者もその開発に関与したことがあるが，当時は安全性と価格の面でその普及は難しいことを感じた．ただし，インデペンデンスはその後改良化が進んでおり，その技術は，**iBOT** と呼ばれる車椅子やユーザの体重移動などで方向や速度を制御できる乗り物**セグウェイ**などロボットが人を移動させる**パーソナルビークル**という自動車の機能を持つロボットに生かされている．

今後，自動車とロボットが混在した技術は更に発展していくことが予想され，その技術がより優れた介助ロボットに生かされるであろう．ただし，日本では，PL 法，薬事法，道路交通法などの制約が大きいことから，社会的受容性が得られるまでに時間がかかるという問題がある．

〔4〕**盲導犬ロボット**　ユーザとのインタラクティブ性を重視したロボットとしては，通商産業省（現：経済産業省）のプロジェクトで舘らによって開発された**盲導犬ロボット**（昭和 52 年度から 6 年計画で工業技術院の特別研究「歩行誘導機械の研究」）が知られている（図 **6.6**(a)）[14]．これは全盲ユーザがどこに行きたいのかをロボットに指示し，ロボットがその

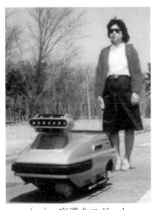
(a) 盲導犬ロボット「MELDOG」

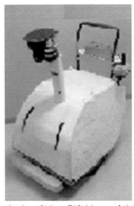
(b) 森らの「瞳」(2011 年)

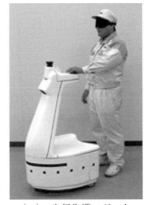
(c) 歩行先導ロボット（日本精工株式会社ホームページ）

図 **6.6**　盲導犬ロボットの進化

指示に従って全盲ユーザを誘導するものである．誘導中の障害物や道路の状態，地図の情報をユーザに知らせて，ユーザは指示をロボットに与えるという一連の情報の流れに従う．ただし，ロボットが捉えた障害物や地図などの情報をユーザにどのように知らせるのか，ユーザは地図の概念をどこまで持っているのかなど，視覚を失ったあとのユーザの認知能力を事前に知っておかなければ，ロボットがユーザに与えた情報は役に立たなくなる．また，盲導犬のほうが愛着を持てるし，信頼がおけるのに，なぜそれを機械に置き換える必要があるのかという意見もあった．

このロボットは製品化には至っていないが，ヒトと機械のインタラクティブ性を重視した試みとして，その概念は，テレイグジスタンスなどヒューマンインタフェースの分野に広がっている．

その後，インタラクティブ性を重視した盲導犬ロボットは山梨大学の森などに引き継がれ，「瞳」という名前のロボットとして改良化され続け[15]，その後も多くの研究者によって取組みがなされている（図(b)）．更に，盲導犬ロボットを拡張した概念や機能を持つものとして，一般ユーザを目的地に導く**歩行先導ロボット**が製品化されている（図(c)）[16]．これらの誘導型ロボットは情報を介して人間を支援する**コミュニケーションロボット**（後述）の範囲に入るともいえるが，人間の行動を支援するのが目的であるので，それとは意味合いが異なる．

6.1.3 介助ロボットの研究開発における諸問題

〔1〕 **我が国と欧米のロボット観**　ロボットをヒトの分身として接するのは，日本人の機械に対する独特の感性も関与していると思われる．日本人の作ったロボットのイメージは常にヒトの味方であり，世界を救うために活躍してくれるし，それに感動して熱烈に応援したくなるという面がある．産業用ロボットでも愛着を持って「花子」とか「太郎」と名付けて扱う人たちが多いと聞くが，それも我が国独特のことであろう．

一方，欧米はどうかというと，ロボットという名前の名付け親であるチェコの戯曲家**カレル・チャペック**（Karel Čapek, 1890–1938）は「ロボットが創造主である人間に反逆するようなことは絶対にあってはならない」とロボットにきつく言い渡している．また，米国の**アイザック・アシモフ**（Isaac Asimov, 1920–1992）はSF小説『私はロボット』（1950年）の中で，ロボットに，①ロボットは人間に危害を加えてはならないこと，②人間に服従しなければならないこと，③これらに反しない範囲で自分を危害から守ること，という3原則を掲げている．あくまでもロボットはヒトの僕であり，道具以外の何物でもないという立場を貫いているように感じる．また，日本人がロボットを家族の一員のように捉える感性が日本を世界一のロボット生産国に導いたのと関係があるように思う．被介護者にやさしく接する日

本製の介助・介護ロボットは，現在進んでいる各国の超高齢化社会においても通じるものになるであろう．逆に，以下に述べるように，ロボットに対する「幻想」が強すぎることによるいくつかの落とし穴もある．

〔2〕 **介護ロボットの幻想と落とし穴**[17]　永年にわたり介護ロボットに携わってきた手島の調査によると，介護ロボットはオランダで比較的うまく利用されていると報告しており，2件の事例を挙げてその理由について言及している．

1件は，オランダで開発された **iARM**（図6.7(a)）と呼ばれるもので，車椅子に取り付けたアームをユーザが道具のように自在に使いこなせるものである．世界で800台が使われており，最も普及した例である．

日本と違うのは，先端技術を駆使したハード面よりも，地域の施設や学校・イベントなどで楽しく使ってもらうためのソフト面が充実している点である．

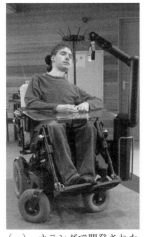 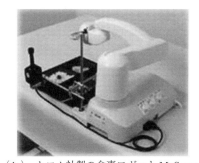

　（a）オランダで開発された　　　（b）セコム社製の食事ロボット MySpoon
　　　　iARM

図 **6.7**　各種介護ロボット

もう一件は，株式会社セコムの石井らが中心となって開発された食事ロボット **MySpoon**（図(b)）であり，これは上肢が不自由な人が自らアームやハンドを道具のように使うもので，これもオランダで最も普及している．

また，手島は，「介護ロボットの幻想」の例として，ヒューマノイド型ロボットが車椅子を押す場面をあげ，車椅子に乗っている被介護者は後ろをヒューマノイドに押してもらいたいのか？という問いを投げかけている．その人のニーズは「目的地への移動」であって，高機能車椅子が連れて行ってくれれば十分で，そのほうが技術的にも簡単でコストも安いわけである．研究としては面白いのであろうが，シーズ主導で，真のニーズを考えていないことから，福祉の現場の人たちは見向きもしないことになる．

従来の介護ロボットは福祉の現場の人たちや，実際の障害者・高齢者の意見が反映されずに作られている場合が多いことから，単なる「お節介ロボット」になってしまう恐れもある．iARM も MySpoon も使っているうちに自分に合った新しい使い道を発見していけるような「道具」として位置付けられる．まずは，「自立」を助ける「道具」を開発することを優先し，自立できない場合の2次的な手段として介護ロボットに何をさせたらよいかを考えるべきであろう．

更に，この種の福祉用具は短期間に成果は出にくいという面がある．MySpoon は実用化されるまでに10年以上を費やしており，特許にも学術論文にもなりにくいことから，企業にも研究者にもメリットが少ないように見える．しかし，得られたノウハウは他社や他者がまねをするのは簡単ではなく，このような蓄積が真に当事者に役に立つロボットを生み出すうえで必須なのであろう．

6.2 移乗介助機器の課題と開発例

6.2.1 重要性と課題

〔1〕**認知・行動の促進効果**　何らかの原因で移動が困難になったときに利用される福祉機器は車椅子で代表される**移動支援機器**である．車椅子で移動することにより，変化する周囲の景色や音が視覚や聴覚を刺激し，更に前庭器官や触覚を刺激することになり，それが脳に伝わって運動の発現を促進する．このように車椅子でも移動すること自体が寝たきりなど**廃用症候群**（disuse syndrome）になるのを遅らせる効果がある．車椅子を利用するためには，ベッドから車椅子，車椅子から浴槽などというように「乗り移る動作」が必要となる．このように乗り移る動作を支援する福祉機器を**移乗介助機器**と呼ぶ．

前述のように，古くから，被介護者を抱き上げたり，移動させたりする一種の**ロボットアーム**が開発されていた（図**6.8**）．その過程で，ロボットアーム自身が人の筋肉と同じように硬さを変えられる**コンプライアンス制御**（compliance control）の重要性に気が付いていくようになった．例えば人の腕の場合は，重いものを持つときには両方の筋肉が固くなって重たいものを支えようとするが，柔らかいものを持つときには両方の筋肉が柔らかくなる．

〔2〕**ヒトの上腕筋の特性**　筋そのものはエネルギー効率の面からも優れたアクチュエータである．筋の収縮によって発揮される最大張力は筋の断面積にほぼ比例し，$1\,\text{cm}^2$ 当

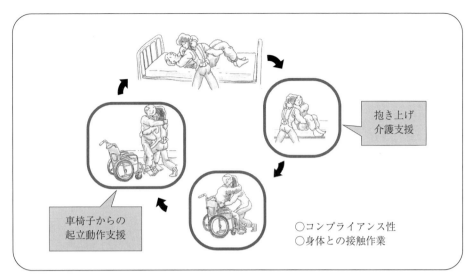

図 6.8 ベッド → 車椅子 → ベッドへの移乗動作介助とその支援機器の課題

り 4–6 kgf になる．ヒトの肘屈曲筋の一つである上腕筋の場合は筋腹の断面積が 6 cm^2 程度であるとすると，最大張力は約 30 kgf に達する．自重が数百 g であることを考えると筋はその出力に比べ，実に軽量かつ小型であり，エネルギー効率は 50% 以上になる．更に筋は可変

表 6.1 介護支援機器の身体接触作業に適したアクチュエータの比較

種 類	低剛性	小型/高出力	静粛性	備 考
AC/DC 電動モータ	○	◎	○	力フィードバックやばね制御で低剛性が可（制御の実用性未確立）
空気圧アクチュエータ	◎	○	△	付帯の空気圧コンプレッサーサイズが実用性に影響大
油圧アクチュエータ	△	◎	○	油漏れが問題，出力は極めて大，柔らかさに最も欠ける
形状記憶合金アクチュエータ	◎	△	◎	熱による応答（遅），特に冷却に時間を要す，小型な用途（放熱良）に応用多い
磁性流体アクチュエータ	◎	△	◎	磁界印加で駆動，界面変形を利用した人工筋肉，出力は大きい
電気粘性流体アクチュエータ	◎	○	◎	高電圧（数千 V）駆動，クラッチ機構は電動モータより出力減
高分子ゲルアクチュエータ	◎	△	◎	熱による応答，極めて小型であるが出力も小さい
MH アクチュエータ	◎	◎	◎	応答は遅い（特に水素吸収），内部は高圧力（1 MPa 以下）

注）　低剛性　　→　過大な反力を与えない
　　　小型/高出力　→　限られた空間内で作業
　　　静粛性　　→　騒音や恐怖感を与えない

型の粘弾性特性すなわちコンプライアンスを有しており，それにより筋活動レベルに応じて硬さが変化する．この機能があるおかげで，ヒトの関節は 200 km/h に近い速度のボールを受け止めるほど硬くなったり，逆に，人を介護するときに見られるような繊細で柔らかくなったりする動きができる．

介助機器においてコンプライアンス制御を導入するために前述のラバチュエータを使ったものがいくつか開発された．

表 6.1 に，身体接触作業をする介護支援機器に適したアクチュエータの一覧を示して比較した．

6.2.2 移乗介助機器のためのアクチュエータ

〔1〕空気駆動型アクチュエータ——MH アクチュエータを例に——　佐々木らは，気体を直接吸収したり放出したりする材料である **MH 合金**に着目し，これを使ってラバチュエータのような容器に水素を出し入れする空気圧駆動型アクチュエータを提案し[18]，株式会社日本製鋼所の大西，脇坂らがその提案に基づいた移乗介助機器を開発している[19]．更に，理学療法士の佐藤らにより現場で使ってそれを評価している[20]．ここでは，MH 合金アクチェータによる移乗介護機器を例にとって，空気駆動型アクチュエータを利用したときの基本的な課題を述べる．

また，この基本課題はモータとばねの組合せによりコンプライアンス制御を実現したアクチュエータにも通じることである．

MH 合金は合金温度によってそれ自体の体積の 1 000 倍以上もの水素ガスを吸収かつ放出する能力を持つもので，現在までに 100 種類以上の合金が開発されている．いずれも，コンプライアンス性などで空気駆動型アクチュエータと同じ特徴を持っており，そのうえ，MH 合金 100 g で，約 100 kg の人を持ち上げるほどの強力な推進力を発生する．動作は緩慢であるが，ヒトに接して介助するアクチュエータとしては適している．

〔2〕MH アクチュエータの原理　水素吸蔵合金（M）と水素（H_2）との反応は，式 (6.1) に従って，可逆反応によって金属水化物（MHx）を形成する．

$$(2/x) M + H \Leftrightarrow (2/x) MHx + Q \tag{6.1}$$

ただし，Q は反応に伴う熱量で，一般に $Q > 0$ である．x は反応式の係数で材料によって異なる．最も簡単な場合は $x = 1$ である．

すなわち，一般に MH 合金のように加熱することによって水素を放出し，逆に冷却することで水素を吸収する反応は，一定温度ならばほぼ一定圧力で進行するという性質（ギブスの法則）を持つ．MH 合金が水素を放出したときに生じる圧力（水素解離圧）は，MH 合金の

原子組成比によらず，温度だけに依存する領域がある．図 6.9(a) に示すように，その領域の圧力は一般に温度の上昇に伴って指数関数的に増大する．なお，図 (b) に，後述するトイレ便座昇降機（日本製鋼所製）に使われた拮抗型 MH アクチュエータを例に，MH アクチュエータに加えた熱とストローク（水素圧に相当）の時間応答特性を示す．

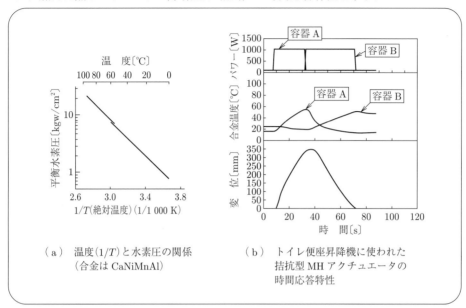

図 6.9　MH 合金と MH アクチュエータの特性

電流によって温度が変化するペルチエ素子で MH 合金を挟み，それを金属容器内で封じ込め，容器の一部に取り付けたチューブから水素が出入りできるようにした．このペルチエ素子に電流を流して MH 合金に熱を加えると，水素がチューブを通ってシリンダを動かすアクチェータとなる（図 6.10）．

また，詳細は省略するが，圧力制御した場合の MH アクチュエータはその内部の水素ガス圧によってばね定数を可変にできる「ばね」としてモデル化できる．いうまでもなく，水素は気体なので，MH アクチュエータの特性はラバチュエータのような空気駆動型アクチュエータにも当てはまり，ラバチュエータと同様に柔らかさを持っており，急激な力をヒトに加えることがない．

なお，MH アクチュエータを 2 週間にわたり連続 10 万回動作させても振幅やパワーには変化が見られず，水素漏れもなかったことを確認している．ただし，加熱時の応答は速いが冷却時は遅いという問題は残されたままであったが，便座を上下させる昇降機 2 式，車椅子の座席昇降機，移乗介助機器などいろいろな介助機器に利用された（図 6.11）．便座昇降機は四肢に障害のある児童の自宅で 7 年間にわたり使われ，移乗介助機器は室蘭市にある日鋼病院で試験的にしばらく利用された．

170　6. 介護・リハビリテーションの支援――ロボットの活用――

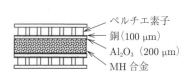
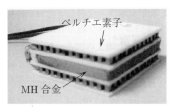

（a）MH モジュールの構造

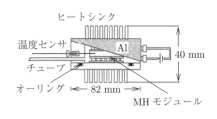
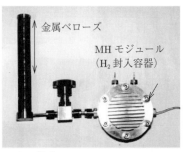

（b）MH アクチュエータの構成

図 6.10　MH アクチュエータの構成図

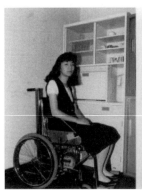
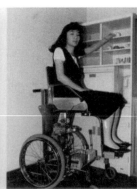
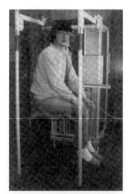

（a）車椅子昇降機　　　　　　　　　（b）和式便座昇降機

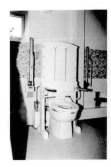
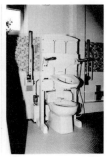
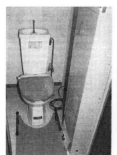
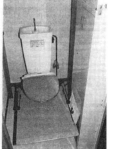

（c）洋式便座昇降機

図 6.11　MH 合金アクチュエータによる各種の昇降機（株式会社日本製鋼所より提供）

〔3〕 **介助ロボットアームのコンプライアンス制御** 佐藤らは，ヒトの手腕の拮抗筋におけるコンプライアンス制御機構を積極的に導入し，ヒトの腕の動作・特性により近い機構を実現している．そのため，2基のMHアクチュエータのベローズを互いに直線的に押し合うように配置して（**図6.12**(a)），その並進運動を歯車で回転に変換する単純化した1軸駆動モデルを考えてトルク（τ）を求めた．ただし，ベローズは蛇腹構造でそれ自身が「ばね」になっており，空気圧と変位の間には**フックの法則**（Hooke's law）が成り立つ．

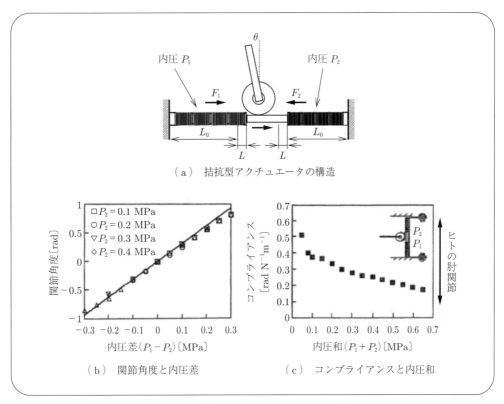

(a) 拮抗型アクチュエータの構造

(b) 関節角度と内圧差

(c) コンプライアンスと内圧和

図6.12 拮抗型MHアクチュエータの特性

同時に，ベローズは閉じた空間であるので，空気量と空気圧の間には**ボイル・シャルルの法則**（Boyle-Charles' law）（$P = nRT \cdot V$）も成り立つ．詳細は省略するが，以下にこれらの法則を踏まえたうえで近似計算をした関節角度やコンプライアンスを示す．まず，同時に2基のMHアクチュエータの出力をF_1，F_2とし，歯車の半径をrとすると，軸周りのトルクは$\tau = (F_1 - F_2) \times r$となった．結果的にモーメントアームの角度変位は2基のガス内圧の相対的な差（$P_1 - P_2$）にほぼ比例することになる．しかも，1軸の回転運動を得る場合，角度変位は個々のガス内圧の大きさには影響されずに，（$P_1 - P_2$）を可変にするだけでよいことから，角度制御が単純になる．

一方,軸周りのコンプライアンス(K)は同じような計算により,2基のガス内圧の単純な和(P_1+P_2)に比例して変化することが推測された.この近似がどこまで成立するかを実験的に調べた結果,関節角は両アクチュエータ内の水素圧の差(P_1-P_2)に比例し,コンプライアンス(k)は両者の和(P_1+P_2)に依存して変化することが確かめられ,しかもコンプライアンスはヒトの腕とほぼ同じ値を示した(図(b),(c)).このように関節のコンプライアンスを変えながらアームの上下の動きを自由に作り出すことができる.

更に,アームをヒトの膝関節の隙間に挿入したときに,どの程度の関節コンプライアンスがあればヒトに過剰な負荷を与えないかを求めた.そのため健常な大学院生男子5名に被験者となってもらい,アームを挿入する方法と挿入時に得られる反力を測定した(図 **6.13**(a),

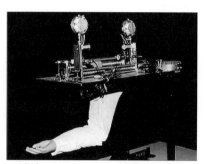
(a) 拮抗型アクチュエータの外観

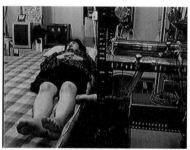
(b) ロボットアームの身体-ベッド間への挿入実験の様子

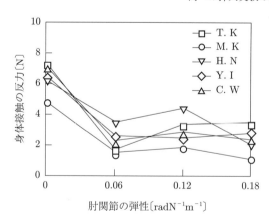
(c) ロボットアームの「肘関節」のコンプライアンスを変化させて身体-ベッド間に挿入した際のハンド長軸方向に加わる力

図 6.13　コンプライアンスの測定

(b))．その結果，図 (c) に示すように，コンプライアンスがない（図のゼロ）場合のハンド長に加わる応力（縦軸）は約 7 N であったのに対して，コンプライアンスを付けるとわずか $0.06\,\mathrm{rad\,N^{-1}m^{-1}}$ でも反力は 1/2〜1/3 に減少した．このように，関節にコンプライアンス特性を持たせることによって，同じ挿入量でもヒトに与える負荷が小さくなることが分かる．ただし，関節コンプライアンスは，アーム挿入時には身体への負荷を軽くするために大きくし，身体をしっかりと抱き上げるためには小さくしなければならない．ここに最適なコンプライアンス制御を行う必要性がでてくる．

〔4〕 **移乗介助動作パターン**　敦賀らは，ヒトに負担と違和感を与えないような移乗介助機器の設計方針を得るための基礎的な実験を行っている[21]．具体的には，立上りの初期姿勢を決めるため，立上り初期の**足関節角度**（図 **6.14** (a)）とシートオフ時（身体がベッドから離れる瞬間）の**体幹角度**（図 (b)）を求めている．そのとき，立上りやすさの指標として，下肢筋の筋活動量，**COP**（Center Of Pressure）の動揺などを測定し，同時に内観報告を得ている．その結果，初期姿勢の足関節角度（横軸：θ）と立上り初期の身体動揺量（縦軸）の関係では，高齢者群で動揺は大きくなること，足関節角度（θ）が 70° を超えると動揺が更に大きくなることが分かった（**図 6.15** (a))．すなわち，θ を約 70° 以下に設定したとき，被介助者にとって負担の少ない立上りになるといえる．また，θ を変えながらシートオフ時の体幹角度（α）を求めると，α も高齢者群で大きいこと，つまりより前かがみになっていることが分かり，θ が 70° のときにはシートオフ時の体幹角度は高齢者群で約 50°，若年者で約 38° であった（図 (b))．

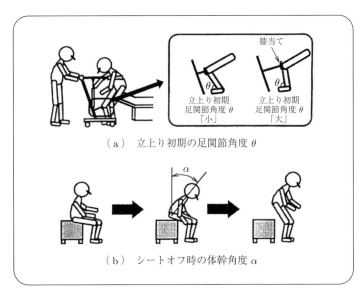

図 **6.14**　立上りとシートオフ時の足関節と体幹の角度

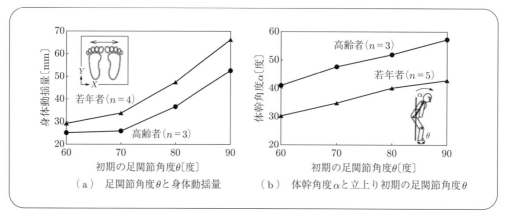

図 6.15 若年者と高齢者における足関節と体幹の角度の違い

以上から，膝当て（ニーパッド）は被介助者の足関節角度が約 70° になるように，また体幹角度が 45° になるような移乗介助機器を開発している（**図 6.16**）．また，足底部を冷やすとそこの皮膚感覚が鈍化し，立上り初期の COP 移動速度が明らかに遅くなることから，足底部に熱容量が小さく足部を刺激するような突起のあるシートを敷いた．なお，図中の表にアームの昇降時間を示した．この拮抗型コンプライアンス制御型のロボットアームで試作した移乗介助機器は実際に病院で評価のために使われた．介護者の評価では，患者を抱きかかえるときの負担が小さくなるという好意的な意見が多く，また抱上げ速度は決して遅くはなく，むしろ患者に恐怖心を抱かせないので遅いことがかえってよいという意見などがあった．

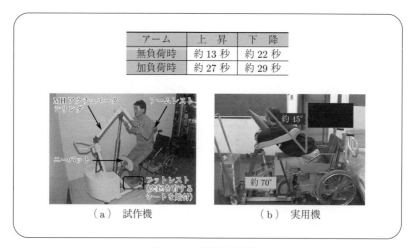

図 6.16 移乗介助機器

以上，介助ロボットの開発例を示したが，ベッドと車椅子間の移乗介助だけでも，被介助者に余計な力を加えないように，精神的な負担にならないように，更に違和感が生じないような工夫をすることがいかに重要であることが理解されたであろう．

一方では,電動ベッドが高機能化し,患者に合わせた極めて多様な動きができるようになってきている.例えば,ベッドそのものが変形して車椅子に変わるという方式などが実用化されているが,このように患者の負担を少なくする機器はますます多様化し,真に有用なものが生まれてくるであろう.

6.2.3 関節リハビリテーション機器

〔1〕 **関節拘縮と CPM**　社会の高齢化に伴い寝たきりの状態に至る廃用症候群と呼ばれる人たちも増えていることから,介護者の負担を軽減するとともに,被介護者が自立した生活を送れるようにするための技術開発が求められている.特に障害のある手足のリハビリテーションを患者自身が在宅などで手軽に行える機器の開発が急がれている.また,関節内組織の結合や筋の萎縮などにより関節の可動域が制限される**関節拘縮**(arthrogryposis)をできるだけ防ぐことが要求される.更に,廃用症候群によって血行不全や組織破壊が起こり,その結果として発症する「褥瘡（いわゆる床ずれ）」も防がなければならない.そのため,運動器障害に起因する関節拘縮に対しては,手足や手指の関節を柔軟にしたり,弱った筋力を補強したりする手段として,**関節連続的他動運動**すなわち **CPM** (Continuous Passive Motion)が使われてきた（図 **6.17**）.

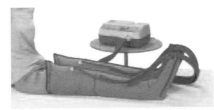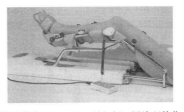

既存のリハビリテーション機器のほとんどは,骨折治療やマッサージなどに用途が特化

図 6.17　市販化されている膝関節用 CPM 機器の例
（出典：酒井医療機器株式会社：リハビリテーション・福祉・フィットネス（2003）より）

CPM は,長時間連続的に動かすこと,ゆっくりと動作させることが効果的であることが分かっているが,理学・作業療法士が患者一人ひとりに施すには時間的な制約が大きいという問題があった.また,従来の CPM 機器は大型で重量があり,ヒトの関節のようなコンプライアンス性に乏しく,駆動音がするなどの問題点がある.そのうえ大幅なコストがかかることから,小さな施設や住宅で手軽に利用することが難しい.

〔2〕 **ソフトアクチュエータによる CPM**　細野らは,MH アクチュエータの金属ベローズを高分子ベローズに置き換えた**ソフトアクチュエータ**を開発し,それを一種の足趾のCPM に応用している.更に,血液循環がどこまで改善されたかを指標としてその評価を行っ

ている[22]．具体的には，MH 合金から放出する水素を高分子複合フィルムで作ったベローズに封じ込めたものであり，金属ベローズと比較してもその応答速度は速い（**図 6.18**）．なお，高分子複合フィルムは，近年になって冷凍食品の長期保存技術として研究開発が盛んになっているもので，その水素の不透過（**ガスバリア**）性が年々高くなっていきている．実際，ベローズ自身を水につけて長期間連続使用によるガスバリア性を調べたところ，10 日間の連続測定による高分子ベローズ内の水素圧の減少量は約 0.7％であり，3 500 回の伸縮でもベローズの欠損は見られなかった．このソフトアクチュエータを，**図 6.19** に示すように拮抗型に配置することで，足趾のリハビリテーションに利用できる．このような空気駆動型は，極めて軽く，安価なことから，デスポーザル（使捨て）な CPM として利用価値があろう．

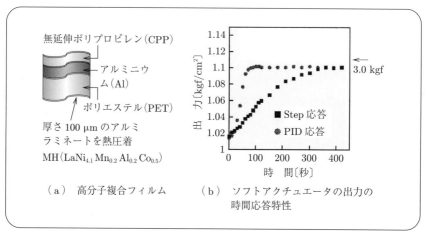

図 6.18　ソフトアクチュエータ

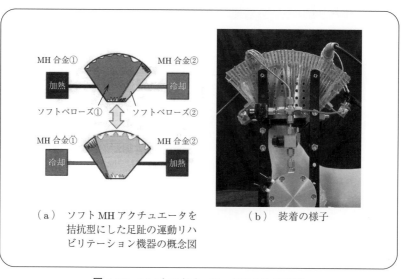

図 6.19　ソフトアクチュエータによる CPM

〔3〕 **上肢の筋・関節のリハビリテーション用ロボット**　関節リハビリテーション機器の潜在的市場規模を見積もると，対象者の脳血管障害や骨関節疾患の患者は全国でそれぞれ約34万人，約28万人（厚生労働省：身体障害児・者実態調査報告書，平成13年6月）であり，過去の利用例から推定すると疾患者の1%が購入する可能性がある．高齢化社会で明らかに不足する理学・作業療法士あるいは介護専門職の負担を軽減する効果ばかりでなく，新しい産業を創出する可能性のあることから，現場とタイアップしながらロボット技術をリハビリテーションや介護支援に生かす研究はもっと促進されるべきであろう．詳細は省略するが，ロボット技術を上肢のリハビリテーション機器に生かす試みは世界各国で行われており，図 **6.20** に示すように，多様な上肢リハビリテーション機器が開発されている．ただし，それぞれの優劣については，いまだに議論が続いている．

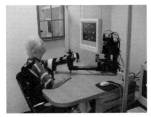 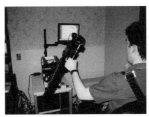 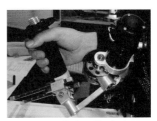

（a） MIT-MANUS ほか（MIT，株式会社インタラクティブ・モーション・テクノロジー）

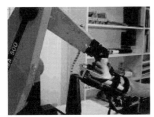 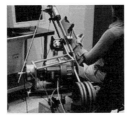 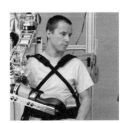

（b） MIME（パラアルト・ヘルスケア・システム）　　（c） ARM Guide（シカゴ・リハビリテーション研究所）　　（d） ARMin（スイス音楽工科大学）

図 **6.20**　ロボット技術を応用した各種の上肢リハビリテーション訓練装置の例

なお，作業療法士の吉田らも主張しているように[23]，ヒトの手足などの機能を部品として扱うのではなく，**階層システム**の一部として捉えてリハビリテーションに望むことが重要である．特に「上肢」については，神経系から手先の動きまでを運動構造を，図 **6.21** に示すような階層構造に整理して，それぞれの層について，その計測方法とそれに基づくリハビリテーションの仕方を追求するとともに，上肢リハビリテーションのあり方を提言している．

また，ロボットアクチュエータを上肢リハビリテーションに応用する研究は，前述のように，VR分野における上肢への力覚ディスプレイにも生かされ，実に多様な提案がなされているが，それらはVR関連の資料を参照されたい．更に，現在は，次に示すようなロボット

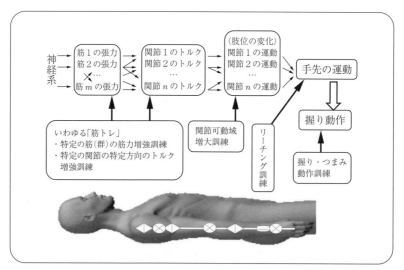

図 6.21 上肢運動の各階層へのリハビリテーションアプローチと従来の訓練方式

スーツなど，リハビリテーションや VR ばかりでなく介護，除雪，農漁業などの負担を軽減する**軽労化技術**として大きく発展している．

6.3 軽労化技術 ──ロボットスーツ──

6.3.1 ロボットスーツの現状

　自立生活と社会参加を促すためには，介護負担を軽減させるためのロボットに加えて，高齢者に過度の負担や疲労を与えないで作業を行う「軽労化技術」が役に立つ．筑波大学の山海らによって開発されたロボットスーツ **HAL** やラクニエと呼ばれる製品が販売され，介護現場でも利用され始めている．ただし，前者の HAL は，筋肉を動かそうとしたときに発生する筋電を検出し，筋肉が動き始める前にその筋力を補うようにアクチュエータが働き出し，結果として筋への過度な負担を減らすようになっている．初期のころは，装着に時間がかかるとともに，筋電図を指標にしてモータを制御するために，利用ごとに筋電図の強さをノーマライズしなければならないことや，使用中も汗や電極の乾燥などによって電気インピーダンスが変わるので動作が不安定になるなどの問題が残されていた．現在は，それらが改良され，実用・製品化されている．筋肉が麻痺した場合には筋電が検出されないので麻痺四肢を

支援するのには適さないが，少しでも筋電が発生する場合にはそれを手掛かりに HAL が機能することから，それを利用したリハビリテーションに生かす努力が続いている．

一方，ラクニエはスーツの生地の弾力性を利用したもので，負荷がかかる部位で生地のコンプライアンスが小さくなるようにして，筋への負担を軽くしている．ただし，1 方向のみしか制御が行えないことや，作業ごとに調節をしなければならないという課題はあるものの，その手軽さからいろいろな分野への応用が期待されている．

6.3.2　筋・関節の負担を軽くする「軽労化技術」

〔1〕 特徴と原理　2010 年から始まった，後述の科学技術振興機構のプロジェクト「高齢社会（略称）」（7 章参照）の課題の一つとして**軽労化スーツ**が取り上げられている．これは，北海道大学の田中らのグループと三菱電機エレクトリックエンジニアリングが連携して研究開発しているもので，農作業，除雪，介護などの負担を軽くするための筋力補助スーツである[24]．ここで述べる軽労化技術は，Secure（安全なアシスト），Sustainable（人が本来持つべき身体機能を維持するアシスト），Subliminal（親和性が高く，人の感覚を鈍らせない，さりげないアシスト）の，三つのコンセプト **3S アシスト**を重要視している．

特に，軽労化技術を高齢者に適用することで，自立生活と社会参加を促す効果を期待している．具体的に農作業のための筋力補助スーツと設計・評価システムを開発し，ほかのアシスト技術へも適用できるような汎用性を備えたものを目指している．

図 **6.22** (a) に示すように，まず，3S アシストの概念は**スマートスーツ**と名付けた軽労化スーツで実現されている．これは腰部の 3 次元運動補助として，腰の屈伸，ひねり，膝の屈伸を補助することを目的としており，背筋や腰周り，大腿の筋負担を 20–40% 軽減することを目標としている．この軽労化機能を実現するために，上述のラクニエと同様，スーツの素材そのものがコンプライアンスのあるばねのような働きをして，重たいものを持ち上げるときには，腰に負担がかからないようにばねによる力が強くなり，逆に軽いものの場合にはばねの力も弱くなるという機能を開発している．

また，より人体への負担を軽減するためにスーツに取り付けた小型のモータが作動し，持ち上げる物の重量によりモータの力が適応的に重量の負担を軽くするように働く機能も有している（図 (b)）．モーションセンサで得たデータを基に，**前屈**（腰部屈曲），**屈伸**（脚部屈曲），及びこれらの複合動作（腰・脚部屈曲）のとき（図 **6.23** (a)）にどこの関節や筋にどれだけの負担がかかるかを生体力学に基づいたシミュレーションを行い，負担のかかる部位に最適な補助力調整ができるようになっている．これは**セミアクティブアシスト**と呼ぶ本方式独自の技術であり，弾性材の伸長に伴う弾性力を補助力とし，その伸長量を 2 個の小型モー

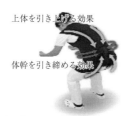
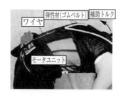

(a) 「3Sアシスト」の概念によるスマートスーツの原理

(b) 小型モータの補助により力を制御する機構と特性

総重量 (うち駆動部・制御部)	1.9 kg (1.0 kg)
バッテリ	NiH 12 V
モータ最大張力	50N×2基
腰部筋負担軽減率 (屈曲時)	15–30%
腰部筋負担軽減率 (回旋時)	10%

(c)

図 6.22 スマートスーツの外観と特性

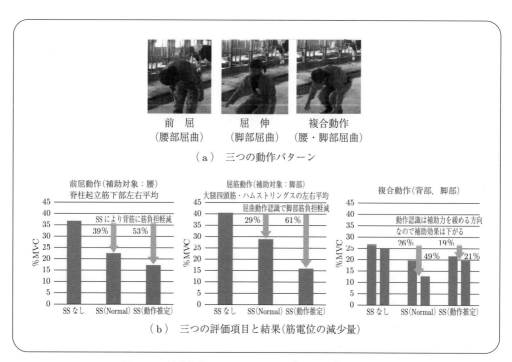

図 6.23 搾乳作業をしているときの「前屈」,「屈伸」及び「複合動作」と負担軽減率

タによって調整することで補助力を制御する機構である（図 (b)）．

2個のモータを腰の中心に左右独立に配置することで，腰部を3次元的にサポートできるので，多様な動きでも腰部をアシストできる．また，利用者の姿勢を計測するセンサを内蔵しており，補助力が動作を妨げないように，弾性体の発する補助力を調整できるようになっている．更に，前掲の図 6.22 に戻るが，補助力の調整は，ワイヤを介してアクチュエータによって弾性体の伸長量を制御することで実現している．総重量は 1.2 kg と軽量であり，ニッケル水素電池を使って1個のモータ当り 50 N の力を出せる（図 (b)）．

〔2〕 軽労化ロボットの作業時における負担評価　負担がどの程度軽減されたかは，作業時に使う筋の活動量を筋電位の変化で評価している．いうまでもなく，筋電位が減少するほど，ロボットが筋力を支援していることになる．ただ，ここで注意しなければならないのは，筋力への負担が少なくなることは，筋肉の活動を弱めてしまう可能性があることである．スポーツトレーニングでは，筋力へ負担をかけることで筋肉量を増やすという訓練が行われていることからも，負担軽減の効果は多角的に評価する必要がある．

上記のことを考慮しながら筋電位から評価した結果によると，農作業の前屈運動の補助では，背筋を最大で40％，体幹全体で14％のアシスト効果（筋活動電位軽減率）が得られ，競走馬調教や除雪作業における負担軽減にも大きな効果があることが分かった．農業よりも複雑で多様な作業を伴う「酪農フィールドの搾乳作業」でも同様の実証評価を行ったところ，腰前屈動作で背筋50％補助，膝屈伸動作で大腿60％補助の効果が得られている（図 (b)）．

類似の軽労化技術は多く提案されているが，ほかの提案と比べて機構が複雑でなく着脱が容易で素材が軽いことから衣服を身に着ける要領で利用できるメリットがある．ただし，現在のところスーツの装着により熱がこもってしまい，夏場の暑い時期には長時間の利用ができないという課題も残されている．現時点でも介護用，除雪用，リハビリテーションやスポーツ用などで利用価値のある場面が多いことから，このような軽量化技術は改良化しながらも製品化を急ぐべきものであろう．

6.3.3 BMI の活用

脳機能や身体機能の回復・補完を目的とするブレインマシンインタフェース（BMI：Brain Machine Interface）もリハビリテーションに応用され始めている．例えば，文部科学省の「脳科学研究戦略推進プログラム」[25]では，吉峰らによる「BMIを用いた運動・コミュニケーション機能の代替」[25]，横井らによる「BMI制御のためのインテリジェント電動補助装置の開発」[26]（図 6.24 (a)），更に森本らによる「BMIリハビリテーションのための上肢・下肢外骨格ロボットの開発と制御」（図 (b)）の研究が進められている．

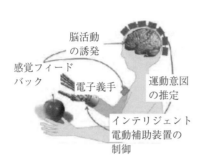
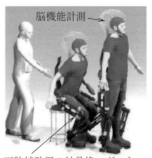

(a) インテリジェント電動補助装置の概念図（電気通信大学の横井浩史より提供）

(b) BMIリハビリテーションのための外骨格ロボット（ATR脳情報研究所 ブレインロボットインタフェース研究室より提供）

図 6.24　四肢制御 BMI の例

　この例で分かるように，BMIでは脳波などから得られる脳機能情報を何らかの計測器でコンピュータに取り込み，その出力でロボットのアクチュエータを制御させる方法をとる．ロボットのアクチュエータとしてマニピュレータを利用すれば一種の電動義手になるし，足に外骨格のようにアクチュエータを取り付ければ一種の下肢運動機能の補助具になる．ただし，BMIで動いた手足の感覚を脳にどのようにフィードバックさせるかが大きな課題となるのはいうまでもない．そのため脳を磁気により刺激する経頭蓋磁気刺激法（TMS）によるフィードバックも考えられている．ただし，感覚領野への刺激は技術ばかりでなく倫理上の問題もあり，感覚フィードバックは今後の研究が待たれる．それでも，自分の意思でロボットが動くことから，イメージトレーニングには大きな効果が期待されており，BMIはリハビリテーション現場で採用しているところもある．

6.4　情報を介して接触する生活支援ロボット

　これは，おもに感覚や脳に障害のある人を対象にしており，コミュニケーションを通じてユーザの記憶や行動を支援するロボットである．この場合，ユーザの意図を表す情報をロボットが理解し，ユーザに分かるような情報でロボットが答えるという機能が必要とされる．すな

わち，ユーザが表出するバーバル情報（声，手書き文字）やノンバーバル情報（ジェスチャー，表情，眼球運動，呼吸，脳波など）を分析・認識して，ときには意識下にある意図までもくみ取り，ユーザが理解できる情報で答える機能である．このロボットとして，例えば，記憶支援ロボット，言語支援ロボット，癒やし系ロボットなどが挙げられる．

この種のロボットとしては，おもにヒューマノイド型やペット型のものが利用されている．代表的なものとしては，高橋らによる「ロビ」，石黒らによるインターネットを利用した「ハグビー」，産業技術総合研究所の開発研究が母体となってできた「PARO」，ソフトバンクロボティクスが開発・提供する「Pepper」などがある．Pepperはクラウドを活用し感情も認識できるとうたっており，これが普及すれば人工知能を取り込んだ人間型ロボットはいろいろな分野に波及する可能性がある．なお，2015年に，国立リハビリテーション・研究センターが主体となって，認知症を支援するコミュニケーションロボットのシンポジウム及び展示会が行われた．図 6.25 に，そのときに展示とデモのために集まったロボットを示す．

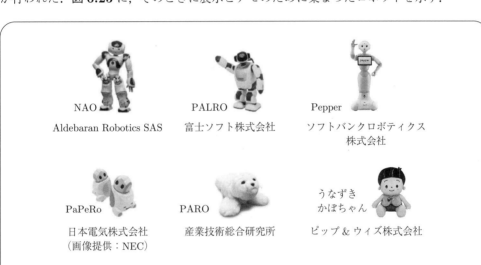

※1 NAO の名称及びロゴは，フランス及びその他の国で Aldebaran Robotics SAS の商標として登録されている．
※2 PALRO（パルロ）は，富士ソフト株式会社の登録商標である．
※3 Pepper はフランス及びその他の国における Aldebaran Robotics SAS の登録商標または商標である．
※4 PaPeRo は，日本電気株式会社の登録商標である．
※5 PARO（パロ）は株式会社知能システムの商標である．
※6 うなずきかぽちゃんは，ピップ株式会社の登録商標である．

図 6.25　2015 年 3 月，認知症支援のためのコミュニケーションロボットシンポジウムで集まったロボット

更に，その動きや仕草によっては「可愛い」という情緒にも訴えるペット型ロボットも登場している．ロボットの反応によっては，自分の気持ちを分かってくれる存在としてロボッ

トを捉え，一種の感情移入をしてしまう恐れもある．コミュニケーションロボットの場合，人間の精神面に与える影響も十分に評価しながら開発を進めることが必要になってくる．なお，コミュニケーションロボットを高齢化による認知障害の支援へ生かす取組みについては，7章で取り上げる．

本章のまとめ

　運動機能の治療や支援については整形外科，リハビリテーション，生体力学，制御工学，ロボティクスという一連の流れにより医療と工学が結びついており，その流れに従った教科書も多く出版されている．特に，「手と足の力学」については，優れたシリーズ本も発行されており，より専門的な内容についてはこれらの本を利用して欲しい．一方，感情表現をするコミュニケーションロボットに対して，ヒトがどのように反応するのかという視点からヒトの認知・行動の新しい側面が見えてくる．それらの成果が，「心身ともに痛みを知り，痛みを与えない介護」に少しずつ生かされるものと考えている．川人光男が述べているように，「脳科学とロボティクスはそれぞれに大きく発展し，その二つの領域が融合することにより，学際的な研究分野が生まれてきた」といえるし，それが真に人間のために役に立つ時代に入ってきたといえよう．

7 高齢社会と福祉技術

　超高齢社会に向けて,「労働者人口」の減少と「社会保障費」の増加の問題に加えて,「老後の生きがい」をどこに求めるかが,我が国の大きな課題となっている.現在,産学官が一体となって,元気な高齢者には「社会への参加」を促し,虚弱な高齢者には「自立した生活」を支えることにより,マイナス面をプラスに転換させる道を模索している.ここでは,筆者がJSTの領域代表として取り組んでいるプロジェクト「高齢社会を豊かにする科学・技術・システムの創成」を紹介し,我が国の経済効果と個人の生きがいを両立させるICTの活用法について述べる.

7.1 高齢化に伴う認知・行動機能の変化[1]

1章で述べたように、我が国は世界に先駆けて超高齢社会に入っており、それに伴い介護を必要とするような虚弱化した人たちの割合も増加している。特に、75歳以上の高齢者の比率は今後増え続け、人口比率でみると2005年では約9％であったのが、2030年には約20％に達することが予想されている。後期高齢者ほど虚弱あるいは障害者になる割合が高いので、感覚・コミュニケーション障害や運動器障害については、本書で述べてきたいろいろな支援技術が生かされる。一方では、元気高齢者の割合も急速に増えており、そのうち70％以上が何らかの形で社会参加を希望している。元気高齢者の就労や社会参加は「生きがい」や「健康維持」につながることや、結果として「労働者人口」と「社会保障費」の問題にも一つの解決策を与えることになる。

本章の前半では、まず、高齢になってから障害を持つようになった人たちの現状を示しながら、脳機能に絞ってその支援方法を考察する。本章の後半では、現在の高齢者と一昔前の高齢者では心身ともに11歳ほど若くなっていることを示唆する二つの研究事例を紹介し、JSTプロジェクトを通して今後の超高齢社会に向けて必要となる科学・技術・システムを展望したい。

7.1.1 高齢化と認知・行動の障害

図7.1に示すように、1980–2011年の間に身体障害者の中でも高齢者の占める割合をみると、約3割（44.2万人）から7割（265.5万人）近くにまで上昇している。高齢化に伴って、筋力が弱まり歩行や運動に支障をきたすようになり、サルコペニア（sarcopenia）と呼ばれる症状に至ることが多い。それを防ぐため、できるだけ「歩く」ように、「食べる」ように促すいろいろな試みがなされている。この運動機能の低下については多くの教科書[1]などに書かれているので、それらを参照して欲しい。ここでは、おもに感覚・コミュニケーション機能の劣化とその工学的な支援方法を中心にして述べる。

一般に高齢化に伴って、認知・行動の低下が起き始めると「つまらない」、「やる気が起きない」、「行動しない」、「変化が起こらない」、したがって「つまらない」という悪循環にも陥る場合が多くなる（図7.2(a)）。この循環は、報酬系に関わる「大脳基底核（線条体など）」、

7.1 高齢化に伴う認知・行動機能の変化　　**187**

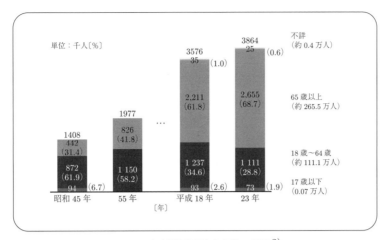

図 7.1　年齢階層別障害者数の推移[2]

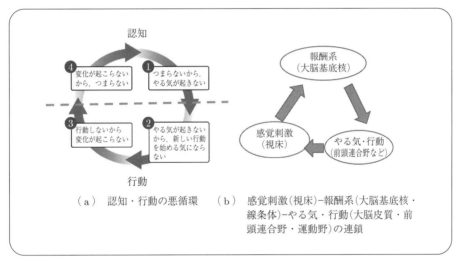

図 7.2　認知・行動のサイクル

やる気や行動に関わる「大脳皮質（前頭連合野，運動野など）」，行動に関わる「大脳皮質（運動野）」及び感覚に関わる「視床と感覚野」のループに相当するものと思われる（図 (b)）．特に，ある種の神経伝達物質が不足することにより，情報伝達が遅くなり「万事がゆっくりになって反応が鈍くなる」行動につながるといわれている．その延長上として行動が病的にゆっくりとなるパーキンソン病に陥る可能性もでてくる．

高齢化により「ゆっくりとなる，反応が遅くなる」現象は歩行速度だけでなくコミュニケーションの速度にも現れてくる．NHK 放送文化研究所の調査によると，放送への苦情は高齢者が圧倒的に多く（約 80%），その理由の一つは「話す声が速すぎる」とのことである．高齢者にとって放送メディアやコミュニケーションは生活を楽しんだり仲間と話したりするうえで

欠かせない．4章で述べたように，このようなコミュニケーション障害のために話速を「ゆっくり」にする聴覚補償用タッチインタフェースも開発されている[3]．

7.1.2　脳機能障害及びその支援システム

〔1〕失語症支援システム　高齢化により増加する**失語症**と**認知症**は福祉工学における重要な支援研究の対象となる．失語症は古くから研究され，**言語聴覚士**（**ST**：Speech Therapist）により，その成因や特性に応じたリハビリテーションが行われている．失語症の多くは大脳皮質の言語中枢の障害に起因しており，大きく**ウェルニケ失語**（Wernicke aphasia）と**ブローカ失語**（Broca aphasia）に分けられる（図**7.3**）．前者は，音声言語を構築したり生成したりすることはできるが，言葉を理解する中枢であるウェルニケ領野に障害がある場合である．後者は，言葉の理解はできるが音声言語を構築・生成するブローカ領野に障害（**発話失行**）がある場合である．実際には，多くは両方の障害が混在し，どちらの症状が強いかということにより，ウェルニケ型かブローカ型かと分けて呼ぶ．どちらも，おもな要因は，脳血管障害により言語中枢の神経系の一部が働かなくなったことによる．高齢化とともに脳血管障害におちいる人が多くなることから，失語症患者の増加にも対処していかなければならない．

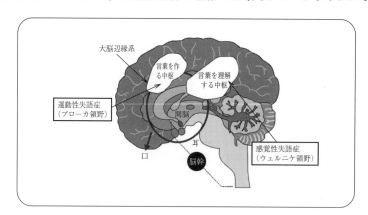

図**7.3**　ウェルニケ失語とブローカ失語

リハビリテーションの方法にはいろいろなアプローチがあり，その優劣がいまだに議論されているが，**全体構成法**（**JIST**：Japan Institute for Speech Therapy）がよく使われている．これは，「言語獲得は身体と脳を統合した全体で成立する」という理念に基づいており，身振り手振りなどを行い，残された感覚や運動器などを併用して言葉の意味を教え，少しずつ音声言語だけで意味が分かるようにするというアプローチをとる．

しかし，約40％の患者は右側四肢機能に麻痺が残ることから通院が難しいという問題がある．2000年頃，失語症患者は60万人以上もいたのに，STは2,3千人と少なかったことも

あり，筆者はインターネットを使った「失語症者の在宅リハビリテーションシステムの開発」プロジェクト（旧：厚生省・通商産業省・共幹・医療福祉機器研究所）を担当したことがある．そのときに開発したシステムは，在宅患者の前にカメラ，マイク，スピーカが接続されたコンピュータを置き，患者の声と同時に口の動きや身振りなどがインターネット（ISDN）を介して病院のコンピュータに送られ，院内の言語聴覚士（ST）がそれを見ながら指導するネットワークシステムである．これは花鼓（はなつづみ）と呼ばれる製品としてアニモ株式会社から販売された．

しかし，このようなネットワークを使った在宅医療システムは，在宅から送られてきた情報を何時，誰が見るのか，また，そのときの診療報酬はどうなるのかが曖昧なままであった．そのうえ医療機器の認定を受けていない検査データは薬事法に照らし合わせると参考程度にしか使えない，などの問題があり広くは普及しなかった．最近は，これらの課題を受け入れる制度作りが進められ，インターネットによる「在宅医療・介護・リハビリテーションシステム」が見直されてきている．

〔2〕 **認知症とその支援技術**　何らかの原因で脳の細胞が死んでしまったり，働きが悪くなったりしたために，知能が不可逆的に低下し日常生活に支障をきたす状態がおよそ6か月以上継続したときに認知症と診断される．その診断には**MMSE**（Mini–Mental State Examination）という設問法が，記憶・認知能力を短時間（5–10分）でチェックできることから，診療現場では最もよく使われる．テストの結果が30点満点のうち26点以下になると，もの忘れが主たる症状の軽度認知症（**MCI**：Mild Cognitive Impairment）であることが疑われ，21点以下だと認知症と診断される．

厚生労働省の2010年時の報告によると，認知症の総数は要介護認定を受けている者で約280万人であり，この人数とMCIの431万人を合わせると総数は約711万人になる．この人数は増え続けて，2025年には1000万人近くになることが予想されている（図**7.4**）．ただし，要介護認定を受けていない認知症の数は約160万人（2015年）と推定されているので，それらを合わせると約440万人になり，65歳以上の認知症の有病率で表すと約15%になる．

なお，認知症の中でも**アルツハイマー型**が約50%を占めており，ほかは脳血管障害によっ

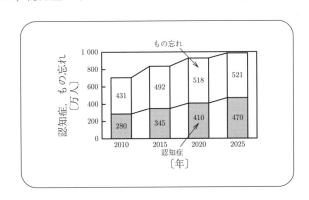

図**7.4**　認知症ともの忘れの推移[4]

て発症する**脳血管性**（約 20–30%）と脳の神経細胞に異常が起きる**レビー小体型**（約 10–20%）と続く．認知症の発生機序の解明や薬物による治療法の研究は急速に成果を上げてきており，医療が本格的に取り組んでいる様子が分かる．7.3 節では，認知症移行への時期を遅らせたり，日常生活を支援したりするコミュニケーションロボットの活用例を紹介する．

〔3〕 **認知症とワーキングメモリ** 脳外科医ペンフィールド（Wilder Graves Penfield, 1891–1876）は，手術中に電気刺激を行い，ヒトの脳の機能局在について多くの知見をもたらした著名な脳研究者である．1928 年に彼の姉は，右の前頭葉にできた脳腫瘍のため右の前頭連合野（図 **7.5**(a)）を取り除く手術を受けたところ，**長期記憶**は問題ないが，「料理」がうまくできなくなったとのことである．つまり，献立を考え，必要な材料を買い物し，火加減，味付けなどを考えながら調理する**短期記憶**の機能を失ったのである．

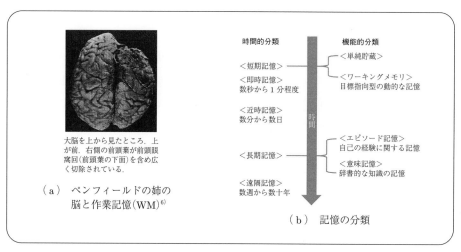

図 **7.5** ワーキングメモリ

記憶を「機能」と「時間」に分けて考えると，図 (b) に示すように分類することができる．料理のように，あることを遂行するために一時的に情報を保存する記憶は**ワーキングメモリ**（**WM**：Working Memory）の範囲に入る．ペンフィールドは姉の症状から WM は脳の前頭葉を中心として働くと考えた[5]．WM は「何かをするために情報を一時的に保持するメモリ」なので，コンピュータでいえば，演算するために内部メモリや入力装置からのデータを保存する「レジスタ」に相当する．

その後，バデリーとヒッチ（A. Baddeley & G. Hirch, 2000）は，WM の脳内モデルをいくつか立てているが，2000 年のモデル（図 **7.6**）によれば，WM は**従属システム**の活動を制御する**中央実行系**と従属システムである**音韻（言語）ループ**，**視空間スケッチパッド**からなるとされている[6]．

WM の脳内部位については，音韻的な情報処理が左半球の後部頭頂葉に，視空間な処理が

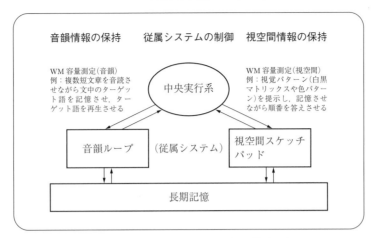

図 7.6 Baddeley & Hirch (2000) に基づいた WM モデル

右半球の後部頭頂葉に，中央実行系は前頭前野に対応しているとされている．一時的に保持された情報は何回か提示されると，音韻ループは音韻ストアに，視空間スケッチパッドは視空間ストアに，符号化されて貯えられるが，いずれも時間とともに消失していく．

苧阪らは，健常高齢者と前頭葉の損傷患者の行動障害が似ていることから，加齢による認知機能の低下は中央実行系のある前頭前野の衰退によって引き起こされる可能性があることを示している[7]．高齢者の WM の変化を調べる研究は緒についたばかりであるが，社会参加を促したり，その効果を調べたりするうえで，WM は一つの評価軸となろう．

〔4〕 **高齢者の社会参加を延長する認知機能の支援技術**　ビル管理システムをおもな仕事とする株式会社アズビルは，操作パネルの熟練者が次々と定年になり人員不足になっていることから，定年後の高齢者でも操作しやすいように操作パネルのメータやスイッチの再配置を検討している．緒方（元：アズビル社，現：東芝株式会社）らは WM を計測し，高齢者でも極力少ないエラーで操作できるようなメータやスイッチの再配置を提案している[8]．

また，最近の自動車にはカーナビを初めとするさまざまな車載情報機器が設置されてきており，運転者，特に高齢ドライバはこれらの機器を操作するときに運転への注意が散漫になり，いわゆるドライバディストラクションが問題となっている．日産自動車株式会社の小沢らは，WM を指標としてディストラクションが起きないような **HMI** の設計を試みている[9]．

7.1.3　近年の高齢者の心身機能

秋山が長年にわたり多くの高齢者を対象に心身機能を調査しており，図 7.7 に示したような結果を報告している（1 章の文献[6]）．これは，**手段的日常生活動作（IADL）**に援助が必要

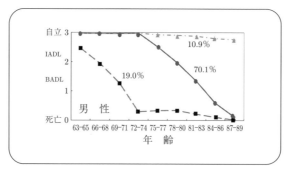

図 7.7 自立度の変化パターン（全国高齢者 20 年の追跡調査）男性の例（出典：秋山弘子：長寿時代の科学と社会の構想，科学，岩波書店（2010））

(IADL が 2 以下），手段的日常生活動作だけでなく**基本的日常生活動作（BADL）**にも援助が必要（BADL が 1 以下）とされる者に分けて，年齢とともにどのように変化したかをグラフで表したものである．ここで，**IADL**（Instrumental Active Daily Life）は「買い物に出かけ必要なものを買って帰ってくる」というような日常動作がどれくらいできるかを数値化したものであり，WM とも関連してくる値である．**BADL**（Basic Active Daily Life）は「風呂やトイレに自分で入れる」など基本的な日常動作がどれくらいできるかを示す．

図の●にあるように，高齢者の内の約 70％の人たち（男性）は 75 歳までは IADL の低下は見られないことから，これらの高齢者は 75 歳までは自立して生きていることが推察される．なお，図から約 19％の高齢者は ADL が急速に低下しており，逆に，約 11％の高齢者は 90 歳近くまで ADL が高いことが分かる．また，この結果を十数年前のものと比較すると，11 歳も右側にシフトしていることから，健康寿命もその分長くなっていることになる．この図は男性の結果であるが，この傾向は女性の場合でも大きな違いはない．

一方，鈴木らは，高齢化とともに着地時や接地時の足底角や股関節の可動角度が小さくなり，結果として歩幅が小さくなることから，このことを基に歩行速度の観点から高齢化の度

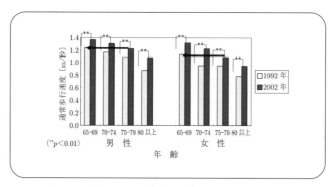

図 7.8 年齢による通常歩行速度の変化（1992 年と 2002 年の比較）

合いを調べている．図 **7.8** は，普通に歩いているときの歩行速度を年代別に測定したものである[10]．この結果からも，男女とも 2002 年の 75 歳の歩行速度は 1992 年の 65 歳とほぼ同じであることから，歩行速度の観点からも男女ともに 11 歳若返っているといえる（図中の太矢印参考）．

7.2 「高齢社会を豊かにする科学・技術・システムの創成」プロジェクト[11]

超高齢社会に入っていろいろな課題が現実的なものになってきているが，2010 年頃から情報通信技術の分野でも，その課題を解くことを目指した取組みが始まっている．その目標の一つは，いつまでも「快適な生活を送りたい」に加えて「人や社会で認められたい」という「生きがい」に応えることである．ここでは，ICT を生かして高齢者の「社会参加」を促すことが諸課題を解く一つのアプローチになるという仮定のもとで，JST の「高齢社会（略称）」プロジェクトを立ち上げるときの経緯と成果を紹介しながら，ICT の役割について述べる．

7.2.1 高齢社会における支援技術の捉え方

社会参加により，生きるうえで必須な「動く」，「食べる」という行動も促がされるので，結果として健康維持にもつながる．それが若い人を助けることになれば，社会保障費の軽減や労働者人口の増加にもつながる．そして何より，老後の「生きがい」に結びつくであろう，というのがこのプロジェクトの立場である．実際，高齢者の中で 70％を超える人達が再就労やボランティア活動を希望していることからも社会参加の役割は大きい．

このような観点から，プロジェクト「高齢社会」では，図 **7.9** に示すように，元気な高齢者には「心身を支援しながら社会参加・就労を促す」に重点をおいた．そこで開発された支援技術・システムを発展させることで，虚弱になった高齢者の「QOL の向上と介護負担などの軽減を図る」に生かすこととした．更に，その技術やシステムを新しい産業の創出に結びつけるという道筋を立てた．

ただし，高齢者の何を生かして，何を支援するかは，高齢者の多様性を考えると一概に決めることはできないし，元気か虚弱かの判定はそう簡単なものではない．1 章で述べたように，高齢者を支援する場合には，長年にわたって獲得した知識，経験，技能を生かす視点が重要

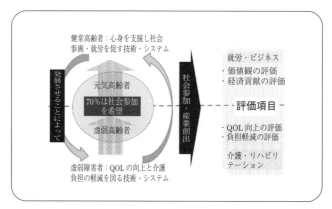

図 7.9 社会参加と介護支援が「生きがい」の増加と産業創出に結びつく

になる．しかし，元気といっても心身機能は漸進的に低下していくので，高齢化による心身機能の低下を把握し，快適な生活を送るのを支援する「ジェロンテクノロジー」が必要になる．いうまでもなく，虚弱になってからは「バリアフリー」や介護技術が不可欠になる．また，遂行する課題は，多くの企業が参画しやすいように，薬事法，人権，倫理などの問題にできるだけ抵触しない範囲のものとした．なお，プロジェクトの評価は，元気高齢者に対しては「経済効果」と「生きがい」の増加量とし，虚弱高齢者に対しては「介護負担軽減」と「QOLの向上」への寄与率とするのが妥当であろうと判断した（図 7.9）．このような考察を経て，次に何をどのような情報通信技術で支援するかという具体的な課題への絞り込みを行った．

7.2.2 情報通信技術で何を支援するのか——ICTとIRTの活用——

支援する技術・システムの対象として，1章で述べたように，ノバート・ウィナーが1948年に提唱したサイバネティクスの概念を参考にして，「感覚」，「脳」，「運動」の身体機能をあげた．また，2001年の **WHO**（世界保健機構）の提唱に基づき，コミュニティで社会参加をするうえで必要となる**情報獲得**，**コミュニケーション**，**移動**の生活機能を支援するという立場をとった．更に，最近，著しい進歩を遂げている **ICT** と **IRT**（情報ロボット技術）を生かすことが，我が国の産業発展にも貢献すると考えて，図 **7.10** に示すような五つの課題に絞り込んだ．

すなわち，①ウェアラブル ICT，②インフラ ICT，③労働支援 IRT，④移動支援 IRT，⑤脳機能支援 ICT・IRT の五つの課題である．

ただし，すべての支援を機器やサービスに委ねるのではなく，あくまでもユーザの負担を軽減する「道具」，また，社会参加を促すツールを開発するという立場をとることにした．更

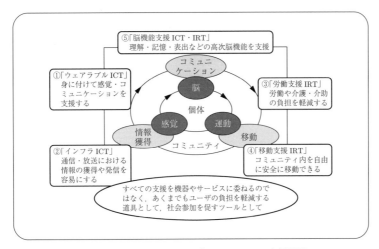

図 7.10 ICT と IRT を生かした五つの支援課題

に，それらがユーザや社会に受容されるうえで必要になる PL 法，道路交通法，薬事法などの法制度の見直しを提言してもらうことにした．

　本書でも繰り返し述べているように，従来から障害者や高齢者を支援する工学分野は，ニーズや基礎科学が曖昧なまま進められていることが多く，成功例は極めて数少ない．そのため本プロジェクトでは高齢者施設などの現場と必ずタイアップし，そこでのニーズを最優先することとした．また，図 7.11 に示すように，プロジェクトは，①高齢者の認知・行動とニーズの把握，②機器・サービスの開発と改良，③社会実装による評価と産業化の三つのステージに分けて進めることにした．なお，この三つのステージは「科学」，「技術」，「システム」に対応する．

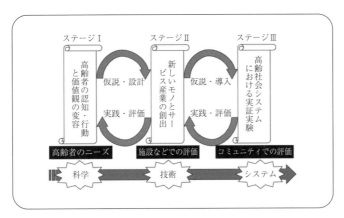

図 7.11 研究開発の三つのステージ

7.3 情報通信技術を生かす三つの研究課題

多くの提案があったが，結果的に「インフラICT」，「労働支援IRT」，「移動支援IRT」，「脳機能支援ICT・IRT」の四つの課題を採用した（図7.12）．なお，「ウェアラブルICT」はその重要性を訴えたのであるが，予算の関係上，採用を断念した．また，「労働支援IRT」の「軽労化スーツ（略称）」は実用化の段階に入ったので，2014年時点に卒業している．なお，軽労化スーツについては，6章の「ロボットの応用」の節で取り上げている．以下では，ICTに関連する三つの課題について，これまでに得られた成果の要点を述べ，今後，更に重要になるICTの役割を考察する．

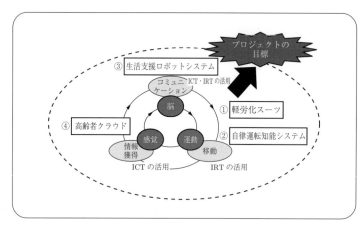

図7.12 四つの課題のタイトル（略称）とプロジェクト内での位置付け

7.3.1 生活支援ロボットシステム[12),13)]

本課題のタイトルは「高齢者の記憶と認知機能低下に対する生活支援ロボットシステムの開発」であり，高齢者の生活の自立・自律を支え，社会や人との交流を促す試みである．国立リハビリテーションセンター研究所の井上が中心となり，日本電気株式会社との連携で進められている．本ロボットシステムで提案した機能は，図7.13に示すように，まず，施設やホーム内で音声対話によりスケジュールの日時などを知らせる**記憶支援**（中央図）と，外出時も含めて適切な行動を知らせる**行動支援**（左図）からなる．また，対話の状況はロボッ

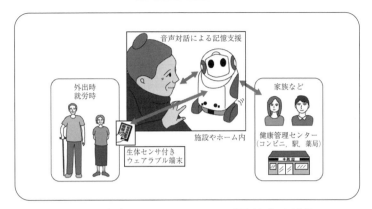

図 7.13 提案されたシステムイメージ図（出典：国立障害者リハビリテーションセンター研究所の井上剛伸の資料を基に改変）

トを介して外の家族や健康管理センター（右図）に送られ，そこからのアドバイスがロボットを介して当事者にフィードバックされる．おもな対象者は，認知症患者及びその予備軍としてのMCI（軽度認知症）の者である．

〔1〕 準備研究　この課題では，まず，認知症やMCIの人たちを支援するのに「なぜ，ロボットが必要なのか」が議論された．それを確認するために，高齢者施設にいる多くの当事者を対象にしてテレビや携帯端末による双方向のコミュニケーション手法と比較した．比較対象は，①普段見ているテレビ画面に向かって話しかけると，画面に映っている人が声や表情で答えてくれる方法，②スマートホンのような携帯端末を用いて，双方向による音声と画像の対話技術を利用する方法，③後述の生活支援ロボットを利用する方法，の三つである．同じ条件で，高齢者施設にいる当事者に比較してもらったところ，ロボットを好ましいと答えている者が有意に多かった．なぜ，ロボットが好まれるのかは不明であるが，「実体」があることで訴える力が強くなるのであろうと推察された．

また，認知症支援としては，6章で取り上げたように，実に多くのコミュニケーションロボットが提案されているので，これらのロボットとの比較をしながら，本課題の位置付けや役割を明確にしてもらった．

〔2〕 研究開発の3項目　研究開発は，(1) ニーズの調査，(2) 高齢者の認知・行動の特性に基づく音声対話方式，(3) 対話方式の評価と今後の3項目に沿って進められている．

(1) ニーズの調査　伊豆市の協力により，伊豆市在住の高齢者など124名を対象に，グループインタビューをした結果から172種類のニーズを得た．また，それらの中からスケジュール支援，服薬管理，血圧測定補助，カロリー計算，けんかの仲裁といった具体的なニーズを抽出した．更に，希望の多いスケジュールと服薬の管理に絞り込み，それらの記憶が曖昧になるのを補完する36種類の支援シナリオを作成した．

ところで,「けんかの仲裁」のニーズが高かったが,これは高齢者の多様性に起因するものと想像された.すなわち,65年以上にわたり歩んできた人生は人それぞれであり,「ものの考え方」や「生きる価値」があまりにも多様になっていることからグループ内での口論が絶えないのであろう.けんかの仲裁まで考えるのは逆に介入のしすぎではないかと思うが,一般に「支援」と「介入」の境界をどこにするかを決めるのは容易でない.

(2) **高齢者の認知・行動の特性に基づく音声対話方式** 本課題で使用したコミュニケーションロボット(日本電気株式会社製,PaPeRo R500)は「顔認識」,「音声認識」,「タッチセンサ」などのセンシング機能と,「音声合成」という出力機能を持ち,「安全性」に配慮した作りとなっている.

ただし,認知症者やMCIの人を対象にした場合,多くの改良が必要になる.認知症者は多くの場合,健常者に比べると発音が不明瞭であることに加えて,聴力や記憶能力の低下により,聴き取れなかった部分の情報補完が難しくなる.そのためロボットが伝えた情報が正しく伝達されたかをチェックする機能が必要になる.音声対話では,これらのことを重視した音声合成・認識方式になっており,情報が正しく伝達されたことをチェックできるような**対話構造(シナリオ)**とした.特に音声認識方式では,一つの語彙に対して多様な発音を許容するとともに,音声以外の音の影響を低減するアルゴリズムを開発している.

また,本ロボットとの対話では,人同士の対話の構造を参考にして四つの要素に分けた.それらの要素は,①注意喚起,②情報支援する旨を伝える先行連鎖,③情報伝達,④対話の終了である.例えば,「薬を飲みましたか」とロボットが定刻になると話しかけ,当事者が「はい,飲みます」と答えたのをロボットが認識し,薬を飲み終えたらその旨を当事者がロボットに伝え,ロボットが納得したら,声で「分かりました」と答えて終了,というようなシナリオに基づいた対話手法である.

(3) **対話方式の評価と今後** この情報伝達手法をロボットシステムに実装し,ロボットとの対話によってどこまで情報を伝達できるかを,物忘れ高齢者と軽度認知症者合計20名に対して調べた.その結果,図**7.14**に示すように,認知能力を設問の答から推定する**MMSE**

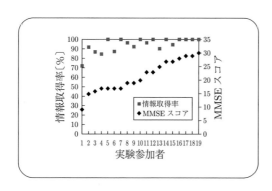

図**7.14** ロボット対話による情報取得率

スコア（◆印）で調べた認知症のレベルに関わらず，ロボット対話による情報取得率（■印）は80％以上になった．なお，1回の情報提示で情報が取得できなかった場合，2回目の情報提示を行うと情報取得率は90％以上となった．また，独居生活をしているMCIの高齢者5名に対して対話実験を行ったところ，ロボットの呼びかけ（注意喚起）には100％の割合で反応があり，約90％の割合でロボットの話す情報が理解できることを確認している．

本ロボットは個人が使用するというより，高齢者施設に設置したり，数人が共有して利用したりすることを想定しており，レンタル制をとることが現実的である．市場化への道として，1台当たりのレンタル料を施設で払える価格とし，試験的に利用してもらって改良化しながら，個人で購入できるように安価にしていくというアプローチをとる．

7.3.2 自律運転知能システム[14),15)]

この課題のタイトルは「高齢者の自立を支援し安全安心社会を実現する自律運転知能システム」であり，トヨタ自動車株式会社の井上らが中心となって，東京農工大学の連携研究として進められている．

最近，**自動運転車**の実用化が話題にのぼるようになったが，これも社会の高齢化が一つの要因といえる．実際，いろいろなセンサで車の前面にある障害物を検出して必要に応じて急ブレーキをかけるというのは，既に多くの自動車メーカから販売されている．また，米国では，2012年に，アーバンチャレンジ・グーグル社が完全自動運転車を開発し，その映像をネットで公開したところ大きな反響があった．実際には，完全自動運転といっても，それが使えるのは40km/h以内の速度とか，高速道路のような限られた範囲に限定されている．いろいろな制約はあるものの，高齢者の行動範囲を広げるのに生かされるので，ドライバーの負荷を軽くする技術は社会参加や就労の範囲を広げるうえで有用である．

本課題では，まず，上記の完全自動運転車との違いを明確にしながら，用途の絞り込みを行ってもらった．

〔1〕 **背景と目的**　高齢化に伴い2030年には60歳以上の免許保有者が全免許保有者の約半数になると推定されている．このため，これまで少数派であった高齢運転者が多くを占めることになり，交通事故が急増することが懸念されている．2013年の警察庁の統計から，2004年から2013年にかけて全体の交通事故件数は減少しているのに，事故を起こした人（第1当事者）が65歳以上であったケースは，逆に，増加している．更に，事故まで至らなくても，「警報に気付いたがブレーキを踏まない」あるいは「警報に気付かず，ブレーキも踏まない」ドライバは60歳を超えると急に増えている（**図7.15**）．このことは運転中に事故に合いそうになるヒヤリハットのケースが多くなっていることを示している．

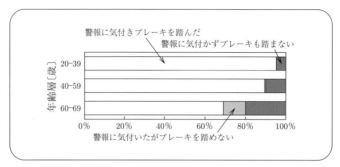

図 7.15 警報の気付きとブレーキの踏込み：高齢ドライバーのヒヤリハットの例（2010年知事連合1万人アンケートより）

ただし，すべてを自動運転にすると運転の楽しみが減ったり，注意とか反応の機能が弱ってしまったりする恐れもあり，事故の増加と楽しみや心身機能の維持とはトレードオフの関係にある．そこに最適な答を見いだすのが，必要なときのみに運転に介入する「自律運転知能システム」であり，その意味で自動運転車とは異なる．本課題の目的は「必要なとき」は何を手掛かりに，どのように決めるか，そしてどのように「運転に介入」するかという問題に答を出すところにある．

〔2〕 研究開発の3項目　現在，介入すべきと判断する手掛かりを得るための(1)センサフュージョンと(2)リスクポテンシャル，及び介入するための(3)熟練者モデルの三つの技術を並行して研究開発している（図 7.16）．

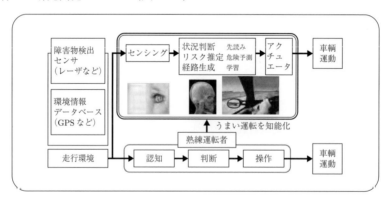

図 7.16 各種センサ，危険度，ヒヤリハット度などのデータに基づく熟練者モデルによる運転支援方法（出典：トヨタ自動車株式会社の井上秀雄の資料を基に一部改変）

(1) センサフュージョン　運転中に遭遇するさまざまな障害物を検出するために，MEMSを用いた「3次元スキャン型レーザセンサ」を初めとするセンサ群を開発している．同時に，それらを組み合わせて，前方にある障害物を識別し，四つの回避項目，すなわち①前方車両衝突，②歩行者・自転車衝突，③走行レーンからの逸脱，④出会い頭事故を想定し，危険と

判断されたらブレーキとハンドルを操作するアルゴリズムを作成している．

(2) リスクポテンシャル　事故の起きやすい場所あるいは時刻を地図情報やGPSなどで把握しておき，危険度の高い場所を「環境のリスクポテンシャル」として，そのデータを自動車に格納しておく．その場所に来てもスピードを緩めないときに，自動的にブレーキやハンドルを操作するためのデータベースとアルゴリズムを開発している．

(3) 熟練者モデル　約6千人のタクシードライバーが経験した「ヒヤリハット」時の映像データベースを基に，熟練ドライバーならどう回避するかという「熟練者モデル」を構築している．このモデルに従って，危険と判断されたときに自動的に介入する．

〔3〕 成果と展望　本運転知能システムは，センサ群とリスクポテンシャルに基づいて，熟練ドライバーと高齢者ドライバーの運転操作の違いから介入すべきかを判断する機能を持っている（図 **7.17**(a)）．これを実環境で試験的に適用したところ，例えば，前方にバスが止まっている場合，その前から人が飛び出すかもしれないと予測し，それを回避するように運転操作が行われることを確認している（図(b)）．

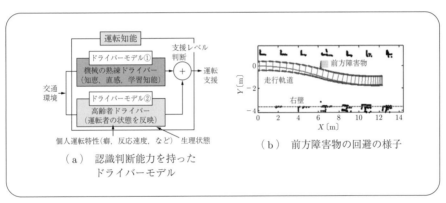

図 **7.17**　熟練ドライバーモデル

ただし，日本における社会的な受容性をかんがみ，本システムの適用を信頼性と有効性が高い30 km/h以下に限定し，特定の地域で利用することを当面の目標としている．現在，利用範囲を拡大したり高機能化を進めたりしながら，道路交通法の変更やほかの自動車メーカとの整合性をとり，本システムを早期に社会に導入するアプローチを考えている．

7.3.3　高齢者クラウド[16),17)]

この課題のタイトルは「高齢者の経験・知識・技能を社会の推進力とするためのICT基盤『高齢者クラウド』の研究開発」であり，広義のジョブマッチング機能を含んでいる．東京大学の広瀬が中心となり日本アイ・ビー・エム株式会社が連携して取り組んでいる．人口ピラ

ミッドを上下にひっくり返したように，多数を占めつつある高齢者が若い人たちを助けるための推進力になるという立場に立っている．

〔1〕 **背景と目的**　定年を迎えた人や高齢者の多くは，働く場所は自宅から近いところ，あるいは自宅でできる仕事を希望するようになり，仕事の時間もフルタイムよりもパートタイムや随時を希望する場合が増えてくる（図7.18(a)）．高齢者が獲得した知識・経験・技能は人それぞれであり，価値観も極めて多様である，という状況のもとで高齢者を有効に生かす道筋を示している．結果的に，高齢者の自立度を向上させ，介護負担を軽減させ，新たなビジネスが生まれることを期待している．

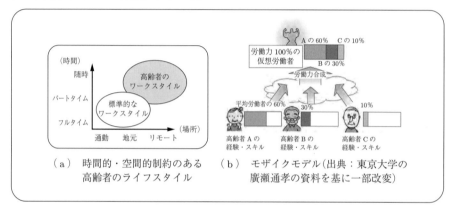

図7.18　高齢者クラウド

本課題の基本となる概念は**モザイクモデル**である．図(b)に示すように，ある仕事に対する平均的な若年労働者に比べて，経験・スキルについては，Aさんは約60％，Bさんは約30％，Cさんは約10％の能力があったとすると，それらを「モザイク状」に組み合わせることにより，その仕事に必要な経験・スキルが100％ある「仮想労働者」を作り上げることができる．このような組合せを，身体機能（認知・行動），行動範囲（場所・時間）などでも同様に調べ，その結果をモザイク状に組み合わせることにより，ニーズにあった「仮想労働者」を作るという考え方である．

〔2〕 **研究開発の3項目**　高齢者クラウドでは，モザイクモデルに基づいた，(1) 知識取得インタフェース，(2) 知識構造化プラットホーム，(3) 知識伝達インタフェースの3要素に研究開発の目標をおいている（図7.19）．

(1) **知識取得インタフェース**　このインタフェースとして，いちいち書類に書いて自己申告するような手間のかかる方法は取らないで，日常会話のようにコンピュータやロボットに向かって対話しているなかで，高齢者の特性を推定していく方法を目指している．ここでは，まず，高齢者に負荷を与えないで，かつ容易に知識取得が行えるように，(i) 物理ハードル，(ii) 概念的ハードル，(iii) 心理的ハードルを低くする方法を構築している．

7.3 情報通信技術を生かす三つの研究課題

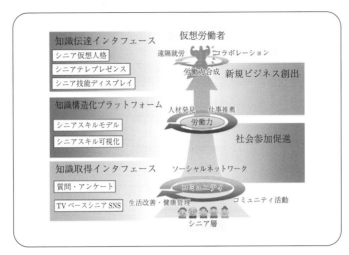

図 7.19 「高齢者クラウド」の三つの要素（出典：東京大学の廣瀬通孝の資料を基に一部改変）

具体的には，音声通話やメールなどの伝統的なインタフェースを介して情報を聞き出す **question first** という手法を発案している．この手法で，質問に対する答から Why と How という情報とともに，When を時計から，Where を測位センサから，What をカメラや加速度センサから取得して，**5W1H 情報**を取得する．

(2) **知識構造化プラットホーム** これは一種のジョブマッチング部であり，IBM 社が開発した人物の文書検索システムである **SaND**（Social Networks & Discovery）が目的に近い構造を持つことから，これを高齢者用 SaND に拡張している．知識取得インタフェースで得た自己の生活記録（ライフログ）やネットなどで得た記録（ソーシャルログ）から高齢者が持つスキルのキーワードや内容の概略を求める方法である．

実際に多くの高齢者の取得データを基にして調べた結果，ある人物が各種タスクへのどの程度の適性があるかを的確に推定できることを確認している．更に，シニア就労モデルの特徴である「スキルを補い合うチーム形成」，「スキルが近い者同士のタイムシェア就労」への応用も実例を通して，高齢者 SaND の有用性を確認している．

(3) **知識伝達インタフェース** 知識情報を伝達するディスプレイシステムでは，直接的手法として，ある技能に熟練した高齢者が遠隔地からロボットなどを操作して直接的に技能を伝える「テレイグジスタンス」方式，及び間接的手法として，高齢者の人格や知識を持つ**仮想人格（アバタ）**を作り，それを介して伝達する仮想人格方式を開発している．

〔3〕 **評価と今後** 実際に，鉄道博物館において，離れた場所に居る解説者が館内の見学者に移動指示を行いながら展示物の説明を「遠隔解説」したところ（図 7.20），本提示システムによる指示や解説が効果的にできることを確認している．また，「仮想人格」の手法を用

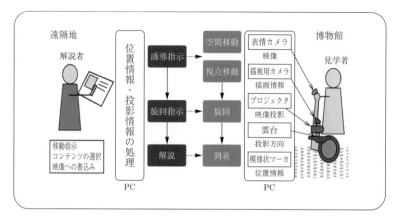

図 7.20　鉄道博物館における解説者遠隔説明システム

いて，知識を持った高齢者自身が仮想的に情報発信している状況を作り出すことにより，仮想人格から得られる知識情報は若い人たちにも直感的に理解しやすいことなどを確認している．

一方，製造業や伝統工芸の分野での「技能伝達」の場合，知識や経験のように言語化できるものだけでなく**身体知**のようなノンバーバルな技能情報を伝達する必要性が出てくる．そこで，**ウェアラブルコンピュータ**と各種のセンサを高齢の熟練職人に装着し，得られた技能データを，力覚ディスプレイなどを介して技能未熟者に提示するインタフェースの試作と評価を行い，既存メディアによる学習と比較してその有効性を示している．

ほかにも，柏市において農業分野でタイムシェアリング就労を行っている人たちに対して「時間モザイク」方式を導入したり，日本点字図書館における音声読上げ図書の作成作業では高齢者と若者をミックスした「スキルモザイク」による OCR 校正作業を行ったりして，その有用性を示している．

〔4〕展　　望　　実際には，本システムと同じような機能はハローワークで古くから実施されている．しかし，ハローワークは，本人の自己申告に基づく主観的なデータを基にして，専門家が就労の道を探ったり提案したりするもので，これからますます増加する高齢者に対応していくことには限界がある．特に，高齢者自身の持っている知識・経験・技能や就労・社会参加におけるライフスタイルが多様化してくる時代に向けて，本課題のようなプラットホームは不可欠となろう．

7.3.4　プロジェクトの社会実装

2015 年は，3 課題が積極的に情報共有と連携を進め，社会実装しながら本プロジェクトを評価する段階に入っている．また，それぞれの地域の特色や課題を考慮し，本研究開発テー

マを地域に合わせて修正・改良することで，全国展開につながるような道筋を探っている．

ただし，高齢社会で求められるものは，「就労・医療・介護」に加えて，高齢者のための「衣・食・住」や「コミュニティ」のあり方，など広範囲に及ぶので，ここで紹介するアプローチはほんの一面にすぎない．

次に，本章の終りとして，高齢社会で求められる諸問題を，社会実験を通じて指し示している東京大学・高齢社会総合研究機構（以下：東京大学・高齢機構）の取組みの一端を紹介する．

7.4 コミュニティと福祉技術

東京大学・高齢機構では秋山（社会心理），辻（医療・介護制度），鎌田（機械工学）や大方（都市工学）などの専門家を中心として総勢約60名が高齢社会のためのコミュニティ作り研究を，おもに千葉県柏市を舞台にして取り組んでいる．また，2011年からは企業群との連携である「ジェロントロジー・ネットワーク」が形成され，2014年からは大学院（GLAFS（略称））も設置されている．ここでは，現在進められている三つのテーマについて解説する．

7.4.1 高齢社会のためのコミュニティ形成

高齢社会のためのコミュニティ作りの目標は大別すると以下の三つになる．その一つは，高齢になってもいつまでも元気で過ごせるように「食べる，動く」をベースとした「健康増進」であり，二つ目は，いつまでも働けて快適な生活を送れる「生きがい就労」を促すことであり，三つ目は，病気になっても好きな所で安心して老後を送れる「在宅医療介護システム」を作ることである．いずれも高齢者の社会保障費を少なくし若い人たちの負担を軽くするという意図がある．

社会実験の場として選んだのは，柏市の「豊四季台」と「柏の葉」であり，豊四季台では在宅医療・介護システムを中心とした**安心未来都市**の構想を，また，柏の葉では周辺地域にある高層マンションを舞台とした**健康未来都市**の構想を実現しようとしている（図**7.21**）．

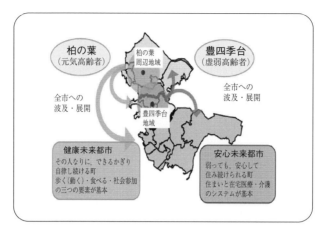

図 7.21 柏市内における未来都市の構想（出典：東京大学・高齢機構の木村精一の資料より）

7.4.2 社会実験の場所——柏市豊四季台地域——

社会実験の場の一つとして豊四季台地域（現人口：約 13 700 人，面積：約 $32 \times 10^4 \, \text{m}^2$）を選んだ理由を述べると以下のようになる．この地域は，40 年前は東京に仕事の場を求めて地方から集まってきた若い人たちのために作った 100 棟ほどの団地があるベッドタウンで，誰もがうらやましがる環境の中で設備も充実した団地群であった．そこは多くの団塊世代の家族が住みつき，仕事場に通う場，子育ての場となった．しかし，40 年が経過すると，現役だった団塊の人たちは定年を迎え，子供たちは独立して離れ，定年後の生活の場としようと思っていた団地群は環境も設備も老朽化していた．結局，戻って住みたいという人があまりいなく，また，団地に住み続けていた人たちの高齢化が進み，その高齢化率は 40% を超えていた．

このような例は全国の都市の近辺に数多くあることから，豊四季台を誰もが住みたくなる魅力あるモデル地域にすることができれば，そのモデルは全国にある同じような地域に生かされるのではと考えて，この地域を選んでいる．

7.4.3 柏市豊四季台のコミュニティモデル

ここでは東京大学・高齢機構が目指す「健康増進」，「生きがい就労」，「在宅医療介護システム」の三つが満たされるようなコミュニティ作りが進められている（図 7.22）．

まず，「在宅医療介護システム」を実現するために，訪問看護ステーションを街の中心に設置し，特別養護老人ホーム，高齢者用賃貸住宅，有料老人ホームが周辺にあって，それらが

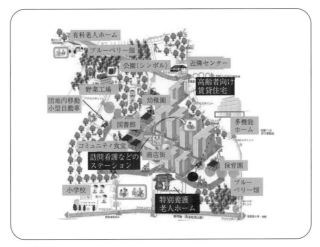

図 7.22 豊四季台のコミュニティモデル（出典：東京大学・高齢機構の資料より）

ネットワークでつながるとともに，身体に異常があったら直ぐに頼れる掛かり付けの在宅医療看護システムを置いた．「健康増進」のために，コミュニティのシンボルになる公園や皆が集まる多機能ホーム，商店街，図書館，コミュニティ食堂などがあり，運動ができ皆と楽しく食事ができる場がある．更に，「生きがい就労」の場として野菜工場やブルーベリー畑があり，保育園や幼稚園ではボランティア活動ができる．東京大学・高齢機構では，この新しい街に人々が戻ってきて，再び活気が出てくるようなコミュニティを作るための社会実験がいまも続いている．

一方では，東京大学・高齢機構から数十社の出資により HIP（ヘルスケアイノベーションプロジェクト）という社団法人も生まれた．ここでは図 7.23 に示すように，「健康増進・虚弱予防」，「在宅ケア」，「社会インフラ」を 3 本の柱として，在宅医療介護やコミュニティ再生など広い立場から高齢社会システムを見直し，東京大学・高齢機構での成果をより具体的

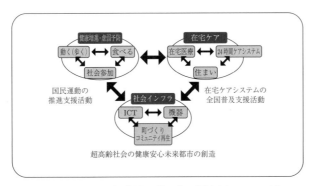

図 7.23 HIP が目指す三位一体の新社会システム（出典：東京大学・高齢機構の HIP 資料より）

に社会還元させようという取組みが続いている．また，高齢社会モデルを国際標準にして日本の経験や技術を全世界の高齢社会に生かそうという努力も続けている．見方を変えれば，高齢化は日本ばかりでなく世界的な傾向にあることから，元気高齢者の社会参加を支援する技術・システムそして高齢社会モデルの**国際標準化**により将来大きなマーケットが形成され，やがては輸出産業にもつながると期待される（図 **7.24**）．

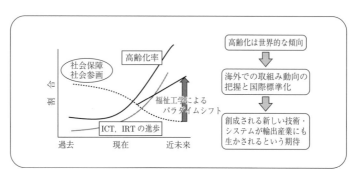

図 **7.24** 福祉工学から創成される技術・システムがもたらすパラダイムシフト

本章のまとめ

　本章では，高齢化に伴う認知・コミュニケーション機能の変化について述べ，そのうえで高齢者に社会参加を促すための JST のプロジェクトを紹介した．ただし，本プロジェクトの成果を風土や文化の異なる諸外国にまで広げようとすると，途方もなく壮大な社会実験が必要になる．

　一方では，柏市を舞台とする高齢社会コミュニティを構築する過程から，施策では何をすべきかが見えてくるであろう．また，このコミュニティモデルを諸地域の特性やニーズに合わせて修正しながら全国に波及させていくことがこれからの大きな課題となるであろう．

引用・参考文献

(**1 章**)
1) 伊福部　達：福祉工学の挑戦，中公新書，中央公論新社 (2004)
2) 伊福部　達：福祉工学への招待，ミネルヴァ書房 (2014)
3) N. Wiener: Cybernetics, or Control and Communication in the Animal and the machine, Princeton University Press (1948)
4) 岩間吉也訳，ウィリアム・ハーヴィ著：心臓の動きと血液の流れ，講談社学術文庫，講談社 (2005)
5) 小泉英明編著：脳科学と芸術，2 部 6 章，音楽の起源（伊福部　達），pp.245〜261，工作舎 (2008)
6) 秋山弘子：長寿時代の科学と社会の構想（特集　高齢者 3000 万人時代の構築力–科学との新しい関係），科学，**80**(1), pp.59〜64, 岩波書店 (2010)
7) T. Ifukube: A neuroscience-based design of intelligent tools for the elderly and disabled, ACM press, New York, pp.31〜36 (2002)

(**2 章**)
1) G. Bekesy: Sensory inhibition, Princeton University Press (1967)
2) 日本音響学会編，伊福部　達著：音の福祉工学，第 3, 4, 5 章，コロナ社 (1997)
3) F. B. Simmons: Electrical stimulation of auditory nerve in man, Arch. Otolaryngol., 84, pp.2〜5 (1966)
4) T. Ifukube: Signal Processing for cochlear implants (Advanced in Speech Signal Processing, S. Furui and M. M. Sondhi ed.), Marcel Dekker, pp.269〜305 (1991)
5) T. Ifukube and R. L. White: Current distribution produced inside and outside the cochlea from a scala tympani electrode array, IEEE Trans. BME, **34**(11), pp.876〜882T (1987)
6) T. Ifukube and R. L. White: A speech processor with lateral inhibition for an eight channel cochlear implant and its evaluation, IEEE Trans. BME, **34**(11), pp.883〜890 (1987)
7) G. M. Clark and R. J. Hollworth: A multiple-electrode array for a cochlear implant, J. Laryngology and Otology, 90, pp.623〜627 (1976)
8) G. M. Clark: The multiple –channel cochlear implant; the interface between sound and the control nervous system for hearing, speech, and language in deaf people – a personal perspective, Philosophical Transactions of the Royal society B, The Royal Society publishing **361**, pp.791〜810 (2006)
9) P. J. Blamey, R. C. Dowell and G. M. Clark: Acoustic parameters measured by aformant-estimating speech processor for a multiple-channel cochlear implant, J. Acoust. Soc. Am., **82**, pp.38〜47 (1987)
10) 伊福部　達：人工内耳，リハビリテーション医学会誌，**31**, 4, pp.233〜239 (1994)

11) 船坂宗太郎, 高橋　整, 湯川久美子：22ch 人工内耳装着車の日本語聴取能, 信学技報, pp.87〜92 (1987)

12) T. Ifukube: Artificial organs: recent progress in artificial hearing and vision, J. Soc. for Artificial Organs, **12**, pp.8〜10 (2009)

13) M. Miyoshi, S. Shimizu, J. Matsushima and T. Ifukube: Proposal of a new method for narrowing and moving the stimulated region of cochlear implants: animal experiment and numerical analysis, IEEE Trans. BioMed. Eng., **46** (4), pp.451〜460 (1999)

14) 宇佐美真一：残存聴力活用型人工内耳 (EAS: electric acoustic stimulation) 〜低侵襲手術, 聴力保存成績, 術後聴取能, 遺伝的背景について〜, 耳鼻咽喉科臨床, 補冊 132, pp.3〜12, 耳鼻咽喉科臨床学会 (2012)

15) 加我君孝：新生児聴覚スクリーニングと新たな課題-人工内耳手術の発展および聾文化の理解, 耳展, 46, pp.268〜78 (2003)

16) Y. Hirata, T. Ifukube, J. Matsushima and N. Hoshimiya: A new model of extracochlear prosthesis for the profoundly deaf, Proc. World Cong. on Medical Physics and BME (1988)

17) 松島純一, 伊福部　達：医療最前線-耳鳴抑制装置-, 治療, **74**, pp.96〜97 (1992)

18) 人工臓器学会編, 伊福部　達著：人工視覚, (人工臓器は, いま), pp.314〜339, はる書房 (2012)

19) 福島邦彦：位置ずれに影響されないパターン認識機構の神経回路のモデル ——ネオコグニトロン——, 信学論 A, **J62**-A(10), pp.658〜665 (1979)

20) G. S. Brindley and W. S. Lewin: The sensations produced by electrical stimulation of the visual cortex, J. Physiol, **196**, pp.479〜93 (1968)

21) W. H. Dobelle: Artificial vision for the blind by connecting a television camera to the visual cortex, ASAIO J., **46**, pp.3〜9 (2000)

22) W. Liu: Intraocular retinal prosthesis: A decade of learning, Proc. The 2003 Inter. Workshop on Nano Bioelectronics, Seoul, Korea (2003)

23) Y. Terasawa, H. Tashiro, A. Uehara, T. Saitoh, M. Ozawa, T. Tokuda and J. Ohta: The development of a multichannel electrode array for retinal prostheses, J.J. Artif. Organs, **9**, pp.263〜266 (2006)

24) Lauren N. Ayton et al.: First-in-human trial of a novel suprachoroidal retinal prosthesis, RESEARCH ARTICLE, PLOS ONE (2014)

25) 鳥居修晃・望月登志子：角膜移植後の視知覚獲得過程, 第 4 回感覚代行シンポジウム, p.50 (1978)

26) 電子通信学会編, 星宮　望著：生体工学 (第 5 章　運動制御その代行システム), 昭晃堂 (1990)

27) 星宮　望, 半田康延：機能的電気刺激——麻痺上肢の機能再建を中心として——, BME, **2**(11), pp.705〜714 (1988)

28) 泉　隆, 藤井昭雄, 星宮　望, 半田康延：麻痺上肢補助における感覚フィードバックのための移動感覚の呈示方式, 信学誌 D, **J70-D**(8), pp.1625〜1632 (1987)

(**3 章**)

1) N. Sadato, A. Pascual-Leone, J. Grafman, V. Ibanez, M. P. Deiber, G. Dold and M. Hallett: Activation of the primary visual cortex by Braille reading in blind subjects, Nature, **380**(6574), pp.526〜528 (1996)

2) S. Levanen, V. Jousmaki and R. Hari: Vibration-induced auditory-cortex activation a

congenitally deaf adult, Current Biology, **8**(15), pp.869〜872 (1998)
3) 大山　正，今井省吾，和気典二編：新編感覚知覚ハンドブック，誠信書房 (1994)
4) T. Honmma, S. Ino, H. Kuroki and T. Ifukube: Measurement of mechanical characteristics of a fingertip surface in the design of a tactile display, J. Robotics and Mechatronics, **15**(2), pp.153〜163 (2003)
5) 伊福部　達：触知ボコーダにおける最大伝達情報量，ME 誌，**17**(54)，pp.54〜60 (1979)
6) G. A. Miller: The magical number seven, plus or minus two, Some limits on our capacity for processing information, Psycho. Rev., pp.63〜81 (1956)
7) K. O. Johnson and G. Lamb: Neural mechanisms of spatial tactile discrimination: neural patterns evoked by Braille-like dot patterns in the monkey, J. Physiol., **310**, pp.117〜144 (1981)
8) 田中兼一，伊福部　達，吉本千禎：触覚における凸点パターン認識特性，ME 誌，**20**(5), pp.301〜306 (1981)
9) C. C. Collins: Tactile television-mechanical and electrical image projection, IEEE Trans. Man-Machine Syst., **MMS-11**(1), pp.65〜71 (1970)
10) 和気典二，清水　豊，和気洋美：触覚による 3 次元的情報の知覚と視覚代行，人間工学，**16**(1), pp.28〜35 (1980)
11) J. G. Linvill and J. C. BIiss: A direct translation reading aid for the blind, Proc. IEEE, **54**, pp.40〜51 (1966)
12) 坂井忠裕，半田拓也，伊藤崇之，伊福部　達，湯山一郎：GUI や表を伝える触覚インタフェースとアクセシビリティ評価，ヒューマンインタフェース学会論文誌，**12**(1), pp.81〜91 (2010)
13) 渡辺哲也，久米祐一郎，伊福部　達：触覚マウスによる図形情報の識別，映像学誌，**54**(6), pp.840〜847 (2000)
14) H. Kajimoto, N. Kawakami, T. Maeda and S. Tachi: Tactile feeling display using functional electrical stimulation, Ninth Inter. Conf. on Artificial reality and Telexistence (1999)
15) 井野秀一，伊福部　達，和田親宗，敦賀健志，泉　隆，田中敏明：触覚の材質感呈示システムのための基礎的研究，電学論 C，**117**(8), pp.1062〜1068 (1997)
16) 和田親宗，庄司寿一，伊福部　達：異なる触感を利用した聴覚代行方式の提案，ヒューマンインタフェース学会誌，**1**(3), pp.29〜34 (1999)
17) 末田　統：盲人のための振動感覚による画像情報の伝達，音響誌，**43**(5), pp.329〜335 (1987)
18) Y. Katsuki and W. A. Rosenblith (ed): Sensory Communication, Cambridge; MIT Press, and New York: Wily (1961)
19) H. Suzuki, et al.: TACTPHONE as an aid for the deaf, Proc. of 6th ICA (1968)
20) S. J. Norton, M. C. Shultz, C. M. Reed, et al.: Analytic study of the Tadoma method: Background and preliminary results, J. Speech Hear. Res., **20**, pp.574〜595 (1977)
21) T. Ifukube and C. Yoshimoto: A sono.tactile deaf-aid made of piezoelectric vibrator array, J. Acoust. Soc. Jpn, **30**, pp.461〜462 (1974)
22) 伊福部　達：FM 音によるマスキング，音響会誌，**29**(11), pp.67〜687 (1973)
23) 伊福部　達監修，筒井信介著：ゴジラ音楽と緊急地震速報，ヤマハミュージックメディア (2012)
24) 伊福部　達，湊　博，吉本千禎：心理物理実験によるタクタイル・ボコーダの基礎的研究，音響会誌，**31**(3), pp.170〜178 (1975)

25) 本間　健, 井野秀一, 泉　隆, 黒木速人, 伊福部　達：指先皮膚の機械特性を考慮した触覚ディスプレイ用圧電アクチュエータの製作, VR学会論文誌, **9**(3), pp.249〜258 (2004)
26) 伊福部　達：発音訓練における感覚代行, 人間工学会誌, **16**(1), pp.5〜17 (1980)
27) M. Sakajiri, S. Miyoshi, K. Nakamura, S. Fukushima and T. Ifukube: Development of voice pitch control system using two dimensional tactile display for the deaf-blind or the hearing impaired persons, NTUT Education of Disabilities, **9**, pp.9〜12 (2011)
28) 新岡　正, 伊福部　達, 吉本千禎：ろう者用触知音像定位装置の基礎的研究, 音響会誌, **33**(5), pp.250〜258 (1977)
29) K. Yabu, M. Sakajiri and T. Ifukube: Development of a wearable haptic tactile interface as an aid for the hearing and/or visually impaired, NTUT Education of Disabilities, **13**, pp.5〜12 (2015)
30) 山下和彦, 岩上優美, 今泉一哉, 佐藤　満, 中島佐和子, 井野秀一, 川澄正史, 伊福部　達：定量的下肢筋力計測による虚弱高齢者のスクリーニング手法の開発, 電学論C, **13**(12), pp.2210〜2218 (2010)
31) T. Tanaka, S. Shirogane, T. Izumi, S. Ino and T. Ifukube: The effect of brief moving vibratory stimulation on the feet for postural control in a comparison study, Physical & Occupational Therapy in Geriatrics, **24** (1), pp.1〜23 (2006)

〔4　章〕

1) T. Ifukube: Sound-based assistive technology supporting "seeing", "hearing" and "speaking" for the disabled and the elderly, Key Note Speech, Proc. Inter Speech2010, pp.11〜19 (2010)
2) 電子情報通信学会編, 廣瀬啓吉著：音声・言語処理, コロナ社 (2015)
3) 平原達也, 伊福部　達, 吉本千禎：九官鳥の真似声構音モデル − ヘリウム音声による解析 −, 音響会誌, **38**(6), pp.321〜329 (1982)
4) 上見憲弘, 伊福部　達, 高橋　誠, 松島純一：ピッチ周波数制御型人工喉頭の提案とその評価, 信学誌, **J78-D-ll**(3), pp.571〜578 (1995)
5) N. Aoki and T. Ifukube: Fractal modeling of fluctuations in the steady part of sustained vowels for high quality speech synthesis, IEICE Tarns Fund., **E81-A**(9), pp.1803〜1810 (1998)
6) 橋場参生, 須貝保徳, 泉　隆, 井野秀一, 伊福部　達：喉頭摘出者の発声を支援するウェアラブル人工喉頭の開発, HIS2005, **7**(4), pp.5〜10 (2005)
7) 関　恵貞, 高橋　誠, 西津典了, 西津仲志, 伊福部　達, 犬山征夫：胸骨舌骨筋の筋電位による電気人工喉頭の制御, ME誌, **32**(4), pp.69〜77 (1994)
8) 今井　徹, 中村進治, 平原達也, 伊福部　達：口蓋裂音声の鼻音性の定量的評価, 音響会誌, **41**(2), pp.69〜76 (1985)
9) K. Inohara, Y. Sumita, N. Ohbayashi, S. Ino, T. Kurabayashi, T. Ifukube, H. Taniguchi: Standardization of thresholding for binary conversion of vocal tract modeling in computed tomography, Journal of Voice, **24**, Issue 4, pp.503〜509 (2010)
10) 伊福部　達：九官鳥, インコ, そして超腹話術, 音響会誌, **56**(9), pp.657〜662 (2000)
11) 藪　謙一郎, 青村　茂, 伊福部　達：ポインティング・デバイスで操作する発話支援インタフェー

ス，ヒューマンインタフェース学会論文誌，**11**(4), pp.135〜145 (2009)
12) R. Potter, G. Kopp and H. Green: Visible Speech, Van Nostrand (1947)
13) A. M. Liberman, F. S. Cooper, D. P. Shankweiler and M. Studdert-Kennedy: Why are speech spectrograms hard to read?, Am. Ann. Deaf 113, pp.127〜133 (1968)
14) 似鳥寧信，伊福部　達：単音節音声の実時間認識装置，音響会誌，**39**(2), pp.75〜81 (1982)
15) 伊福部　達：音声タイプライタの設計，CQ 出版 (1983)
16) 渡邉　亮，上田裕市：連続音声の色彩表示システムにおける母音連鎖の視覚的イメージ，信学論，**J-64A**, pp.574〜581 (1981)
17) 中村　章，清山信正，池沢　龍，都木　徹，宮坂栄一：高品質リアルタイム話速変換システム，情報処理学会研究報告ヒューマンコンピュータインタラクション (HCI), 1992, 69(1992-HI-044), pp.41〜48 (1992)
18) 黒木速人，井野秀一，中野聡子，堀耕太郎，伊福部　達：聴覚障害者のための音声同時字幕システムの遠隔地運用の結果とその評価，ヒューマンインタフェース学会論文誌，**8**(2), pp.225〜262 (2006)
19) 中野聡子，牧原　功，金澤貴之，中野泰志，新井哲也，黒木速人，井野秀一，伊福部　達：音声認識技術を用いた聴覚障害者向け字幕呈示システムの課題—話し言葉の性質が字幕の読みに与える影響—，信学論 D，**J90-D**(3), pp.808〜814 (2007)
20) 三好茂樹，河野純大，白澤麻弓，磯田恭子，蓮池通子，小林正幸，小笠原恵美子，梅原みどり，金澤貴之，中野聡子，伊福部　達：聴覚障がい者のためのモバイル型遠隔情報保障システムの提案と情報保障者による評価，ライフサポート，**22**(4), pp.11〜16 (2010)
21) Y. Nejime, T. Aritsuka, T. Imamura, T. Ifukube and J. Matsushima: A portable digital speech-rate converter and it's evaluation by hearing-impaired listeners, Inter. Conf. on Spoken Language Processing (ICSLP94), **32**-29, pp.2055〜2058 (1994)
22) 中村　章，清山信正，池沢　龍，都木　徹，宮坂栄一：リアルタイム話速変換型受聴システム，音響会誌，**50**(7), pp.509〜520 (1994)
23) J. Lu, N. Uemi, G. Li and T. Ifukube: Tone enhancement in Mandarin speech for listeners with hearing impairment, IEICE Trans. on Info. and Systems, **E84-D**(5), pp.651〜661 (2001)
24) 篠原正美：視覚障害者用文字・音声変換システム，音響会誌，**43**(5), pp.336〜343 (1987)
25) 渡辺哲也，岡田伸一，伊福部　達：GUI に対応した視覚障害者用スクリーンリーダの設計，信学論 D，**J81-D-II**(1), pp.137〜145 (1998)
26) 浅川智恵子，高木啓伸，井野秀一，伊福部　達：視覚障害者への音声提示における最適・最高速度，ヒューマンインタフェース学会論文誌，**7**(1), pp.105〜111 (2005)
27) A. Imai, N. Tazawa, T. Takagi, T. Tanaka, and T. Ifukube: A new touch screen application to retrieve speech information efficiently, IEEE Trans. on Consumer Electronics, **59**, 1, pp.200〜206 (2013)
28) C. Asakawa, H. Takagi, S. Ino and T. Ifukube: TAJODA: Proposed tactile and jog-dial Interface for the blind, IEICE Trans. on Info. and Systems, **E87-D**(6), pp.1045〜1014 (2004)

〔5 章〕

1) 舘 暲,佐藤 誠,廣瀬通孝監修,日本バーチャルリアリティ学会編：バーチャルリアリティ学,日本バーチャルリアリティ学会 (2011)
2) 伊福部 達：人工現実感の評価 ——VRの生理・心理・社会的影響——,バーチャルリアリティの基礎 4,（舘 暲監修,伊福部 達編）,培風館, pp.42～62 (2000)
3) 伊福部 達監修,鈴木康夫,井野秀一,恩田能成著：立体映像の人体影響を探る——VR環境構築の指針へ向けて——, カイエ出版 (2011)
4) Y. Suzuki, Y. Onda, S. Katada, S. Ino and T. Ifukube: Effects of an eyeglass-free 3D-display on human visual system, J. J of Ophthalmology, **48**(1), pp.1～6 (2004)
5) 中川千鶴,大須賀美恵子：VR酔い研究および関連分野における研究の状況,日本VR学会論文誌, **3**, pp.31～39 (1998)
6) A. Graybiet, C. D. Wood, E. F. Miller and D. B. Cramer: Diagnostic criteria for grading the severity of acute motion sickness, Aerospace Med., **39**, pp.453～455 (1968)
7) H. Nara, S. Ino and T. Ifukube: Effects of optokinetic stimulation presented in a wide view on the sense of equilibrium, IEICE Trans. on Info. and Systems, **E-83-D**(4), pp.937～942 (2000)
8) 中島佐和子,井野秀一,伊福部 達：複合現実感の車両応用時の生体影響に関する定量的評価, JSMBE会誌, **45**(3), pp.84～91 (2007)
9) T. Tanaka, S. Sugihara, H. Nara, S. Ino and T. Ifukube: A study of clinical assessment of left unilateral spatial neglect using a head mounted display system (HMD) in rehabilitation engineering technology, J. Neuro Eng. and Reha., **2**(31), pp.1～9 (2005)
10) イフェンス・ブラウエルト,森本政之,後藤敏幸編著：空間音響,鹿島出版会 (1986)
11) J. Suzuki, T. Miura, M. Tsuchiya, H. Shinohara and T. Ifukube: Presentation technique of 2-D diagram utilizing touch-sensitive visual display and loudspeaker matrix: aurally pre sensation of the corresponding line direction to contact position, SII 2010 IEEE/SICE Inter. Sympo. on System Integration, (Sendai), Japan (2010)
12) M. P. Beddos and C. Y. Suen: Evaluation and a method of presentation of the sound output from the Lexiphone-A reading machine for the blind, IEEE Trans., **BME-18**, pp.85～91 (1971)
13) 伊東一典,米沢義道：音像定位効果の画像認識への応用 –表示面の選択と画像表示–,信学誌C, **J51-C** (12), pp.753～760 (1978)
14) 日本ライトハウス：モワットセンサー普及状況,歩行訓練研究, **3**, p.38～39 (1988)
15) L. Kay: Ultrasonic spectacles for the blind, Proc. Int. Conf. on Sensory Devices for the Blind, St. Dunstans (1966)
16) 伊福部 達,古林 順：超音波を利用した盲人用歩行補助器,臨床ME, **6** (3), pp.35～40 (1982)
17) T. Ifukude, T. Sasaki and C. Peng: A blind mobility aid modeled after echolocation of bats, IEEE Trans., **BME-38** (5), pp.461～465 (1991)
18) M. Supa, M. Cotzin and K. M. Dallenbach: Facial vision: The perception of obstacles by the blind, Amer. J. Psychol., **57**, pp.133～187 (1944)
19) 関 喜一,伊福部 達,田中良広：盲人の障害物知覚と反射音定位の関係,音響会誌, **50**(4), pp.289～295 (1994)

20) 三浦貴大，伊福部　達，古川茂人：聴覚による非発音物体の知覚：音響伝達関数の測定と知覚手がかりの推定，音響会誌，**32**, pp.261〜270 (2011)
21) 大内　誠，岩谷幸雄，鈴木陽一，棟方哲弥：汎用聴覚ディスプレイ用ソフトウェアエンジンの開発と音空間誓知覚訓練システムへの応用，音響会誌，**62**(3), pp.224〜232 (2006)
22) 関　喜一：視覚障害者のための音による空間認知の訓練技術 ──リハビリテーション現場での実用化に向けて──，シンセシオロジー，**6**(2), pp.66〜74 (2013)
23) T. Tanaka, S. Kojima, H. Takeda, S. Ino and T. Ifukube: The influence of moving auditory stimuli on standing balance in healthy adults with aging, Ergonomics, **44** (15), pp.1403〜1412 (2001)
24) 水戸部一孝，高橋　誠，加藤　徹，木村真弘，伊福部　達：光音刺激に対する知覚運動協応についての基礎的研究，計測制御論，**31**(8), pp.1023〜1029 (1995)
25) 前田太郎，安藤英山樹，渡邊淳司，杉本麻樹：前庭感覚電気刺激を用いた感覚の提示，BM会誌，**31**(2) (2007)

(**6 章**)

1) Joseph L. Jones: Robots at the tipping point, The road to the iRobot Roomba, IEEE Robotics & Automation Magazine, pp.76〜78 (2006)
2) 岩田倫典：バイオニクス入門，日科技連出版社 (1970)
3) Linda Resnik: Matthew Borgia, AM, User ratings of prosthetic usability and satisfaction in VA study to optimize DEKA Arm, JRRD, **51**, 1, pp.15〜26 (2014)
4) やさしい心'94 アピリティーズ介護機器カタログ医療・福祉専門家向，株式会社日本アピリティーズ社，pp.136〜137 (1994)
5) 「介護ロボット普及推進事業」公益法人かながわ福祉サービス振興会介護ロボット推進課，URL: http://www.kaigo-robot-kanafuku.jp/ (2015 年 9 月 15 日現在)
6) 中野榮二，他：医療看護用介助ロボット「メルコング」の開発，第 20 回計測自動制御学会学術講演会論文集，pp.593〜594 (1981)
7) 岡崎　勉：2 本腕型看護介助ロボットの開発，医用電子と生体工学，p.350, 日本生体医工学会 (1985)
8) H. Kobayashi: New robot technology concept applicable to human physical support –the concept and possibility of the muscle suit–, Journal of Robotics and Mechatronics **14**, pp.46〜53 (2002)
9) 山本圭治郎，兵頭和人，石井峰雄，松尾　崇：介護用パワーアシストスーツの開発，機論 C, **67**, 657, pp.1499〜1506 (2001)
10) 下山　勲：東大 IRT 研究機構のロボットイノベーション（特集 ロボット技術の現状と将来展望），技術と経済 (518), pp.2〜9, 科学技術と経済の会 (2010)
11) 清水俊治，井野秀一，佐藤　満，伊福部　達，脇坂裕一，泉　隆：水素吸蔵合金（MH）アクチュエータを用いたフォースディスプレイの試作と評価，電学誌，**C-155**(2), pp.280〜285 (1995)
12) 佐藤帆紡，川畑共良，山海嘉之ほか：ロボットスーツ HAL による移乗介助動作の支援，機論，**C-76**, 762, pp.227〜235 (2010.2)
13) Rory A. Cooper, Rosemarie Cooper and Michael L. Boninger: Trends and Issues in Wheelchair Technologies, Assistive Technology: The Official Journal of RESNA, **20**, Issue

2, pp.61〜72 (2008)
14) S. Tachi, K. Tanie, K. Komoriya, Y. Hosoda and M. Abe: Guide dog robot –its basic plan and some experiments with Meldog Mark I, Mechanism and Machine Theory, **16**, 1, pp.21〜29, Elsevier Ltd (1981)
15) 森　英雄：次世代インテリジェント車いす「ひとみ」のメンテナンス，信学技報，**WIT2009**(54), pp.33〜38 (2009)
16) 小川博教，嵯峨山功幸，飛田和輝：障害物回避先導ロボットの開発：第 1 報：ハードウェア設計（福祉ロボティクス・メカトロニクス (3)），ロボティクス・メカトロニクス講演会講演概要集 2012，2A2-V10(1)〜2A2-V10(3) (2012)
17) 手嶋教之，米本　清，相川孝訓，相良二朗，糟谷佐紀：基礎　福祉工学　ロボティクスシリーズ，コロナ社 (2009)
18) 佐々木忠之，川嶋稔夫，小川英樹，伊福部　達：水素吸蔵合金を利用したアクチュエータの開発，ロボット会誌，**4**(2), pp.1〜4 (1986)
19) 脇坂祐一，室　正彦，兜　俊樹，竹田晴信，伊福部　達：福祉機器への応用を目的とした大出力水素吸蔵合金（MH）アクチュエータの応用の検討，ロボット会誌，**15**(7), pp.1060〜1067 (1997)
20) 佐藤　満，井野秀一，清水俊治，伊福部　達，脇坂裕一，泉　隆：介助支援アームのためのコンプライアンス可変型水素吸蔵合金アクチュエータシステムの開発，機械論 C，**62** (597), pp.1912〜1919 (1996)
21) 敦賀健志，井野秀一，佐藤　満，伊福部　達，泉　隆，田中敏明，室　正彦，脇坂裕一：高齢者のための移乗介助機器開発を目的としたヒトの動作パターンに関する研究，電学論 A，**118** (3), pp.239〜244 (1998)
22) M. Hosono, S. Ino, M. Sato, I. Yamashita and T. Ifukube: Design of a rehabilitation device using a metal hydride actuator to assist movement of toe joints, Asia International Symposium on Mechatronics 2008, Sapporo, Japan, pp.473〜476 (2008)
23) 吉田直樹，白銀　暁，井野秀一，伊福部　達：手先位置と上肢肢位範囲の関係：手先位置制御型訓練装を用いたリハビリテーションへの応用を目指した数理的検討，生体医工学会誌，**45**(4), pp.242〜255 (2007)
24) Y. Imamura, T. Tanaka, Y. Suzuki, K. Takizawa and M. Yamanaka: Motion-based-design of elastic material for passive assistive device using musculoskeletal model, J. Robotics and Mechatronics (JRM), **23**(6), pp.978〜990 (2011)
25) 脳プロ・BMI 技術，文部科学省・脳科学研究戦略推進プログラム編，p.9
26) 横井浩史：サイボーグ（BMI/BCI），日本ロボット学会誌，**26**(7), pp.14〜15 (2008)

（**7 章**）
1) 鎌田　実，伊福部　達ほか：ジェロンテクノロジー，東大がつくった高齢社会の教科書，東京大学出版会，pp.283〜294 (2013)
2) 厚生労働省：身体障害児・者実態調査，生活のしづらさなどに関する調査 (2011)
3) A. Imai, N. Tazawa, T. Takagi, T. Tanaka and T. Ifukube: A new touch screen application to retrieve speech information efficiently, IEEE Trans. on Consumer Electronics, **59**(1), pp.200〜206 (2013)
4) 厚生労働省：平成 22 年国民生活基礎調査の概況 (2010)

5) W. Penfield: Memory mechanisms, AMA Arch Neurol Psychiatry, **67**(2), pp.178〜198 (1952)
6) A. Baddeley: The episodic buffer; a new concept of working memory?, Trends in Cognitive Sciences, 4, pp.417〜423 (2000)
7) 苧阪直行：脳イメージング—ワーキングメモリと視覚的注意からみた脳，培風館 (2010)
8) 緒方啓史，上田一貴，須藤　智，熊田孝恒，伊福部　達：加齢による認知機能の変化が高齢者の ICT 機器を用いた就労への意欲に及ぼす影響，情報学論，**53**(7), pp.1698〜1710 (2012)
9) 小沢浩史，古川政光，三上那津子，道吉誓子，山本哲也，藪　謙一郎，上田一貴，三浦貴大，伊福部　達：運転時および車載情報機器操作時におけるワーキングメモリ課題を用いた認知負荷計測手法の検討，自動車技術会　学術講演会　講演予稿集，pp.2242〜2247 (2015)
10) 鈴木隆雄：超高齢社会の基礎知識，講談社現代新書，講談社 (2012)
11) 伊福部　達：超高齢社会を支える情報通信技術，信学誌，**98**(9), pp.810〜817 (2015)
12) T. Inoue, R. Ishiwata, R. Suzuki, T. Narita, M. Kamata, M. Shiro and Masashi M. Yaoita: Development by a field-based method of a daily-plan indicator for persons with dementia, (Assistive Technology from Adapted Equipment to Inclusive Environments), Emiliani, P. L. et al. (Eds.), IOS Press, AAATE, pp.364〜368 (2009)
13) T. Inoue: Field-based Development of an Information Support Robot for Persons with Dementia, Technology and Disability, **24**(4), in printing (2012)
14) 林　隆三，磯谷十蔵，ポンサトーン・ラクシンチャラーンサク，永井正夫：前方障害物の移動予測に基づく自動操舵回避システムの開発，自動車技術会論文集，**42** (6), pp.1287〜1293 (2011)
15) 松實良祐，ポンサトーン・ラクシンチャラーンサク，永井正夫：ポテンシャルフィールドに基づく交差点右折時の歩行者衝突回避に関する研究，自動車技術会論文集，**42** (6), pp.1295〜1302 (2011)
16) 廣瀬通孝：「高齢クラウド」の研究開発，日本バーチャルリアリティ学会誌，**19**, 3, pp.21〜25 (2014)
17) A. Hiyama, M. Kobayashi, H. Takagi and M. Hirose: Collaborative ways for older adults to use their expertise through information technologies, SIGACCESS Newsletter, 110, ACM, pp.26〜33 (2014)

あとがき

　高度の情報化社会では言語，認知，コミュニケーションなど情報に関わる生体機能がますます重要な役割を果たすようになる．しかし，一方では，情報化が極端に広がったことでかえって不便を感じている人たちも増えている．元来，技術は人間の弱いところを補い，不便を減らし，生活を快適にするための道具である．情報化により不便を感じる人たち，特に視・聴覚や発声の機能に支障をきたしている人たち，高齢化によりそれらの機能が弱ったり失ったりした人たちのために，情報通信技術を生かす道を探ることは，技術者の使命である．

　本書では，「福祉工学の基礎」と題して，感覚を中心にして脳や運動の一部の機能を支援するうえで，最小限必要となる生理機能を，技術系の研究開発者でも理解できるように述べた．ただし，限られた紙面のため生理学については説明不足になってしまい，引用した研究も筆者が関与したものに限ったことから，内容も偏っていることは否めない．それらの部分は，ほかの啓蒙書や専門書を参考にして埋めて欲しい．

　また，本書は，ヒトを感覚，脳，運動の機能を循環する情報システムとして捉え，障害を持つことによりシステムそのものが変化するという視点で，システムが途切れたのをつなぐという立場に立っている．更に，未知の生体機能を探る基礎科学から新発見が生まれ，それがより優れた機器の設計に生かされることを繰り返し述べている．ただし，これらのことは技術系の研究・開発を目指す人たちに向けたメッセージである．実際には，当事者や支援者たちの要望や経験に耳を傾けることがもっと重要なことである．当事者・支援者の立場で書かれた良書が多数あるので，是非ともそれらを参考にされたい．ヒトの感覚や手足の支援技術を開発するのに，ロボットの壊れたセンサやアクチュエータを新しいものに交換するような要領で行っても，その多くはうまく機能しないし，当事者や現場には中々受け入れられないことを知ってもらいたいと思う．

　一方，最近の人工知能やロボットは人間をしのぐほどの能力を持ってきているといわれている．しかし，それらは人間の能力の一面を技術化したにすぎないといえよう．福祉工学は，人間が持っている潜在的な機能を見いだし，それを基礎にすることにより技術を人間のために積極的に生かす分野である．したがって，福祉工学から得られた知見や技術は，真に人間と共存・共生できるロボットや人工知能を生み出すのにも貢献するであろう．

　本書は，おもに筆者がたどってきた経験に基づいて述べたものであるが，もっとほかの見方もあろう．本書が糸口となり，この分野に取り組んでみたいという人たちが少しでも増えて欲しい．そして，本書を踏み台として福祉工学をもっと発展させていただくことを切に願う．

索 引

【あ】

- アイザック・アシモフ 164
- アクチュエータ 58
- アクチンフィラメント 47
- 足関節角度 173
- 遊びリテーション 125
- アーチスクリーン 133
- アバタ 137, 203
- アプトン眼鏡 105
- アマクリン細胞 41
- アルツハイマー型 189
- 安心未来都市 205
- アンダシュート 20

【い】

- イオンチャネル 18
- 移乗介助機器 166
- イージーリスナー 114
- 位相干渉 146
- 移動 5, 194
- 移動支援機器 166
- 医療工学 2
- インデペンデンス 163
- インピーダンス整合 25

【う】

- ウィンドウズ95 117
- ウェアラブルコンピュータ 204
- ウェルニケ失語 188
- 運動 5

【え】

- 液晶シャッター 126
- エコーロケーション 144
- エネルギー増幅型 157
- 遠隔リハビリテーション 151
- 嚥下 89

【お】

- 黄斑部 40
- 横紋筋 47
- オーデコ 69
- オーバシュート 20
- オプシン 41
- オプタコン 67, 116
- オプタコントレーニングマニュアル 67
- オプティカルフロー 134
- オリエンテーション 140
- 音韻（言語）ループ 190
- 音響管モデル 92
- 音響伝達関数 146, 149
- 音源スペクトル 91
- 音源定位 82
- 音声合成エンジン 119
- 音声合成法 92
- 音声自動字幕システム 109
- 音声スキップ機能 118
- 音声スペクトル 91
- 音素バランス文 119
- 音素モデル 107

【か】

- 介助ロボット 158
- 階層システム 177
- 外側膝状体 42
- 外有毛細胞 29
- 下丘 72
- 蝸牛管 28
- 蝸牛神経 72
- 拡張現実感 124
- 隠れマルコフモデル 107
- ガスバリア 176
- 仮想人格 203
- 可塑性 7
- カーツエル読書器 68
- 活動電位 20
- カテゴリー判断試験 59
- ガラス体 39
- カラーレーション 144
- 顆粒細胞 50
- 加齢黄斑変性 40
- カレル・チャペック 164
- カロリックテスト 153
- 眼圧 40, 130
- 感音性難聴 26, 113
- 感覚 5
- 感覚抑制 27
- 感覚連合 54
- 慣性 58
- 関節拘縮 175
- 関節連続的他動運動 175
- 桿体細胞 41

【き】

- 記憶支援 196
- 機械インピーダンス 58
- 機械的受容器 55
- 気管 89
- 気管孔 96
- 吃音 101
- 拮抗筋 49
- 基底膜 28
- 基本的日常生活動作 192
- 球形嚢 152
- 嗅繊毛 25
- 胸声 79
- 緊急地震速報チャイム 75
- 筋線維 47
- 筋電図 48
- 筋紡錘 49

【く】

- 空気圧駆動 162
- 屈筋 49
- 屈伸 179
- 屈折力 130
- くびれ 22
- グラフィカルユーザインタフェース 117

【け】

- 形態素単位 109
- 軽労化技術 178
- 軽労化スーツ 179
- 健康未来都市 205
- 言語聴覚士 188
- 言語モデル 107
- 腱紡錘 49

【こ】

- 構音 88
- 交感神経活動 128

口腔 …………………… 89	自動運転車 …………… 199	水素吸蔵合金 ………… 163
口形異常 ………………… 95	自動掃除ロボット ……… 157	錐体外路 ………………… 49
口唇口蓋裂 …………… 101	シナプス後電位 ………… 24	錐体細胞 ………………… 40
剛性 ……………………… 58	視物質 …………………… 41	錐体路 …………………… 49
後舌母音 ………………… 91	社会参加 ……………… 193	水平細胞 ………………… 41
喉頭 ……………………… 88	重心動揺 ………………… 84	スクリーンリーダ …… 68, 117
喉頭原音 ………………… 89	重心動揺計 …………… 134	スピーカマトリックス … 138
行動支援 ……………… 196	従属システム ………… 190	スピーチエイド ……… 101
喉頭摘出者 ……………… 96	手段的日常生活動作 … 191	スペクトル包絡 ………… 94
興奮性神経 ……………… 24	出力確率 ……………… 108	スマートスーツ ……… 179
高齢者クラウド ……… 201	受容器電位 ……………… 25	墨字 ……………………… 67
口話法 …………………… 79	受容野 …………… 41, 56, 61	
語音弁別能 …………… 113	手話 …………………… 104	【せ】
国際標準化 …………… 208	手話工学 ……………… 106	生活機能の支援 ………… 2
コグニトロン …………… 42	順応 ……………………… 21	生活支援ロボット …… 157
鼓室階 …………………… 33	障害物知覚 ……… 138, 144	声質 ……………………… 92
ゴジラ映画 ……………… 76	硝子体 …………………… 39	声質の印象の3因子 …… 77
骨格筋 …………………… 47	状態遷移確率 ………… 108	静止膜電位 ……………… 19
固定式リフタ ………… 160	情報獲得 ……………… 5, 194	生体補綴工学 …………… 18
こまわりさん ………… 160	触知音像定位 …………… 82	声道 ……………………… 89
コミュニケーション … 5, 194	触知ボコーダ …………… 74	声道断面積 ……………… 93
コミュニケーション	食道 ……………………… 89	声道伝達特性 …………… 91
ロボット …… 164	食道発声法 ……………… 96	声門インピーダンス …… 93
コルチ器 ………………… 29	触覚マウス ……………… 69	声門下圧 ………………… 90
コンプライアンス制御 … 166	触感 ……………………… 77	セグウェイ …………… 163
コンプレッサ ………… 162	ジョーバ ……………… 125	セグメンテーション …… 78
	ジョブマッチング …… 201	絶対不応期 ……………… 20
【さ】	自律型ロボット ……… 156	セミアクティブアシスト … 179
材質感 …………………… 70	自律神経系 …………… 127	前屈 …………………… 179
最大伝達情報量 ………… 60	伸筋 ……………………… 49	閃光 ……………………… 43
サイバネティクス ……… 3	心筋 ……………………… 47	先行音効果 …………… 145
サルコペニア ………… 186	シングルチャネル方式 … 30	前舌母音 ………………… 91
サルコメア ……………… 48	神経インパルス ………… 20	全体構成法 …………… 188
産業用ロボット ……… 156	神経伝達物質 …………… 24	前庭感覚提示
三原色説 ………………… 42	神経伝搬速度 …………… 23	インタフェース … 153
散失情報量 ……………… 60	人工現実感 …………… 125	前庭電気刺激 ………… 153
三半規管 ……………… 152	人工視覚 ………………… 38	前庭動眼反射 …… 42, 151
	人工聴覚 ………………… 27	線分抹消試験 ………… 137
【し】	人工内耳 ………………… 27	
視運動刺激 …………… 132	進行波 …………………… 28	【そ】
ジェスチャー認識・合成 … 106	進行波説 ………………… 28	双極細胞 ………………… 41
ジェロンテクノロジー … 12	人工網膜 …………… 38, 44	双極法 …………………… 31
時間スペクトルパターン … 95	身体機能の支援 ………… 3	相対不応期 ……………… 20
時間的なニューラル	身体知 ………………… 204	足圧中心 ………………… 85
ユニット ………… 63	身体動揺検査 ………… 153	側線器 …………………… 28
視機能 ………………… 127	伸張受容器 ……………… 49	ソーシャルログ ……… 203
視空間スケッチパッド … 190	振動色 …………………… 70	ソニックガイド ……… 140
自己運動感覚 ………… 132	振動センサ ……………… 29	ソフトアクチュエータ … 175
自己投射 ……………… 125	真皮 ……………………… 55	
耳小骨 ……………… 27, 29	振幅揺らぎ ……………… 98	【た】
四声 …………………… 115		体幹角度 ……………… 173
自然言語処理 ………… 107	【す】	対光反応 ……………… 130
失語症 ……………… 102, 188	髄鞘 ……………………… 23	体性感覚 ……………… 131
実時間相互作用 ……… 125	水晶体 …………………… 39	対比効果 ……………… 106

代用発声法 …………90, 96	特定話者音声認識 ………109	花鼓 ………………189
対話構造 …………………198	読話 ……………77, 104	バーバル情報 ………121
第1次受容器 ……………25	ドットビュウ ……………68	パフ音 ………………90
第2次受容器 ……………25	ドップラー効果 …………143	ハプティック
ダヴィンチ ………………138	飛ばし聴き ………………121	インタフェース ………69
タクタイド ………………73	ドベール・アイ ……………43	バリアフリー化 ………2
タクタイルエイド ………71	ドライバディストラク	バリアフリーデザイン …11
タクトホン ………………73	ション …………………191	パワーアシスト ………162
タジョダ …………………69		パワーアシストスーツ …162
脱分極 ……………………20	【な】	反響定位 ………………138
タドマ法 …………………105	内臓筋 ……………………47	ハンズフリー型 ………100
タピア式人工喉頭 ………96	内有毛細胞 ………………29	半側空間無視 …………136
単音節音声タイプライタ ‥105	難聴 ………………………26	反対咬合 ………………101
段階説 ……………………42		反対色説 ………………42
短期記憶 …………………190	【に】	半母音 …………………95
単極法 ……………………31	ニューラルユニット ……61	
	入力情報量 ………………60	【ひ】
【ち】	認知行動支援型 …………157	ピアノ説 ………………28
知覚運動協応 ……………151	認知症 ……………………188	ピエゾ素子 ………………74
中央実行系 ………………190		鼻音化成分 ……………101
中心窩 ……………………40	【ね】	東日本大震災 ……………76
超音波眼鏡 ………………143	ネオコグニトロン ………42	皮下組織 …………………55
長期記憶 …………………190	ネルンストの式 …………19	鼻腔 ………………………89
聴性脳幹	粘性 ………………………58	肘屈曲筋 ………………167
インプラント …27, 36		ビジブルスピーチ ……104
調節 ………………………127	【の】	微小電極 …………………72
調節速度 …………………130	脳 …………………………5	鼻濁音 ……………………95
調節力 ……………………130	脳血管性 …………………190	ビッグデータ …………107
チン小帯 …………………130	ノンバーバル情報 ………121	ピッチ揺らぎ ……………98
		美的因子 …………………77
【て】	【は】	ヒヤリハット …………199
ティクルトーカ …………73	肺 …………………………89	ヒューマノイド ………124
ディジタルフィルタ ……93	バイオチップ ……………44	表意文字 ………………109
ディップ …………………146	バイオニックアイ ………45	表音文字 ………………109
ディープラーニング ……107	バイオニックビジョン …45	表皮 ………………………55
テレイグジスタンス …71, 124	ハイブリッド型 …………35	
伝音性難聴 …………26, 113	バイモルフ ………………74	【ふ】
電気式人工喉頭 ………95, 96	廃用症候群 ………………166	ファイナルアプレーザル ‥145
点字 ………………………64	パーキンソン病 …………187	ファースト
電子義手 …………………158	白杖 ………………………140	パーセプション ………145
点字プリンタ ……………68	迫力性因子 ………………77	ファントム
天井移動式リフタ ………160	波形揺らぎ ………………98	センセーション ………82
伝達情報量 ……………54, 60	パーコール ………………94	フィードバック制御系 …50
転倒予防靴 ………………85	破擦音 ……………………95	笛式人工喉頭 ……………96
	パーセプトロン …………50	フォースプレート ……133
【と】	パーソナルビークル ……163	フォワードマスキング …63
トイレ便座昇降機 ………169	パチニ小体 ………………56	副交感神経 ……………128
頭外定位 …………………149	バーチャル ………………124	複合現実感 ……………124
同時アナログ刺激方式 …34	バーチャルホスピタル …137	福祉工学 …………………2
登上神経 …………………50	バックプロパゲーション …50	復唱 ………………………109
頭声 ………………………79	バックワードマスキング …63	輻湊 ………………………127
頭部伝達関数 ……………148	発話失行 …………101, 188	腹話術師 ………………102
動揺病 ……………………131	発話障害 …………………88	不正咬合 …………………95
特徴抽出 …………………54	波動方程式 ………………23	フックの法則 …………171

プルキンエ細胞 50
ブレインマシン
　インタフェース 181
ブローカ失語 188

【へ】
平滑筋 47
平衡感覚 131
平衡機能 127
ベイズの定理 107
並列分散処理 42
ベクション 132
ヘッドアップ
　ディスプレイ 135
ペーパーレスブレイル 68
ヘリウム酸素混合気体 97
ペルチエ素子 169
ベルヌーイの定理 90

【ほ】
ボイル・シャルルの法則 .. 171
放射インピーダンス 93
報酬系 186
歩行先導ロボット 164
歩行補助方式 138
ホジキン・ハクスレイ 21
ホメオスタシス 4
ホルマント 90
ホルマント遷移 102

【ま】
マイスネル小体 56
マイボイス 97
マクロなフィードバック
　制御 50
摩擦子音 95
マスカー 61
マスタスレーブ式 161
マッスルツール 162
マルコフ過程 107
マルチチャネル方式 30

【み】
ミオシンフィラメント 47

ミニビブ 73
味蕾 25

【む】
無髄神経 23

【め】
鳴管 95
明瞭性因子 77
メルケル細胞 56
メルコング 161

【も】
盲人書簡 144
盲点 40
盲導犬 140
盲導犬ロボット 163
盲斑 40
毛様体筋 130
盲聾者 8
盲聾障害 80
モザイクモデル 202
モーションキャプチャ 126
モーションベース 133
モビリティ 140
モーラ 119
モワットセンサ 140

【ゆ】
ユアトーン 97
有髄神経 23
有毛細胞 27
ユニバーサルデザイン 12
揺らぎ 98

【よ】
抑制性神経 24
抑制野 41, 61
読飛ばし 119

【ら】
ライフログ 203
ラクニエ 178
フバナュエータ 162

ラリンクス 89
卵形嚢 152
ランビエの絞輪 22
乱流音 94

【り】
リアル 124
リクルートメント 113
リコールレイト法 119
リスピーク方式 109
立位バランスの制御 84
リッチテキスト 120
リフタ 160
流音 95
流体管モデル 72
両眼視差 126
緑内障 40
臨界帯域 74

【る】
ルフィニ終末 56

【れ】
レキシホン 140
レチナール 41
レビー小体型 190
連続インタリーブド
　サンプラー方式 34
レンチキュラー方式 126

【ろ】
老人性難聴 114
ローカス理論 103
ロドプシン 41
ロボットアーム 166
ロボットスーツ 162
ロンベルグ立位 150

【わ】
ワーキングメモリ 190
話者認識 78
ワセダハンド-5 158

【A】
ABI 27, 36
AGC 33
AR 124
ATF 149
ATP 20

【B】
BADL 192
BCI 36
BMI 181

【C】
CCDカメラ 67
CELP 94
CF 142
CF–FMコウモリ 142
CIS方式 34

索　引

COP *173*
CPM *175*

【D】
DAF *110*
DEKA Arm System *159*
DP マッチング法 *107*
DPI *109*

【E】
EMG *48*
EPG *68*
EPSP *24*

【F】
FES *46*
FM 音 *74*
FM コウモリ *142*
fMRI *55*

【G】
GUI *117*
GVS *153*

【H】
HAL *163, 178*
HF *128*
H–H モデル *21*
HMD *124*
HMI *191*
HMM *107*
HMM 認識方式 *108*
HMM のアルゴリズム *107*
HRTF *138*
HUD *135*

【I】
IADL *192*
iARM *165*
iBOT *163*

IHC *29*
IPSP *24*
IRT *194*

【J】
JAWS *117*
JIST *188*

【L】
LF *128*
LF/HF *128*
LPC 係数 *93*

【M】
MCI *189, 197*
MH 合金 *168*
MMSE *189, 198*
MR *124*
MULTIPEAK 型 *33*
MySpoon *165*

【N】
Na$^+$–K$^+$ イオンポンプ *20*
NURSY *161*

【O】
OCR *117*
OHC *29*
OPTACON *67*

【P】
PARCOR *94*
PDP *42*
PET *55*

【Q】
question first *203*

【R】
RA 型 *56*

【S】
SA 型 *56*
SaND *203*
SAS 方式 *34*
SPEAK 方式 *33*
ST *188*
STS *45*

【T】
Tadoma 法 *73*
TAJODA *69, 120*
TDHS *114*
T–E シャント法 *96*
TES *51*
TTS *119*
TVSS *65*

【U】
USN *136*

【V】
VOR *42*
VR 酔い *131*

【W】
WHO *194*
WM *190*

【数　字】
3 次元空間 *125*
3 電極法 *35*
3D ディスプレイ *126*
3D–CG *126*
3S アシスト *179*
5W1H 情報 *203*
9 歳の壁 *104*
95 リーダ *118*

―― 著者略歴 ――

伊福部　達（いふくべ　とおる）
1971 年　北海道大学大学院修士課程修了（電子工学専攻）
1977 年　工学博士（北海道大学）
2007 年　北海道大学名誉教授
2011 年　東京大学名誉教授
現在，北海道科学大学教授，東京大学客員研究員

福祉工学の基礎
Basis of Assistive Technology　　　　ⓒ 一般社団法人　電子情報通信学会　2016

2016 年 5 月 20 日　初版第 1 刷発行

検印省略	編　者	一般社団法人 電子情報通信学会 http://www.ieice.org/
	著　者	伊福部　　達
	発行者	株式会社　コロナ社
	代表者	牛来真也

112-0011　東京都文京区千石 4-46-10
発行所　株式会社　コロナ社
CORONA PUBLISHING CO., LTD.
Tokyo Japan　　Printed in Japan
振替 00140-8-14844・電話(03)3941-3131(代)

http://www.coronasha.co.jp

ISBN 978-4-339-01885-1
印刷：三美印刷／製本：愛千製本所

本書のコピー，スキャン，デジタル化等の無断複製・転載は著作権法上での例外を除き禁じられております。購入者以外の第三者による本書の電子データ化及び電子書籍化は，いかなる場合も認めておりません。

落丁・乱丁本はお取替えいたします

情報ネットワーク科学シリーズ

(各巻A5判)

コロナ社創立90周年記念出版〔創立1927年〕

- ■電子情報通信学会 監修
- ■編集委員長　村田正幸
- ■編 集 委 員　会田雅樹・成瀬　誠・長谷川幹雄

本シリーズは，従来の情報ネットワーク分野における学術基盤では取り扱うことが困難な諸問題，すなわち，大量で多様な端末の収容，ネットワークの大規模化・多様化・複雑化・モバイル化・仮想化，省エネルギーに代表される環境調和性能を含めた物理世界とネットワーク世界の調和，安全性・信頼性の確保などの問題を克服し，今後の情報ネットワークのますますの発展を支えるための学術基盤としての「情報ネットワーク科学」の体系化を目指すものである．

シリーズ構成

配本順		著者	頁	本体
1.（1回）	情報ネットワーク科学入門	村田正幸・成瀬　誠 編著	230	3000円
2.（4回）	情報ネットワークの数理と最適化 ―性能や信頼性を高めるためのデータ構造とアルゴリズム―	巳波弘佳・井上　武 共著	200	2600円
3.（2回）	情報ネットワークの分散制御と階層構造	会田雅樹 著	230	3000円
4.	ネットワーク・カオス ―非線形ダイナミクス・複雑系と情報ネットワーク―	長谷川幹雄・中尾裕也・合原一幸 共著		
5.（3回）	生命のしくみに学ぶ 情報ネットワーク設計・制御	若宮直紀・荒川伸一 共著	166	2200円

定価は本体価格+税です．
定価は変更されることがありますのでご了承下さい．

図書目録進呈◆

電子情報通信レクチャーシリーズ

■電子情報通信学会編　　　(各巻B5判)

共通

	配本順			頁	本体
A-1	(第30回)	電子情報通信と産業	西村吉雄著	272	4700円
A-2	(第14回)	電子情報通信技術史 —おもに日本を中心としたマイルストーン—	「技術と歴史」研究会編	276	4700円
A-3	(第26回)	情報社会・セキュリティ・倫理	辻井重男著	172	3000円
A-4		メディアと人間	原島博・北川高嗣共著		
A-5	(第6回)	情報リテラシーとプレゼンテーション	青木由直著	216	3400円
A-6	(第29回)	コンピュータの基礎	村岡洋一著	160	2800円
A-7	(第19回)	情報通信ネットワーク	水澤純一著	192	3000円
A-8		マイクロエレクトロニクス	亀山充隆著		
A-9		電子物性とデバイス	益一哉・天川修平共著		

基礎

B-1		電気電子基礎数学	大石進一著		
B-2		基礎電気回路	篠田庄司著		
B-3		信号とシステム	荒川薫著		
B-5	(第33回)	論理回路	安浦寛人著	140	2400円
B-6	(第9回)	オートマトン・言語と計算理論	岩間一雄著	186	3000円
B-7		コンピュータプログラミング	富樫敦著		
B-8		データ構造とアルゴリズム	岩沼宏治他著		
B-9		ネットワーク工学	仙石正和・田村裕・中野敬介共著		
B-10	(第1回)	電磁気学	後藤尚久著	186	2900円
B-11	(第20回)	基礎電子物性工学 —量子力学の基本と応用—	阿部正紀著	154	2700円
B-12	(第4回)	波動解析基礎	小柴正則著	162	2600円
B-13	(第2回)	電磁気計測	岩﨑俊著	182	2900円

基盤

C-1	(第13回)	情報・符号・暗号の理論	今井秀樹著	220	3500円
C-2		ディジタル信号処理	西原明法著		
C-3	(第25回)	電子回路	関根慶太郎著	190	3300円
C-4	(第21回)	数理計画法	山下信雄・福島雅夫共著	192	3000円
C-5		通信システム工学	三木哲也著		
C-6	(第17回)	インターネット工学	後藤滋樹・外山勝保共著	162	2800円
C-7	(第3回)	画像・メディア工学	吹抜敬彦著	182	2900円
C-8	(第32回)	音声・言語処理	広瀬啓吉著	140	2400円
C-9	(第11回)	コンピュータアーキテクチャ	坂井修一著	158	2700円

配本順				頁	本体
C-10		オペレーティングシステム			
C-11		ソフトウェア基礎	外山芳人著		
C-12		データベース			
C-13	(第31回)	集積回路設計	浅田邦博著	208	3600円
C-14	(第27回)	電子デバイス	和保孝夫著	198	3200円
C-15	(第8回)	光・電磁波工学	鹿子嶋憲一著	200	3300円
C-16	(第28回)	電子物性工学	奥村次徳著	160	2800円

展開

D-1		量子情報工学	山崎浩一著		
D-2		複雑性科学			
D-3	(第22回)	非線形理論	香田 徹著	208	3600円
D-4		ソフトコンピューティング			
D-5	(第23回)	モバイルコミュニケーション	中川正雄 大槻知明 共著	176	3000円
D-6		モバイルコンピューティング			
D-7		データ圧縮	谷本正幸著		
D-8	(第12回)	現代暗号の基礎数理	黒澤 馨 尾形わかは 共著	198	3100円
D-10		ヒューマンインタフェース			
D-11	(第18回)	結像光学の基礎	本田捷夫著	174	3000円
D-12		コンピュータグラフィックス			
D-13		自然言語処理	松本裕治著		
D-14	(第5回)	並列分散処理	谷口秀夫著	148	2300円
D-15		電波システム工学	唐沢好男 藤井威生 共著		
D-16		電磁環境工学	徳田正満著		
D-17	(第16回)	VLSI工学 ―基礎・設計編―	岩田 穆著	182	3100円
D-18	(第10回)	超高速エレクトロニクス	中村 徹 三島友義 共著	158	2600円
D-19		量子効果エレクトロニクス	荒川泰彦著		
D-20		先端光エレクトロニクス			
D-21		先端マイクロエレクトロニクス			
D-22		ゲノム情報処理	高木利久 小池麻子 編著		
D-23	(第24回)	バイオ情報学 ―パーソナルゲノム解析から生体シミュレーションまで―	小長谷明彦著	172	3000円
D-24	(第7回)	脳工学	武田常広著	240	3800円
D-25	(第34回)	福祉工学の基礎	伊福部達著	236	4100円
D-26		医用工学			
D-27	(第15回)	VLSI工学 ―製造プロセス編―	角南英夫著	204	3300円

定価は本体価格+税です。
定価は変更されることがありますのでご了承下さい。

図書目録進呈◆

1万2千余語を採録した待望の改訂版！

改訂 電子情報通信用語辞典

（一社）電子情報通信学会編
B6判／1306頁／本体 14,000円

電子情報通信用語 編集委員会 （五十音順）

委員長	宇都宮 敏男	東京大学名誉教授
幹事	厚木 和彦	電気通信大学教授
	中山 亮一	日本専門用語研究会
	浜田 喬	学術情報センター教授
	吉村 久秉	NTTアドバンステクノロジ株式会社

（肩書は編集当時のもの）

昭和59年に「電子情報通信用語辞典」を発行してから十年余りが経過した。この間集積回路技術，光技術，ディジタル技術，画像技術等々，いずれの分野も短期間で長足の進歩があり，膨大な数の新しい学術用語が随所に用いられるようになった。電子情報通信技術は21世紀に向けての一層重要な社会基盤を形成しつつあり，学術用語は専門分野に局在するものではなくなってきた。また，この分野の用語は，工学分野と理学分野の両方から由来しており，外来語の多用という事情もあるので，用語辞典の改訂をすべく，平成6年から長期間にわたり検討と作業を重ねた結果，ここに「改訂 電子情報通信用語辞典」として発刊の運びになった。この改訂版では進歩の著しい集積回路，光，ディジタル，画像等の分野を補足・充実させ，12,000余語を採録した。また，英和索引を付けて便宜をはかっている。

定価は本体価格+税です。
定価は変更されることがありますのでご了承下さい。

図書目録進呈◆